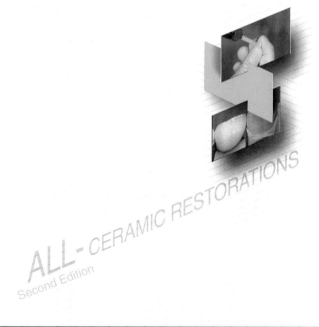

ALL- CERAMIC RESTORATIONS
Second Edition

口腔临床操作技术丛书

第**2**版

全瓷修复技术

ALL-CERAMIC RESTORATIONS

Second Edition

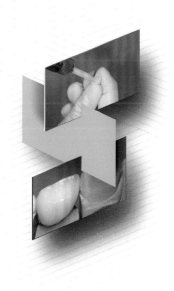

主　编　万乾炳

编　者　（以姓氏笔画为序）

丁　林　万乾炳　王　剑　王　航

李东方　李洪伟　杨静远　陈俊宇

罗　锋　郑　郁　孟玉坤　蒋　丽

游　伦　裴锡波

人民卫生出版社

·北　京·

图书在版编目（CIP）数据

全瓷修复技术 / 万乾炳主编. —2 版. —北京：
人民卫生出版社，2021.12
　ISBN 978-7-117-32354-3

　Ⅰ. ①全… Ⅱ. ①万… Ⅲ. ①金属烤瓷 – 修复术
Ⅳ. ①R783.2

中国版本图书馆 CIP 数据核字（2021）第 225569 号

人卫智网	**www.ipmph.com**	医学教育、学术、考试、健康，购书智慧智能综合服务平台
人卫官网	**www.pmph.com**	人卫官方资讯发布平台

全瓷修复技术
Quanci Xiufu Jishu
第 2 版

主　　编：万乾炳
出版发行：人民卫生出版社（中继线 010-59780011）
地　　址：北京市朝阳区潘家园南里 19 号
邮　　编：100021
E - mail：pmph @ pmph.com
购书热线：010-59787592　010-59787584　010-65264830
印　　刷：北京盛通印刷股份有限公司
经　　销：新华书店
开　　本：787 × 1092　1/16　　印张：17
字　　数：310 千字
版　　次：2009 年 9 月第 1 版　　2021 年 12 月第 2 版
印　　次：2021 年 12 月第 1 次印刷
标准书号：ISBN 978-7-117-32354-3
定　　价：198.00 元
打击盗版举报电话：010-59787491　E-mail：WQ @ pmph.com
质量问题联系电话：010-59787234　E-mail：zhiliang @ pmph.com

第 1 版序一

有幸应邀为万乾炳教授的新作《全瓷修复技术》写序,尽管已退休数年,但我还是欣然同意了。因为鼓励年轻人多创作自己的作品、撰写有关书籍是我义不容辞的责任,同时自己也从书中学到不少新的知识。

全瓷修复是近年来越来越受欢迎的一种修复技术,它与全瓷材料、美学、力学、工艺等多个学科交叉渗透、相互融合。随着现代科学的进步,全瓷修复的材料和制作技术的发展与更新都比较迅速,作为口腔修复医师,必须及时更新自己的知识,才能制作出完美的全瓷修复体,《全瓷修复技术》正是在此背景下应运而生。本书从全瓷修复的材料、临床技术到制作技术等方面对各种全瓷修复体进行了系统的、深入浅出的、图文并茂的介绍,对临床工作有积极的指导意义。

万乾炳教授是我的博士研究生,他从事全瓷修复基础和临床方面的研究已有二十年左右,对各种全瓷修复系统有比较深入的了解。本书字里行间体现了他多年来在全瓷修复知识方面的积累、体会和思考。现在他将自己对全瓷修复的理解和体会撰写成书,定会对口腔全瓷修复起到积极的推动作用。

衷心祝贺《全瓷修复技术》新书顺利出版,并向对全瓷修复感兴趣的口腔修复医师,口腔医学本科生、研究生等推荐此书。

杜传诗
2009 年 7 月

第 1 版序二

全瓷修复体具有色泽稳定自然、导热低、不导电、耐磨损,且生物相容性好、无需金属加强结构的特点,是较为理想的修复体。1984 年出现的商品化产品 Dicor 是全瓷修复体最早的代表,早期的全瓷材料由于脆性大,限制了其临床应用和普及。近年来,随着陶瓷材料性能的改进,高强度牙科全瓷材料已经大幅度提高了材料的抗断裂强度,满足了临床要求。同时,随着全瓷加工工艺的发展,出现了粉浆涂塑渗透技术、热压铸技术、CAD/CAM 机加工技术、电离沉积技术等,为全瓷冠、全瓷固定桥、瓷嵌体、瓷贴面、瓷桩核、瓷基桩等主要全瓷修复体的制作提供了保障。

随着人民生活水平的提高,患者对牙体美观的要求明显增加,对高强度全瓷修复体的青睐突显,成为口腔修复的热点之一。为了配合全瓷修复体的临床应用,需要有专门的工具书。由于全瓷修复的历史较短,国内的专著和工具书甚少,亟须相关书籍。在四川大学华西口腔医学院万乾炳教授主持下,一批中青年学者共同完成了《全瓷修复技术》一书,该书共十章,主要包括全瓷材料、全瓷加工技术、全瓷修复的适应证与禁忌证。此外,还介绍了全瓷修复常见并发症的预防及临床处理、对粘接的要求;探讨了全瓷修复选色,全瓷材料透射性、疲劳与使用寿命等重要问题。该书是口腔修复医师和技师的全瓷修复工具书,也是研究生学习全瓷修复重要的参考书。

万乾炳教授与时俱进,掌握口腔修复发展动向,关注发展前沿,为使国内口腔修复水平与国际先进水平接轨而不断努力,我们应该称赞中青年学者的这种精神并且给予支持。对于书中的不足之处，也恳请读者和同行批评指正。

请允许我代作者感谢四川大学华西口腔医学院及其口腔修复学教研室对本书的大力支持。期待本书尽早出版，为我国口腔修复水平逐步进入世界先进行列作出一点贡献，谨以此为序。

巢永烈

2009 年 7 月

第 2 版前言

时光匆匆，一晃《全瓷修复技术》已出版十余年！

承蒙读者朋友们的厚爱，该书已加印十余次，成为口腔医学专业科技著作的畅销书。

《全瓷修复技术》出版以来的这十余年，全瓷修复技术得到了迅猛发展。一方面，数字化技术在临床和制作加工端的应用越来越普及；另一方面，氧化锆全瓷材料也在更新换代，发展迅速，同时树脂粘接材料也在不断改进升级。第 1 版当中介绍的一些全瓷修复相关知识已经落伍。

故此，本次再版重点在数字化印模和数字化制作，氧化锆全瓷材料的进展、分代和相关适应证的选择，不同种类全瓷材料的粘接剂选择与操作步骤等方面进行了全新的补充，同时删除了目前应用日趋减少的渗透陶瓷等内容。期望再版的《全瓷修复技术》带给大家最新的全瓷修复相关知识。

本书的再版得到科室几位年轻教授和医师的大力支持，在此表示感谢！

希望再版的《全瓷修复技术》如第 1 版一样得到同行们的支持！

作者才疏学浅，如有谬误之处请读者多多包涵，并敬请指正。

万乾炳

四川大学华西口腔医学院

2021 年 10 月

第 1 版前言

全瓷修复材料是 21 世纪最热门的修复材料,它具有美观、生物相容性好等诸多优点,深受患者和口腔医师的欢迎。随着材料科学和技术的不断进步和发展,众多新型全瓷修复材料不断涌现,原来的一些旧的全瓷修复材料便相应地被淘汰。面对纷繁复杂的新型全瓷修复材料和技术,如何选择和掌握最新的全瓷修复技术成为众多口腔修复医师的渴望,但遗憾的是,到目前为止国内有关全瓷修复的专著仍很少。鉴于此,作者将临床上常见的一些全瓷修复系统编写成书,对全瓷修复系统的材料特性、临床操作和技工操作工艺等进行了比较详尽的介绍,企望通过本书对当今全瓷修复材料和技术进行系统的、图文并茂的介绍,使更多的口腔修复医师能更准确地掌握全瓷修复技术。

作者从 20 世纪八九十年代开始便从事全瓷修复材料和技术的相关研究,对全瓷修复材料的基础和临床有较深入的认识,如果能将作者自己的感受和思考通过本书传递给同行,我将不胜荣幸! 同时,在目前患者日益关心口腔修复材料生物相容性的情况下,让更多的医师掌握生物相容性更好的全瓷修复材料和制作新技术也是作者义不容辞的责任。

全瓷修复与传统的金瓷修复有一定的联系,更有很多不同,但目前大量的临床医师却采用自己的金瓷修复知识来制作全瓷修复体,常常会导致临床修复失败。本书将为广大口腔修复医师,特别是缺少资料的基层医师提供专业指导。

本书具有一定的理论基础和临床实用价值,可供口腔修复专业同行,口腔医学本科生、研究生参考。

　　本书的出版要感谢四川大学华西口腔医学院及其口腔修复学教研室的大力支持。我要特别感谢参与本书编写的各位作者,同时我还要感谢给予我大力支持的四川大学华西口腔医院口腔修复科全体医护人员以及华西义齿制作中心的众多老师,是他们的鼎力相助才使得本书顺利完成。

　　承蒙导师杜传诗教授和巢永烈教授为本书作序,万分感谢!

　　作者才疏学浅,如有谬误之处请读者多多包涵,并敬请指正。

万乾炳

于成都四川大学华西口腔医学院

2009 年春

目录

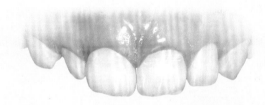

第一章

全瓷修复材料——历史、现状和未来

第一节　口腔陶瓷材料

一、概　念

陶瓷和烤瓷,临床上常常将它们混用,但实际上二者之间既有区别又有联系。

陶瓷(ceramics),广义上讲,一般凡是非金属、非有机物材料都称为陶瓷。但是为了与同样为非金属无机材料的岩石和矿物相区别,相对严谨的定义为:凡是人工在高温下焙烧制成的固体物都称之为陶瓷。英文 ceramics 一词来源于希腊语 keramos,意为烧过的材料,即体现了人工焙烧之意。中文一般将 ceramic 翻译为"陶瓷的""陶器的",ceramics 翻译为"陶瓷"或"陶器"。

烤瓷(porcelain)是一类特殊的陶瓷,传统上一般认为它是由纯白黏土、石英和长石三种天然材料混合,经过粉碎、混合、成型和烧结形成的白色陶器,故烤瓷一般是指一类有较高强度和透明度的白色陶器。中文一般将 porcelain 翻译为"瓷"或"瓷器"。

虽然在概念上陶瓷应包括烤瓷,烤瓷只是陶瓷的一个分支,但在口腔领域,陶瓷材料(ceramic materials)和烤瓷材料(porcelain materials)并非包含和所属关系,而是赋予了不同的含义。烤瓷材料一般指:①活动义齿用成品瓷牙的瓷材料(由于固位、硬度等原因,目前临床已经淘汰);②用于烤瓷熔附金属修复体的长石质瓷材料。目前用于全瓷修复的瓷材料一般都称为陶瓷材料,所以全瓷修复材料的英文表述为 all-ceramic materials。但是现在这种区别越来越不明显,如烤瓷熔附金属全冠(porcelain-fused-to-metal crown)现在更多被称为金属 - 陶瓷全冠(metal-ceramic crown)。我们的理解是传统的、更多采用天然材料的、强度较低的长石质瓷类的口腔瓷材料一般称为烤瓷,而现代的、更多采用人工合成材料的、具有更多无机非金属材料颗粒、较少玻璃相的口腔瓷材料称为陶瓷材料。

二、发　展　史

纵观口腔陶瓷材料的发展历史,以下一些事件具有重要意义:

公元前 40 万年,人类开始使用火。

公元前 23000 年,第一件瓷器(ceramic article)制成。

公元前 4000~5000 年,第一件陶器(pottery)制成。

公元 1000 年,第一件中国陶瓷(Chinese porcelain)制成。

1708 年，第一次对陶瓷材料进行实验室分析。

1717 年，法国人 d'Entrecolles 从中国工匠那里学到如何制作中国陶瓷。

1728 年，法国人 Fauchard 最早建议将陶瓷应用于口腔领域。

1774 年，法国人 Duchateau 制作了第一副陶瓷义齿。

1800 年，Wedgwood 开始为口腔领域提供陶瓷材料。

1806 年，Fonzi 首次将陶瓷熔附于金属表面。

1816 年，De Chemant 建议用陶瓷制作固定桥。

1886 年，应用瓷嵌体和瓷甲冠。

1905 年，第一台电烤瓷炉诞生。

1923 年，第一次铸造口腔陶瓷。

1940 年，真空烤瓷炉诞生。

1956 年，推出烤瓷熔附金合金系统。

1965 年，Mclean 和 Hughes 推出口腔铝瓷材料。

1968 年，MacCulloch 在口腔开始应用玻璃陶瓷材料。

1970 年，推出烤瓷熔附非贵金属系统。

1984 年，推出 Dicor 铸造玻璃陶瓷系统。

1985 年，Francois Duret 推出第一台 CAD/CAM 系统样机。

1989 年，Vita 公司推出 In-Ceram 渗透陶瓷材料。

1993 年，Andersson 和 Oden 介绍了氧化铝致密烧结 Procera Allceram 系统。

2002 年，Cercon smart ceramics（泽康）氧化锆陶瓷推出。

从陶瓷的发展史可以看出中国作为瓷器大国对人类的巨大贡献，甚至中国的英文名称"China"也因此而来。近年来随着我国综合实力的提高，我国在新型陶瓷的研究方面取得了很大的进展，如四川大学华西口腔医学院杜传诗教授和巢永烈教授领衔研制的渗透铝瓷材料已由上海齿科材料厂生产，在临床上取得了良好的效果。近些年国产氧化锆材料也如雨后春笋般涌现，出现了贝施美、爱迪特、爱尔创等众多国产品牌，且修复效果良好。

从上面的重要历史事件我们还可以看出，最早在口腔领域应用的陶瓷修复体均为全瓷修复体，只是早期的全瓷材料无论强度、美观性还是适合性都无法真正满足临床要求。在 20 世纪 40 年代甲基丙烯酸树脂发明后，很长一段时间口腔陶瓷修复体的临床应用急剧下降，直到 20 世纪 60 年代推出烤瓷熔附金属全冠修复体，克服了早期全瓷修复材料强度低、适合性差的缺点后,口腔陶瓷修复体才在临床广泛开展起来。在21世纪10年代之前,金瓷修复体一直是临床最主要的、应用最多的固定修复方法。但是,金瓷修复体在提高陶瓷修复体适合性和成功率的同时,也带来美观和金属过敏等诸多问题。20世纪80年代以来随着人们美学需求的提高,全瓷修复的研究和应用又逐渐日趋广泛。21世纪,随着氧化锆全瓷材料应用的日益广泛,全瓷修复材料使用逐渐超越金瓷修复材料,且有逐渐取代金瓷修复材料的趋势和可能,21世纪很可能成为全瓷修复的世纪。

三、口腔陶瓷的分类

口腔陶瓷的分类方法有多种,一般常根据熔点、应用或材料性质等分类。

1. 根据熔点分类

(1) 高熔陶瓷:熔点1 290~1 370℃。

(2) 中熔陶瓷:熔点1 096~1 260℃。

(3) 低熔陶瓷:熔点870~1 060℃。

2. 根据应用性质分类

(1) 烤瓷修复材料。

(2) 全瓷修复材料。

(3) 陶瓷人工牙。

(4) 陶瓷种植体。

3. 根据使用部位分类

(1) 植入体内的陶瓷。

(2) 非植入体内的陶瓷。

4. 根据陶瓷材料的组成性能分类

(1) 单组分陶瓷(如氧化铝陶瓷、氧化锆陶瓷等)。

(2) 复合陶瓷(如氧化铝-氧化锆复合陶瓷等)。

四、口腔陶瓷的基本结构及性能

口腔陶瓷材料包括陶瓷材料和烤瓷材料,全瓷修复用陶瓷材料将在下一节叙述,而全瓷修复体高强度底冠表面使用的饰面瓷和烤瓷熔附金属全冠表面饰面瓷属于烤瓷材料。烤瓷材料的构成及性能如下:

烤瓷材料一般由长石(钠长石 $Na_2O \cdot Al_2O_3 \cdot 6SiO_2$ 或钾长石 $K_2O \cdot Al_2O_3 \cdot 6SiO_2$)、石英

(SiO_2) 和白陶土 $(Al_2O_3 \cdot 2SiO_2 \cdot 2H_2O)$ 组成,同时还含有一定的金属氧化物着色剂以调整烤瓷材料的颜色。这些成分的作用如下:

1. 长石　长石是口腔烤瓷材料的主要成分,其受热后分解,形成玻璃相和晶体。口腔烤瓷具有的半透明性能正是因为含有较多长石。

2. 石英　石英在口腔烤瓷材料中起到骨架或核的作用,其周围被其他熔融材料包绕,从而保持烤瓷冠在烧结过程中形态基本稳定。

3. 白陶土　传统烤瓷中加入陶土或黏土是为了在堆塑烤瓷冠时易于操作和成型。但由于陶土有较强的阻光性能,在口腔烤瓷材料中的加入量都较少,相对来讲,牙本质瓷中的陶土要比牙釉质瓷含有的陶土多一些。

目前的口腔烤瓷材料一般通过添加有机结合材料来改善操作性能,有时也通过改变瓷材料的颗粒大小来方便操作并维持烤瓷冠的外形稳定。

4. 着色剂　口腔瓷材料一般通过添加不同种类和数量的金属氧化物来调整瓷材料的颜色,常用的有二氧化钛(白黄色)、氧化钴(青色)、氧化镍(灰色)、氧化铁(灰、黄或褐色)、氧化锰(红色)、氧化锡(黄色)、氧化钒(黄色)、氧化钛和氧化铁混合物(黄红色)等。

5. 熔剂　一般采用氧化锂及硅酸钙等作为助熔剂,以大幅降低烧结温度及调整热膨胀系数,但会影响瓷强度,所以助熔剂的添加量少。添加的熔剂之所以可以降低烧结温度,是因为熔剂减少了氧和硅之间的连接。

需要强调的是,全瓷修复用表面饰瓷与金瓷修复体所用的表面饰瓷材料是不同的,不能用金瓷修复体用的饰面瓷材料堆塑到全瓷核冠材料表面,否则会导致崩瓷等现象,这是因为两种烤瓷材料的热膨胀系数不同、组成成分不同。一般金瓷修复用烤瓷材料的热膨胀系数为 $12 \times 10^{-6}/℃$,而全瓷修复用表面饰瓷的热膨胀系数为 $(7\sim10) \times 10^{-6}/℃$ 左右。如 Vita VM9 适用于热膨胀系数约为 $10.5 \times 10^{-6}/℃$ 的全瓷底冠材料(CAD/CAM 氧化锆内冠),而 Vita VM7 适用于热膨胀系数为 $(7.2\sim7.9) \times 10^{-6}/℃$ 的全瓷底冠材料(渗透铝瓷等)。

6. 荧光剂　一般加入铀元素使口腔瓷材料具有一定的荧光效果。

7. 染色料　染色料是用于改变瓷颜色浓度的材料,既可以加入瓷粉内调整瓷粉的颜色,又可以涂布在瓷修复体表面改变修复体的颜色。一般颗粒很细,烧结时易于熔附于瓷表面,与瓷很好地结合在一起。

8. 釉料　釉料一般是透明的玻璃,能够在较低的温度下烧结,从而使瓷修复体表面显出光泽。但如果釉料与体瓷的热膨胀系数不匹配,就会出现表面裂纹,甚至从瓷修复体表面剥脱。

第二节 口腔全瓷修复材料

一、概念及发展史

以陶瓷材料制成的全冠或固定桥称为全瓷冠(桥),制作全瓷冠桥的材料称为全瓷修复材料。全瓷修复材料之所以区别于普通烤瓷修复材料主要在于全瓷修复材料的强度更高,在适合性的控制上也有较高要求。实际上最早使用的口腔陶瓷修复体均为全瓷修复体,如 Land 制作的瓷甲冠(porcelain jacket crown)等。但早期使用的全瓷材料强度和适合性都较差,后来被逐渐淘汰。

自从 Land 于 1886 年制作出第一个瓷甲冠以来,由于陶瓷的色泽美观、自然、生物相容性好,已和金属、高分子材料一起成为口腔修复的三大支柱材料。但由于陶瓷的脆性问题,很长一段时间广泛使用的陶瓷修复体仍是采用金属增强的烤瓷熔附金属修复体。金属底层的使用在增强金属 - 陶瓷修复体强度,改善适合性的同时,也带来了诸多问题,如美观问题(透光性差、龈缘黑线等)、金属毒性与过敏问题、牙体组织磨除较多、金 - 瓷匹配性问题等。为了克服金瓷修复体的不足,以满足患者和医师对修复体美观的要求,长期以来,人们一直在试图寻找一种既美观、强度又高,又便于制作的全瓷修复材料。

1965 年 Mclean 采用含 50% Al_2O_3 颗粒的高铝瓷制作核冠(Vitadur-N Core),强度较瓷甲冠提高了约 50%,挠曲强度为 110MPa。

1973 年 Southan 和 Jorgensen 开发了一种名为 Hi-Ceram 的瓷甲冠,第一次采用了在耐火代型上直接烧烤铝瓷的技术,提高了瓷甲冠的强度和适合性,其氧化铝含量超过 50%,挠曲强度为 140~180MPa。

1975 年 Mclean 指出,用于制作全瓷桥的口腔陶瓷的强度必须在 300MPa 以上。

1984 年 Corning 和 Dentsply 公司推出 Dicor 铸造陶瓷,通过微晶化处理后,玻璃基质中的云母结晶相互交错,使该瓷强度提高,挠曲强度为 115~150MPa。

1989 年,德国 Vita 公司对法国人 Sadoun 的粉浆涂塑技术进行了部分改进后正式推出 In-Ceram 渗透铝瓷全瓷修复系统(In-Ceram Alumina),挠曲强度可达 350MPa 以上,可用于制作全瓷桥。1994 年后该公司又相继推出渗透尖晶石瓷(In-Ceram Spinell)和渗透锆瓷(In-Ceram Zirconia)材料,可分别用这些材料修复前牙和后牙。

1993 年,Andersson 和 Oden 介绍了采用高纯超细氧化铝致密烧结的 Procera Allceram

系统。

2002 年,Cercon smart ceramics 氧化锆陶瓷推出,挠曲强度大于 1 300MPa。氧化锆全瓷材料是目前口腔陶瓷中抗弯强度最高的陶瓷材料,广泛应用于全瓷冠、桥的修复。

二、全瓷材料的分类

全瓷材料按材料及制作工艺的不同,一般分为铸造玻璃陶瓷(castable glass ceramic)、渗透陶瓷(infiltrated ceramic)、热压铸陶瓷(pressed castable ceramic)及氧化锆陶瓷(zirconia ceramic)等。

本书将 21 世纪以前出现的强度较低的全瓷修复材料称为传统全瓷修复材料,这类材料目前已基本不用于临床,但它们在全瓷修复的历史进程上具有重要的作用。现代全瓷修复材料是指 21 世纪后逐渐推出的,目前仍在临床广泛应用的具有较高强度的各类全瓷材料,现代全瓷修复材料是当前全瓷修复的主流。下面两节将分别对传统和现代两种全瓷修复材料加以叙述。

第三节　传统全瓷修复材料及特点

陶瓷材料由于其良好的光学性能,能比较逼真地模仿牙釉质和牙本质,加上其良好的生物相容性和化学稳定性,长期以来一直在口腔领域广泛使用。初期人们试图用一种既有良好透光性能,又有一定强度的陶瓷材料来制作全瓷修复体,但后来逐渐发现,要增强强度往往要增加陶瓷材料中无机颗粒的含量,相应地就减少了陶瓷中玻璃基质的含量,使陶瓷材料的透光性降低,因此很难在保证高强度的同时又具有良好的透光性。现在有学者将全瓷材料分为两类:①美学陶瓷材料,以强调透光性等美观因素为主,全瓷材料中含有较多的玻璃相结构,传统全瓷材料多为此类;②结构陶瓷材料,以强调强度为主,全瓷材料中几乎不含玻璃相,主要为无机陶瓷颗粒,现代陶瓷材料多属此类。由于结构陶瓷强度高,透光性略差,所以一般多用作美观要求相对低一些的核瓷,而透光性好的全瓷材料堆塑在表面,这样制作的全瓷修复体既有较高的强度,又有较好的美观效果。

一、传统长石质烤瓷全瓷材料

1886 年 Land 用铂箔做底衬,采用大气烤瓷炉烧制成了烤瓷全冠,并获得专利。由于烤瓷全冠良好的美学性能,所以这种方法很快被临床用来制作全瓷甲冠,在当时无疑是口腔修复的一大进步。

传统长石质烤瓷全瓷材料主要是以长石和二氧化硅为基本成分。

1. 长石(feldspar) 长石是传统烤瓷材料的主要成分,主要采用天然钾长石($K_2O \cdot Al_2O_3 \cdot 6SiO_2$)、钠长石($Na_2O \cdot Al_2O_3 \cdot 6SiO_2$)或者二者的混合物组成。长石融化后形成玻璃基质,金属氧化物与钾长石在高温下烧结后形成白榴石(leucite),故传统长石质烤瓷一般也可称为白榴石烤瓷。

2. 石英(quartz) 石英的主要成分为SiO_2,熔点约1 800℃,由于其熔点远高于长石的熔点,故在烧结过程中不发生变化,呈细晶体颗粒悬混在玻璃基质中,起到增强剂的作用,提高了陶瓷材料的强度。同时,由于石英的折光率较大(约1.55),会在不连续的界面上产生光散射,从而降低了烤瓷的透明度。

3. 熔剂 熔剂在烤瓷材料中起助熔的作用,降低陶瓷的熔融温度,减少陶瓷内的孔隙。常用的熔剂有碳酸钠、碳酸钾、碳酸钙等。

传统长石质烤瓷材料的很多物理机械性能与牙釉质相似,如弹性模量(83GPa)、热膨胀系数($12 \times 10^{-6}/℃$)分别与牙釉质的弹性模量(84GPa)、热膨胀系数($11.4 \times 10^{-6}/℃$)近似,但其压缩强度(345MPa)低于牙釉质(400MPa)。传统长石质烤瓷材料的弯曲强度仅为55MPa,采用此种材料制作的瓷甲冠易折裂,难以保证长期修复效果。传统长石质烤瓷材料制作瓷甲冠的技术直到20世纪60年代才逐渐被烤瓷熔附金属全冠和铝瓷冠所取代。传统长石质烤瓷全瓷材料的代表有MarkⅡ(Vident)等。

二、白榴石增强长石质烤瓷材料

以Optec HSP为代表的白榴石增强长石质烤瓷材料(leucite-reinforced feldspathic porcelain)是以白榴石为增强相的长石质烤瓷,往往含45%体积比的四方晶系白榴石。白榴石晶体可阻止烤瓷裂纹扩展,增强烤瓷的强度,其增强长石质烤瓷材料的弯曲强度为140MPa。同时,由于白榴石晶体的热膨胀系数($20 \times 10^{-6}/℃$)较玻璃基质的热膨胀系数($8 \times 10^{-6}/℃$)高,当陶瓷冷却时白榴石晶体周围的玻璃基质会产生切向压应力,处于压缩状态,从而增强了陶瓷强度。白榴石增强长石质烤瓷材料的代表有Ceramco等。

三、氧化铝基烤瓷材料

氧化铝基烤瓷材料是在传统长石质烤瓷全瓷材料的基础上发展起来的,它在全瓷修复材料的发展史上具有较大的影响。

1965 年 Mclean 在传统长石质烤瓷全瓷材料中加入 40%~50% 的氧化铝微粒(粒径小于 30μm),形成核铝瓷 Vitadur-N,其强度增加到约 118MPa。此种氧化铝基烤瓷材料包括制作核内冠的底层材料和表面饰瓷材料两层。

1. 核内冠材料　含有 40%~50% 质量比,粒径小于 30μm 的氧化铝晶体,烧结温度为 1 050℃。氧化铝晶体增加了强度的同时,降低了透光性,故只将此陶瓷用于制作核瓷。

2. 表面饰瓷　表面饰瓷分为体瓷材料和釉瓷材料,都含有一定的氧化铝,但含量少于核瓷材料,故烧结温度也较低,一般仅 900~950℃左右。

制作时一般采用铂箔成形技术:首先将铂箔片置于代型上,压迫使之与代型密合,然后在铂箔上电镀一层锡,再于炉中氧化形成连续的氧化锡膜,于该膜上烧结氧化铝烤瓷,上饰面瓷,完成修复体的制作。

1973 年,Southan 和 Jorgensen 第一次在耐火代型上直接烧烤铝瓷,即 Hi-Ceram 铝瓷核冠技术,该技术克服了在铂箔上制作、烧烤铝瓷冠时的困难,提高了铝瓷甲冠的强度和适合性,并可用于制作嵌体。Hi-Ceram 铝瓷材料氧化铝含量更高(超过 50%),抗弯强度达到 140~180MPa,具有较好的操作性能和遮色性能。氧化铝基烤瓷材料的代表有 Vitadur,Hi-Ceram 等。

四、铸造玻璃陶瓷材料

1972 年,Grossman 报道了用玻璃陶瓷经熔化、铸造制作口腔嵌体、贴面和冠的技术。1984 年美国的 Corning 公司和 Dentsply 公司联合开发了 Dicor 铸造玻璃陶瓷,早期 Dicor 全瓷冠均采用表面染色和粘固剂配色技术,但制作出的全瓷冠缺乏生动性,故后期一般仅用该陶瓷制作核瓷,然后再在其表面堆塑表面饰瓷,从而达到良好的美学效果。

铸造玻璃陶瓷是一种结晶化的玻璃,也称微晶化玻璃,其在最初熔化铸造成型时呈一种非晶玻璃态,然后通过一定的温度进行结晶化处理,随着玻璃中的成核及结晶的长大,原有玻璃态结构丧失,形成玻璃相和结晶相共存的玻璃陶瓷。铸造玻璃陶瓷在高温熔化后具有良好的流动性,可采用失蜡铸造法制成各种形态的修复体。铸造玻璃陶瓷主要用于前后牙单冠、贴面、嵌体及高嵌体的制作。

铸造玻璃陶瓷的主要性能如下:

1. 铸造玻璃陶瓷具有较好的物理机械性能,如弯曲强度可达 152MPa,但由于铸造玻璃陶瓷含有 55% 的结晶相和 45% 的玻璃相,晶体形成的强化效果会受到限制,因此后来临床证明存在很高的失败率。但铸造玻璃陶瓷的其他物理性能如硬度、热导率、折光率、透明性和半透明性等与牙釉质接近。

2. 铸造玻璃陶瓷在口腔环境中化学性能稳定,生物安全性好。

3. 采用失蜡铸造法成型,可以很好地补偿陶瓷的收缩,使修复体具有良好的边缘适合性。

4. 对对殆天然牙的磨耗较普通烤瓷修复体少。

5. 铸造玻璃陶瓷具有良好的透光性,比较美观。但因为透明,不能对修复体本身调色及粘固剂调色,会影响修复体的美观性。

不同的铸造玻璃陶瓷具有不同的组成,形成不同的铸造玻璃陶瓷系统。比较有代表性的铸造玻璃陶瓷有:①Dicor 系统,主晶相为八硅氟云母($K_2Mg_5Si_8O_{20}F_4$);②Cerapearl 系统,主晶相为磷酸钙结晶。

铸造玻璃陶瓷在 20 世纪 80 年代为多数修复科医师所采用,掀起了全瓷修复的第一个高潮,但后来临床资料显示铸造玻璃陶瓷的失败率较高,故目前已趋于淘汰。铸造玻璃陶瓷材料的代表有 Dicor,Cerapearl 等。

五、渗透陶瓷核瓷材料

渗透陶瓷是一种高铝瓷,传统的高铝瓷是在玻璃中加入一定的氧化铝颗粒,但往往加入的量有限,铝瓷中仍有大量玻璃基质,晶粒并没有起到很好的颗粒增强作用,所以传统铝瓷的强度仍然较低。1988 年法国 Sadoun 采用粉浆涂塑玻璃渗透铝瓷技术,反其道而行之,首先将氧化铝调拌成粉浆在代型上涂塑成型,预烧形成氧化铝立体网络,然后利用毛细管作用将镧系玻璃渗透进入氧化铝颗粒间的孔隙中,形成网状立体交联结构,最终使修复体内的孔隙基本消除,形成相互渗透相复合体,使渗透陶瓷具有良好的物理机械性能,将不透光的氧化铝陶瓷变成有一定透光性的渗透陶瓷,氧化铝的白色变为牙本质色。此法可使渗透陶瓷的氧化铝含量达到 75% 左右,弯曲强度可达 450MPa。1989 年德国 Vita 公司对该法进行部分改进后正式推出了 In-Ceram 渗透陶瓷技术[渗透铝瓷(In-Ceram Alumina)]。以后又陆续推出了适合前牙美学修复的渗透尖晶石瓷(In-Ceram Spinell)和适合修复后牙的渗透锆瓷(In-Ceram Zirconia)。国内由杜传诗教授和巢永烈教授领衔的课题组从 1990 年就开始了渗透陶瓷的研究,成功研制出 GI 系列渗透陶瓷材料,并应用于临床,取得了良好的效果。

现以 In-Ceram 渗透陶瓷技术为例介绍 In-Ceram 体系。

1. 粉浆涂塑型 In-Ceram 材料的组成　粉浆涂塑型 In-Ceram 产品包括 In-Ceram Alumina,In-Ceram Spinell,In-Ceram Zirconia。其材料主要包括专用代型材料、陶瓷粉末及

其调拌液、渗透玻璃粉末、饰面瓷。

（1）专用代型材料：主要成分为二水硫酸钙（$CaSO_4 \cdot 2H_2O$），烧结烧烤时失水收缩比陶瓷粉末烧结收缩大得多，有助于二次代型与多孔陶瓷分离，便于取下。

（2）陶瓷粉末：不同的 In-Ceram 产品由不同的陶瓷粉末组成。In-Ceram Alumina 为纯 α 氧化铝，粒度 2~5μm。In-Ceram Spinell 含 1~5μm 粒度的尖晶石粉末。In-Ceram Zinconia 含 67% 氧化铝、33% 氧化锆，粒度为 1~5μm。

（3）渗透玻璃粉末：主要含氧化硅、氧化镧、氧化铝、氧化钙等成分。不同 In-Ceram 底层材料含有各自的玻璃粉，如 In-Ceram Alumina 早期有 16 种颜色，现改为 4 种：AL1、AL2、AL3、AL4。In-Ceram spinell 含有 4 种颜色：S11、S12、S13、S14。In-Ceram Zinconia 的 4 种瓷粉编号是：Z21、Z22、Z23、Z24。每种颜色都与 Vitapan 3-MASTER 和传统比色板（Vita classical shade guide）相配，以模拟相应比色下的牙本质颜色。

（4）饰面瓷：开始为 Vitadur N，后来又推出了 Vitadur-ALPHA，后来采用 VM7，专门与 In-Ceram 底层配套使用，使修复体更逼真自然。饰面瓷热膨胀系数为 $(6.9~7.3) \times 10^{-6}/℃$，与全瓷底层[热膨胀系数 $(7.2~7.9) \times 10^{-6}/℃$]匹配。

2. 粉浆涂塑型 In-Ceram 的工作原理

（1）粉浆涂塑技术：将陶瓷粉末与其调拌液按一定比例混合，所调拌成的混合物叫粉浆。把粉浆用毛笔涂塑到代型上，粉浆中的液体通过毛细管作用被代型材料吸收，粉浆中的粉末就附在代型表面，此过程叫涂塑。这种成形技术称粉浆涂塑。

（2）陶瓷粉末的烧结烧烤：以 In-Ceram Alumina 为例，将涂塑完毕的代型放入专用炉内烧结烧烤：由 35℃升至 120℃（约 8 小时），再升到 1 120℃保持 2 小时。在 1 120℃时，陶瓷粉末颗粒间仅初步熔接，颗粒间间隙仍保留，形成稳定的多孔陶瓷底层。其具有一定强度，便于调磨，而且收缩率极小，完全可以被代型材料的一般膨胀量补偿。

（3）玻璃渗透：以 In-Ceram Alumina 为例，将调磨好的多孔陶瓷底层表面涂上玻璃粉浆（玻璃粉加蒸馏水），放在铂箔上置于专用炉内渗透烧烤。先从室温升到 600℃维持数分钟，再在半小时内升到 1 100℃，渗透冠维持 4 小时，桥则维持 6 小时。玻璃在 1 100℃熔化，并通过毛细管作用渗入多孔陶瓷底层中，填满全部颗粒之间的间隙，形成相互渗透相复合体，使陶瓷底层的强度比渗透前提高 13 倍以上，并使陶瓷由不透光变为透光，由白色变为牙本质色。这是 In-Ceram 的最大特点，In-Ceram（infiltrated ceramic）由此得名。

3. 粉浆涂塑型 In-Ceram 的性能和用途

（1）强度：In-Ceram 最突出的性能就是修复体底层陶瓷强度较高，是其他几种全瓷系统(如 Dicor、Cerestore、IPS Empress 等)的 2~6 倍,基本解决了以往全瓷材料强度低的问题,不仅可以制作嵌体、前后牙冠,还可以制作前后牙桥。

(2) 临床成功率:In-Ceram 的高强度大大提高了其临床成功率。Levy 等报道 In-Ceram Alumina 前牙后冠失败率仅为 0.01%,前牙桥为 1%,远较其他全瓷系统(单冠)的失败率低。Probster 等报道 In-Ceram Alumina 28 个前牙冠,68 个后牙冠使用 2~4.5 年未见底层冠破损折裂。也有人报道,4 年内 In-Ceram Alumina 前牙桥生存率 98%,后牙桥生存率 80.2%;8 年内 In-Ceram zirconia 前牙桥生存率 100%,后牙桥生存率 97.5%。

(3) 边缘适合性:In-Ceram 边缘适合性好。该体系粉末组成和烧结温度使陶瓷粉末颗粒在烧结时仅初步熔接,烧成后收缩极小,完全可以被代型材料膨胀所代偿,因而边缘适合性好。In-Ceram 嵌体的边缘适合性为 35~50μm,In-Ceram Alumina 单冠的边缘适合性为 18.6~44.5μm,桥的适合性为 58μm,远低于 100~120μm 的临床要求。

(4) 光学性能:In-Ceram 体系的半透明性和透光性好,色泽逼真自然。陶瓷底层有半透明性,能选择不同的牙本质颜色,可以很好地再现天然牙色泽,尤其是牙颈部。结合使用 Vitadur-ALPHA 或 VM7 作为饰面瓷,使其色泽更逼真自然。In-Ceram Spinell 中尖晶石的透光性很好,使修复体光学性能进一步提高,但其强度相对较低,主要用于强度要求不高而美观要求较高的牙位或患者,如嵌体、高嵌体、前牙冠修复。In-Ceram Zirconia 虽然强度很高,但氧化锆的加入使透光性降低,主要用于强度要求高而美观要求不高的牙位或患者,如后牙冠桥。In-ceram Alumina 的光学性能介于 In-Ceram Spinell 与 In-Ceram Zirconia 之间。

(5) 生物相容性:In-Ceram Alumina 在体内的生物学反应与一般烤瓷一样,而且在人工唾液中析出量少,作为非种植修复体不会影响龈缘、口腔和人体健康。

(6) 不同产品的适用范围　厂家建议的适用范围如下 (表 1-3-1):

表 1-3-1　In-Ceram 不同产品的适用范围

产品	强度	美观度	适用范围
In-Ceram Spinell	低	高	嵌体、高嵌体、前牙冠
In-Ceram Alumina	中	中	前后牙冠、前牙三单位桥
In-Ceram Zirconia	高	低	后牙三单位桥

也有人将 In-Ceram 用于制作全瓷核桩、全瓷粘接桥及多单位前后牙桥。

In-Ceram 作为全瓷修复体系品种多,性能好,可堆塑饰面瓷。其强度高,边缘适合性好,美观,临床成功率高,根据不同要求可以制作嵌体、高嵌体、前后牙冠、前后牙桥,曾经一度被认为是一种极有前途的口腔固定修复材料。但随着氧化锆陶瓷的出现,渗透陶瓷的强度优势就荡然无存,且美学效果与铸瓷等相比又较差,渗透陶瓷逐渐被临床淘汰。渗透陶瓷核瓷材料的代表有 In-Ceram、玉冠等。

六、高纯铝瓷核瓷材料

高纯铝瓷一般是指氧化铝含量大于 95% 的铝瓷。渗透陶瓷尽管通过渗透已使铝瓷氧化铝的含量从传统的 50% 提高到 75% 左右,但渗透陶瓷仍有 25% 左右的玻璃基质,此为陶瓷的薄弱环节。如果能进一步提高氧化铝含量,并解决好其加工烧烤工艺,铝瓷的强度还有望得到提高。基于此,1993 年 Adersson 和 Oden 报告了一种致密烧结高纯铝瓷核冠材料(Procera Allceram),该核瓷材料由纯度大于 99.9% 的高纯氧化铝微粒构成,粒径 4μm,瓷粉经干压成型技术成型后在高温下行致密烧结(烧结温度 1 550℃,保温时间 1 小时),致密烧结后核瓷的密度为 3.94g/cm^3,达到理论密度的 99%,挠曲强度达 601~687MPa。致密烧结后铝瓷的线收缩率达 15%~20%,无法通过代型材料的膨胀所补偿,实际上该收缩是通过计算机精密设计,采用放大代型及素坯尺寸来予以补偿的,因此必须要有计算机系统辅助制作。

由于透光性的原因,高纯铝瓷仍只用于制作核瓷底层,表面堆塑修饰瓷完成修复。高纯铝瓷由于氧化锆陶瓷的出现而逐渐被氧化锆陶瓷取代。高纯铝瓷核瓷材料的代表有 Procera Allceram 等。

第四节　现代全瓷修复材料及特点

现代全瓷修复材料是指目前在临床广泛应用的具有良好强度的全瓷材料,它们一般采用各种人工精制的无机粉末为原料,通过结构设计、精确的化学计量、合适的成型方法和烧结制度而达到特定的性能。近 10 多年来,随着计算机技术和加工技术、氧化锆陶瓷的飞速发展和应用,临床医师曾需要根据患牙的临床情况在多种全瓷材料中选择,目前临床选择日趋简单,如果需要强度可选择氧化锆全瓷材料,如果更强调美学效果可选择玻璃陶瓷全瓷材料。下面就目前临床应用较多的氧化锆全瓷材料和玻璃陶瓷材料分别进行介绍。

一、氧化锆全瓷材料

氧化锆陶瓷由于特有的应力诱导相变增韧效应,其强度和韧性均优于传统的长石瓷和氧化铝陶瓷,自推出以来一直是口腔材料界关注的热点。

氧化锆瓷不仅具有普通陶瓷材料耐高温、耐磨损、耐腐蚀、生物相容性好等优点,而且抗弯强度可达 900~1 200MPa,断裂韧性可达 $5MPa \cdot m^{1/2}$,是目前口腔陶瓷材料中机械性能最好的,这主要得益于其相变增韧机制:氧化锆具有 3 种同素异型结构,即单斜相($m-ZrO_2$)、四方相($t-ZrO_2$)、立方相($c-ZrO_2$)。三种晶型存在于不同的温度范围并可相互转化,相变的临界温度分别为 1 170℃、2 370℃。在室温条件下,氧化锆以 $m-ZrO_2$ 形式存在,但当与适当的稳定剂氧化钇(Y_2O_3)或氧化铈(CeO_2)结合后 $t-ZrO_2$ 也可存在于室温。当材料受到外力产生微裂纹时,裂纹尖端的 $t-ZrO_2$ 晶体在应力诱导下向更稳定的 $m-ZrO_2$ 相转变,伴随3%~4.5% 的体积膨胀和形状变化改变裂纹尖端的应力场,阻止裂纹延伸,这就是氧化锆的应力诱导相变增韧效应。四方相氧化锆晶体的含量影响氧化锆陶瓷的强度和韧性。立方相氧化锆晶体光学性能良好,单晶体半透明性较高,与天然金刚石接近。研究表明在口腔氧化锆陶瓷晶体中引入适量的立方相晶体可大大改善氧化锆的光学性能。

目前有两种氧化锆全瓷制作全瓷修复体的方式,一种是在氧化锆底冠表面堆塑饰面瓷制作双层结构的氧化锆全瓷修复体,主要用于美观要求较高的前牙美学区域;另一种是全部采用氧化锆制作单层结构的全锆修复体,主要用于承受咬合力较大的后牙区域。

全锆修复体具有良好的性能和简单的制作工艺,同时可避免底冠与饰面瓷结合的全瓷修复体发生崩瓷等风险,因此在临床上逐渐广泛应用。与其他全瓷体系比较,全锆修复体的半透明性不高,美观性能较差,限制了其在前牙区等的使用。如何改善氧化锆陶瓷的半透明性成为近年来口腔材料基础研究、厂家、技工和口腔医师共同关注的焦点。

氧化锆陶瓷的机械性能和光学性能与材料的化学组成与微观结构息息相关,近年的相关研究表明,通过控制烧结前氧化锆粉体的粒度、稳定剂添加量,优化烧结程序,可改变氧化锆的晶相结构,从而影响其机械强度和半透明性。从传统的几乎完全阻射的氧化锆,只能应用于全瓷底冠的制作,到目前出现的很多半透明性很高的口腔氧化锆产品,可用于前牙单冠、贴面等美学修复,氧化锆系统众多,对其进行归类分代,有利于氧化锆的基础研究和指导临床应用。

根据氧化锆的组成及微观结构,我们将氧化锆全瓷材料分为以下四代:

1. 第一代传统氧化锆陶瓷(白色氧化锆)　在 10 多年前,四方相氧化锆因具有非常良好的机械性能成为主流的口腔修复陶瓷,特别是计算机辅助设计与制造技术(CAD/CAM)在口腔中的普及和应用,可对氧化锆烧结收缩进行数字化补偿,修复体的尺寸控制更加精准,使全瓷修复技术迅猛发展。由于这种氧化锆陶瓷多呈白色,我们将其称为白色氧化锆。

白色氧化锆全瓷材料多采用 3mol%(5.2wt%)氧化钇作为稳定剂,添加 0.5~1.0wt% 的氧化铝作为助熔剂,主晶相为四方相氧化锆(3Y-TZP),晶粒尺寸为 0.5~1.0μm。在这个多相多晶的陶瓷结构中,由于氧化锆的折射率(2.20)较大,与玻璃基质的折射率(1.50)不匹配,晶体的大小大于入射光的波长,此外非立方相氧化锆晶体本身为双折射晶体,入射光在晶界、气孔、添加剂等处发生散射,因此这种传统氧化锆陶瓷材料的半透明性差,对光表现为较高的阻射。但是因其主晶相 3Y-TZP 具有相变增韧效应,第一代氧化锆全瓷材料具有高强度和高断裂韧性,弯曲强度一般高达 1 000~1 500MPa,断裂韧性为 3.5~4.5MPa·m$^{1/2}$。

白色氧化锆通常作为全冠或全瓷桥修复的底冠材料,结合烧结表面饰面瓷获得较好的美观效果,可用于前、后牙单冠及固定桥的修复,因存在氧化锆底冠与饰面瓷匹配结合的问题,以及崩瓷的风险,崩瓷发生率甚至比烤瓷熔附金属全冠修复体还高。目前白色氧化锆有逐渐被淘汰的趋势。

该类氧化锆陶瓷有代表性的产品包括 Lava Frame、KaVo Everest ZH、Vita YZ T、Zenostar MO 等。

2. 第二代氧化锆陶瓷(高透氧化锆)　为了提高传统四方相氧化锆陶瓷的光学性能,通过减少氧化铝助熔剂的量,并适当提高烧结温度以减少陶瓷材料内的残存气孔,使氧化锆基本实现致密化烧结,可以适当提高其半透明性,这种氧化锆为第二代氧化锆陶瓷,也称为致密烧结四方氧化锆陶瓷,我们将其称为高透氧化锆。

该系列氧化锆全瓷材料采用 3mol%(4~6wt%)氧化钇作为稳定剂,氧化铝的添加量减少至 1.0wt% 以下,或几乎不添加,主晶相为四方相氧化锆(3Y-TZP),晶粒尺寸为 0.5~1.0μm,立方相氧化锆低于 15%,半透明性比第一代有所改善。研究表明,厚度 1.0mm 的高透氧化锆 TP 值(表示材料透光性的指标)为 15~20,机械性能良好,弯曲强度为 900~1 300MPa,断裂韧性为 3.5~4.5MPa·m$^{1/2}$。

第二代氧化锆全瓷材料可用于后牙区的全锆冠、前牙区的全瓷修复体底层冠,前、后牙三单位或四单位桥,其半透明性有待进一步提高。

该类氧化锆陶瓷的代表性产品包括 Prettau Zirconia、Bruxzir Zirconia BRX、Wieland Zenostar Translucent ZEN、Vita YZ HTWhite and color、ICE Zircon ICE、Lava Plus、Cercon HT 等。

3. 第三代氧化锆陶瓷(超透氧化锆)　立方相氧化锆可以明显提高氧化锆材料的半透明性,改善其光学性能,因此在第三代氧化锆陶瓷中加入了更多的稳定剂氧化钇,使在最终烧结获得的全锆材料中立方相氧化锆晶粒的含量升高,另一方面四方相氧化锆的含量下降,应力诱导相变增韧效应削弱,因此材料的强度和韧性明显下降。这一类的氧化锆具有四方相氧化锆和立方相氧化锆晶体组成的双相微观结构,其透光性得到较大改善,我们将其称为超透氧化锆。

超透氧化锆全瓷材料采用 4~5mol% 氧化钇作为稳定剂,氧化铝的添加量为 0.11~0.26wt%,或几乎不添加,立方相氧化锆晶体的含量大于 25%,甚至大于 50%,其他晶相主要为四方相氧化锆,材料的半透明性明显提高,达到超透效果。有研究表明,厚度 1.0mm 的超透氧化锆试件 TP 值达到 30 左右,但同时机械性能明显下降,弯曲强度为 500~800MPa,断裂韧性为 2.2~3.5MPa·m$^{1/2}$。

第三代氧化锆全瓷材料因光学性能良好可以用于前牙单冠和桥、前牙贴面的制作,但最新的研究表明该类氧化锆在前牙区使用 5 年内失败率大于 2%,对于一些微创型修复体如贴面、嵌体、高嵌体的使用还需要进行临床评估,因此对此类材料的广泛使用还需进一步研究。

该类氧化锆陶瓷的代表性产品包括 Katana High Translucent KAT、KATANA STML、Zpex Smile、IPS e.max ZirCAD MT、Zenostar MT、Lava Esthetic、Cercon xt。

4. 第四代氧化锆陶瓷(特透氧化锆)　在第三代氧化锆陶瓷的基础上再适当提高稳定剂氧化钇的含量(大于 5mol%),立方相氧化锆晶体成为主晶相,因此半透明性非常好,我们将其称为特透氧化锆。同时由于其四方相氧化锆晶体含量低,缺乏相变增韧的机制,强度和韧性不高,在烧结冷却的整个温度范围内都较少发生相变,材料几乎没有体积变化,故也有人将其称为全稳定氧化锆。

特透氧化锆全瓷材料采用大于 5mol%(9~12wt%)的氧化钇作为稳定剂,氧化铝含量为 0~1wt%,或几乎不添加,立方相氧化锆晶体的含量大于 70%,四方相氧化锆晶体含量低于 30%,材料的半透明性非常高,达到特透效果。有研究表明,厚度 1.0mm 的特透氧化锆 TP 值达到 35 以上,一般弯曲强度为 500~600MPa,断裂韧性为 2.2~2.7MPa·m$^{1/2}$。

第四代氧化锆全瓷材料的半透明性几乎与玻璃陶瓷接近,美观性非常好,常用于前牙单冠和贴面修复。

该类氧化锆陶瓷的代表性产品包括 Prettau Anterior PRTA、KATANA UTML 等。

在以上四代氧化锆全瓷材料的基础上，近些年多个材料厂家又推出了颜色渐变的多层色氧化锆，通过厂家的预染色技术，避免了制作时修复体内染色不均的问题，试图让全锆修复体的颜色修复效果更逼真自然，但如何使这种多层色氧化锆全瓷修复体满足更多牙齿个性化美学效果的需求，仍需要进一步探索和研究。

根据氧化锆材料的临床适应证进行简化分类，可以将氧化锆分为白色氧化锆、牙本质氧化锆和牙釉质氧化锆。

1. 白色氧化锆　白色氧化锆即传统氧化锆，具有很高的强度和断裂韧性，几乎不透光，可遮住变色基牙和金属桩核颜色，同时可以制作多单位前后牙长桥。

2. 牙本质氧化锆　牙本质氧化锆即上面分代中的第二代氧化锆，具有一定的透光性，同时强度并没有明显降低。这种氧化锆通过染色技术具有类似于牙本质的颜色，多用于涉及牙本质缺损的牙齿修复，故称为牙本质氧化锆。其可用于制作后牙全锆冠、前牙氧化锆全瓷冠的底冠、前后牙桥等。

3. 牙釉质氧化锆　牙釉质氧化锆即上面分代中的第三、第四代氧化锆，文献中称透明氧化锆。此种氧化锆具有与传统氧化锆完全不同的组成，主晶相主要为透光性良好的立方相氧化锆，多用于前牙美学区涉及牙釉质缺损的修复，故称为牙釉质氧化锆。其可用于前牙贴面、咬合力不大的前牙单冠的修复。

目前氧化锆全瓷材料的分类尚无公认的统一标准，不同厂家的高透、超透等的叫法比较混乱，我们在这里试图探索统一叫法，有利于临床和制作部门的交流。目前常用氧化锆的种类汇总见表 1-4-1。

纵观目前口腔氧化锆陶瓷材料的发展，基本体现了如何在强度和半透明性之间取得平衡的思路。医师希望获得半透明性美观效果的同时又保证一定的强度，满足口腔咀嚼的需要，这对于材料来说仍然是一个值得深入研究的课题。近年来有研究提出，通过控制晶体尺寸至纳米级来提高透光率，这对于初始粉体粒度及烧结程序控制晶体长大提出了更高的要求。此外，还有研究提出通过表面玻璃渗透形成梯度氧化锆材料，或结合压铸饰瓷来提高其美观效果。随着高透、超透氧化锆材料的出现，氧化锆陶瓷用于前牙区的美学修复，如何提高氧化锆陶瓷修复体的粘接效果也成为目前研究的热点。多层色全锆修复体也许是未来发展的方向，通过材料学的研究和临床应用的不断完善，期待能研发出更理想的氧化锆陶瓷材料。

表 1-4-1 常见氧化锆材料的组成分类、性能及适应证一览表

氧化锆分代	名称	化学组成	主晶相	立方相占比	抗弯强度/MPa	断裂韧性/MPa·m$^{1/2}$	弹性模量/GPa	半透明性 TP值	半透明性 透光率	适应证
第一代 白色氧化锆	Lava Frame	3mol% Y_2O_3, 0.25wt% Al_2O_3	3Y-TZP	<15%	1 200~1 500	3.5~4.5	200~210	—	—	后牙冠、三单位多单位桥、全瓷底冠、金属基桩遮色
	Cercon	3mol% Y_2O_3, 0.25wt% Al_2O_3	3Y-TZP	<15%	1 200~1 400	3.5~4.5	200~210	—	—	
	Vita YZ T	3mol% Y_2O_3, 0~0.3% Al_2O_3	3Y-TZP	<15%	1 100~1 300	3.5~4.5	200~210	—	—	
	Zenostar MO	3mol% ZrO_2, HfO_2≤5%; Al_2O_3≤1%	3Y-TZP	<15%	>900	3.5~4.5	200~210	—	—	
第二代 高透氧化锆	Lava Plus	3mol% (5.2wt%)Y_2O_3, 0.25wt% Al_2O_3	3Y-TZP	<15%	1 100~1 300	3.5~4.5	200~210	15.0	—	后牙全锆冠、前牙三单位桥、后牙三单位桥或四单位桥、全瓷底冠
	Katana HT	3mol% ZrO_2, HfO_2≤5%; Al_2O_3≤1%	3Y-TZP	<15%	1 125	3.5~4.5	200~210	—	14.5	
	YZ HT White	3mol%Y_2O_3, Al_2O_3<0.3%	3Y-TZP	<15%	1 000~1 200	3.5~4.5	200~210	15.3	—	
	Cercon ht	3mol% Y_2O_3, HfO_2<3%, Al_2O_3<1%	3Y-TZP	<15%	1 100~1 300	3.5~4.5	200~210	—	—	
	Prettau zirconia	3mol% Y_2O_3, Al_2O_3<1%, SiO_2≤0.02%, Fe_2O_3≤0.01%, Na_2O≤0.04%	3Y-TZP	<15%	1 100~1 300	3.5~4.5	200~210	12.5	—	
第三代 超透氧化锆	Katana STML	4% Y_2O_3, 其他氧化物 0~2%	4Y-PSZ	59.9%	748	2.5~3.5	200~210	—	34.2	前牙全锆冠、贴面、嵌体、前牙三单位桥、前牙全瓷底冠
	Zenostar MT	4mol% ZrO_2, HfO_2≤5%; Al_2O_3≤1%	4Y-PSZ	>25%	>550	2.5~3.5	200~210	—	—	
	Prettau Anterior	4mol% Y_2O_3, Al_2O_3<1%, SiO_2≤0.02%, Fe_2O_3≤0.01%, Na_2O≤0.04%	4Y-PSZ	>25%	600~800	2.5~3.5	200~210	15.8	—	
第四代 特透氧化锆	Katana UTML	5mol% Y_2O_3, 其他氧化物 0~2%	5Y-PSZ	70.6%	557	2.2~2.7	200~210	—	36.7	前牙全锆冠、贴面
	Lava esthetic	5mol% Y_2O_3, 0.9%~3% HfO_2; 0.056%~0.16% Al_2O_3	5Y-PSZ	>50%	600~800	2.2~2.7	200~210	—	—	

二、玻璃陶瓷材料

玻璃陶瓷是目前临床常用的美学修复材料之一,包括 Empress、Empress 2、e.max 系列的铸瓷,Incream Spinall 渗透陶瓷,Mark Ⅱ Block 切削陶瓷等产品。其中,热压铸瓷材料简称铸瓷应用最多,它采用注射热压工艺将陶瓷在高温下加压注入型腔制作完成全瓷修复体。热压铸陶瓷技术是 1983 年首先由瑞士苏黎世大学研制成功,1987 年由义获嘉公司推出 IPS Empress（$2SiO_2$-Li_2O）并应用于临床。早期的热压铸瓷材料主要为白榴石强化陶瓷,弯曲强度仅为 120MPa 左右,故很快淘汰。1988 年推出 IPS Empress 2,其主晶相为二硅酸锂,约占 60% 体积比,晶体细小,长 0.5~5μm,热压处理后的热压铸陶瓷弯曲强度可达 350MPa。2005 年在对配方和工艺进行改进后推出了 IPS e.max Press 材料（Li_2SiO_3）,2006 年推出了适用于 CAD/CAM 技术的 IPS e.max CAD 材料,2009 年 Empress 2 退市。目前常用的玻璃陶瓷材料主要是 IPS e.max CAD 和 IPS e.max Press,分别采用切削成型和压铸成型。

玻璃陶瓷由玻璃基质和不同晶体物质共同组成,晶体可以增强玻璃的强度和韧性。不同产品的结晶相不同,即晶体的化学组成和结构不同,性能也有所不同。通常玻璃陶瓷都具有良好的透光性,结晶相使光线发生与天然牙类似的散射现象,同时在深部也能产生乳白色半透明效果,并且还可以通过加入不同比例的金属氧化物来调整材料的颜色,因此美学效果很好。玻璃基质陶瓷的强度较其他陶瓷差,长石玻璃陶瓷、云母玻璃陶瓷、白榴石玻璃陶瓷的弯曲强度均低于 200MPa,一般都需要通过足够的厚度来保证足够的强度,因此通常采用适当颜色的材料直接制作整个嵌体、贴面或全冠等修复体,之后通过表面染色进行修饰。二硅酸锂加强玻璃陶瓷和镁铝尖晶石玻璃陶瓷的弯曲强度达到400~500MPa,可以用其制作基底冠,再通过烧结饰瓷完成最终的修复体,获得更具有个性的美学效果。由于玻璃陶瓷材料的良好半透明性,所以特别适合修复牙体比较透明的患牙。

玻璃陶瓷的另一个重要特征是可以和树脂粘接剂形成有效的化学粘接,从而大大提高粘接强度,因此采用玻璃陶瓷材料修复时,对于修复体的机械固位要求较低;而其他所有类型的全瓷材料都不能形成真正的化学粘接,所以对修复体的机械固位要求较高。

玻璃陶瓷目前的代表产品有 IPS e.max CAD 和 IPS e.max Press,其具有广泛的适应证,包括超薄贴面(0.3mm)、贴面、𬌗贴面、嵌体、高嵌体、部分冠,前牙区及前磨牙区单冠或三单位桥,种植上部结构,混合支持式的基牙和冠等,该类修复体还具有长期稳定的临床效果,与天然牙最匹配的美学效果,粘接方式多样,如自粘接、传统全粘接等,因此玻璃陶瓷的基础研究与临床应用前景广阔,是美学修复的主流材料。

第五节　全瓷修复材料的展望

早期的全瓷材料强度低导致修复失败,后来的研究主要集中在提高全瓷材料的强度上,有两种方式,一是利用与金瓷修复体相似的原理用两种陶瓷材料来制作全瓷修复体,底层为强度高但美观性稍差的核瓷,表面则用美观性好但强度稍低的陶瓷覆盖;二是利用既有强度又有美观的全瓷材料来制作全瓷修复体。如能成功,不仅不用增加瓷层厚度来覆盖底层瓷,而且制作相对简单。近几年来氧化锆材料的发展正是沿着此方向,已有多种高透、超透的氧化锆面世,可以用单层氧化锆结构制作全锆修复体。目前临床应用最多的全瓷修复体已逐渐从采用核瓷底层结合表面修饰瓷的方式转变成采用单层全氧化锆修复的方式。

从全瓷修复发展的历史看,在美观和强度不能兼得的情况下,人们更追求材料强度的提高,然后再寻求满足此种高强度全瓷材料的制作工艺及技术,可以说,为了提高全瓷材料的强度,任何必需的设备工艺都在所不惜,比如现代全瓷材料所广泛采用的 CAD/CAM技术。但是我们认为,如果不考虑烧结温度的高低、烧结时间的长短、烧结设备价格高低等投入,不综合评估制作一个全瓷修复体的成本,这种全瓷修复材料和系统最终将难以广泛应用。

最理想的全瓷修复材料是强度较高,能充分满足各种临床修复需求,制作方便,制作成本较低,美观性能良好,能与不同牙齿的颜色配色,最好少磨或不磨牙体组织,又能在口内行使良好功能且能持续很长时间而不破损。

目前尚没有一种全瓷修复材料能完全满足上述要求,但是我们相信,随着全瓷材料性能不断提高,加工制作工艺不断改进,临床技术不断完善,理想的全瓷修复系统和材料必定会早日出现。

（万乾炳　蒋　丽）

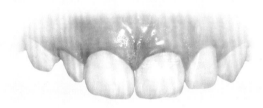

第二章

全瓷修复的适应证、禁忌证

牙体缺损是否采用全瓷冠修复取决于制作全瓷修复体所使用材料的组成、结构、性能和价格,患者口腔牙体解剖形态、牙体缺损情况、病变程度和类型,口内殆关系的情况,牙齿殆面磨耗程度,牙体牙根健康情况,患者的主观要求以及患者的经济状况等。各种全瓷修复体具有各自的适应证和禁忌证。全瓷修复材料尽管具有良好的生物相容性,颜色与天然牙相近,但陶瓷的脆性大这一缺点,使得全瓷修复体的适应证要求比金瓷修复体更严,临床医师在全瓷材料的选择和制作全瓷修复体的操作技术上,对影响全瓷修复体质量的各个因素应加以严格选择和控制。

第一节　全瓷修复的适应证

1. 前牙切角(图 2-1-1)、切缘缺损,不宜充填治疗或不宜选用金属烤瓷冠修复者。

2. 牙冠大面积缺损充填治疗后需要美观修复者(图 2-1-2)。

3. 前牙牙髓失活或无髓牙变色、氟斑牙、四环素染色等影响美观者(图 2-1-3,图 2-1-4)。

4. 错位牙(图 2-1-5)、扭转牙不宜进行正畸治疗者或患者因各种原因不愿进行正畸治疗者。

5. 因发育畸形或发育不良而影响美观的前牙(图 2-1-6),承受咬合力不大的前磨牙、磨牙。

6. 对美观要求高,且能保证口腔卫生及注意保护全瓷冠者。

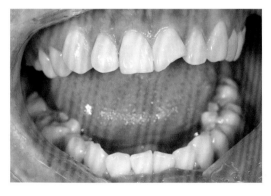

图 2-1-1　前牙切角缺损

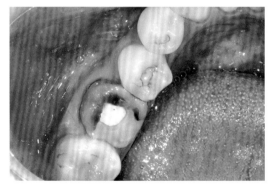

图 2-1-2　牙冠大面积缺损充填后需要美观修复

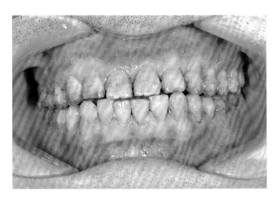

图 2-1-3　氟斑牙

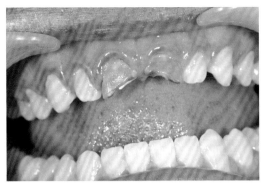

图 2-1-4　前牙根管治疗后变色无髓牙

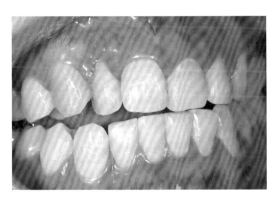

图 2-1-5　前牙错位牙

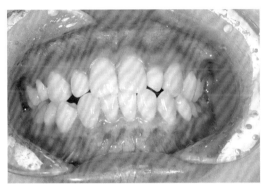

图 2-1-6　前牙畸形牙

第二节　全瓷修复的禁忌证

1. 乳牙和发育未完成的青少年活髓牙。

2. 牙冠过短、过小,或缺损严重,无法取得足够的固位或抗力者。

3. 深覆𬌗、咬合紧者或夜磨牙患者。

4. 心理、生理、神经精神疾病不能承受或不能配合治疗者。

(万乾炳)

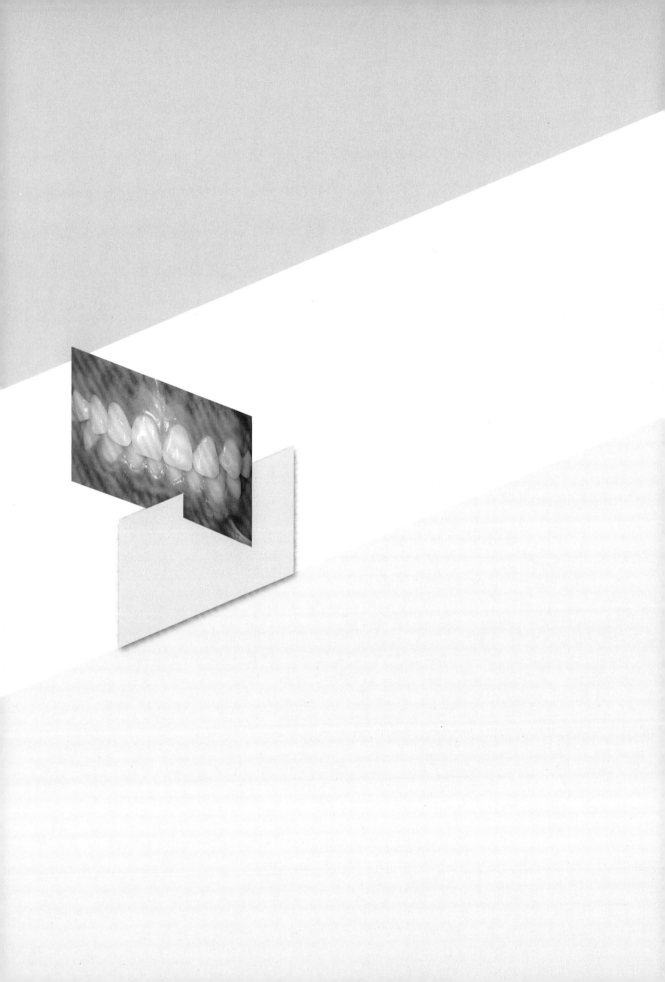

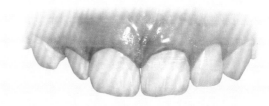

第三章

全瓷修复的临床应用材料和器械

第一节　全瓷修复的临床应用材料

在临床进行全瓷修复过程中,需要用到一系列材料,选择合适的材料进行每一步操作,才能做出理想的全瓷修复体。随着口腔医学的快速发展,以及各个学科交叉程度增加,材料的种类大大丰富,性能也不断提高。下面就全瓷修复临床可能应用的材料进行概述。

一、制取印模所需材料

1. 托盘

(1) 成品托盘:市场上可以直接购买的托盘一般有金属铝制托盘、树脂托盘、合成树脂板托盘、不锈钢网状托盘等。全瓷修复制取印模可以选择全弓托盘(full-arch)(图 3-1-1)或双弓(dual-arch)托盘。双弓托盘是用于同时制作冠桥制备体与对颌牙印模的托盘,可以一次取得上下颌印模并同时记录咬合关系,简化了操作,常用于嵌体、冠修复及固定桥修复制备体的取模。但双弓托盘缺乏刚性,易导致印模变形,因此需与高黏度或超高黏度印模材料配合使用以减少咬合时托盘变形。大量实验证明,双牙弓托盘搭配聚醚橡胶或高(超高)黏度加成型硅橡胶印模材料可获得较满意的精度。

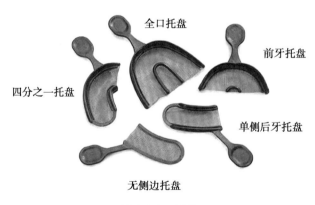

图 3-1-1　托盘

(2) 个别托盘:要获得精确的印模,要求印模边缘充分伸展,以不妨碍唇、颊、舌的生理功能为前提,且要使黏膜受力均匀。成品托盘很难达到如此要求,只有通过制作个别托盘进行二次印模的制取来提高印模的准确性。个别托盘能保证印模材料的厚度均匀一致,减少因收缩不均导致的变形,还可减少印模材料的用量。在个别托盘上涂布弹性好、流动性好和精密度高的印模材料可以取得更为精密的印模。个别托盘一般可用自凝树脂、热凝树脂或光固化丙烯酸树脂等制作而成。

（3）部分牙列托盘：当需要对个别牙列进行精密印模的时候应用，它只覆盖缺隙侧的牙弓。适用于个别后牙缺损或缺失，缺隙前后余留牙咬合关系正常的病例。

2. 印模材料　临床上理想的印模材料要求无毒、无刺激性，有合适的强度、弹性、凝固特性，与模型材料有良好的相容性，全瓷修复尤其对复制口腔组织的精密程度有较高的要求。目前全瓷修复常用的印模材料主要有水胶体印模材料（琼脂、藻酸盐等）和合成橡胶印模材料（硅橡胶、聚醚橡胶、聚硫橡胶等），临床选择要综合考虑精度、黏滞度、强度、操作难易、稳定性及成本等因素。现在新型的印模材料在色泽、味道和经济性等方面更加完善。印模通常需要使用配套的印模消毒剂。

（1）水胶体印模材料：该类材料可分为可逆水胶体印模材料（如琼脂）和不可逆水胶体印模材料（如藻酸盐类）。水胶体印模材料亲水性好，可操作性高，价格便宜，但印模精度不高，容易产生气泡，印模强度及尺寸稳定性欠佳，容易收缩变形，并且一个印模只能灌注一副模型。随着印模材料的发展，硅橡胶已逐渐成为主流，大多数全瓷修复体，包括瓷贴面、瓷嵌体、全瓷桩核以及全瓷冠均建议采用精度较高的硅橡胶类印模材料制取。

1）藻酸盐类印模材料：藻酸盐类印模材料是非精密印模材料，依靠化学反应聚合，可分为粉剂型和糊剂型。含有消毒剂成分的藻酸盐印模材料可以减少绝大部分可见微生物。临床使用此材料需要进行溶液浸泡消毒或者喷雾消毒。

2）琼脂类印模材料：琼脂类印模材料是一种可逆材料，根据温度改变其状态，流动性好，制取印模精确度高，能够精细地反映口腔内软硬组织的解剖结构，但操作稍复杂，需要温度调节装置和水冷托盘，制取的印模强度差，易破裂，可因渗润和凝溢作用影响尺寸稳定性，因此常与其他印模材料配合使用。例如临床上通常将琼脂类印模材料和藻酸盐印模材料联合使用，以提高印模精确度。

（2）橡胶类印模材料：橡胶类印模材料较水胶体印模材料具有更高的韧性和强度，尺寸稳定性好，且同一副印模可灌制多副模型，可较长时间保存，是一种比较理想的精密印模。

1）硅橡胶印模材料：硅橡胶印模材料可以用于所有的印模技术，如双印模、单印模、混合印模和修正印模。硅橡胶印模材料分为缩聚型和加聚型，其中加聚型根据自身特点分为浓稠型和注射型。实验证明加聚型硅橡胶是精密度较高的印模材料之一，更适于作为全瓷修复的印模材料。缩聚型硅橡胶亲水性稍差且收缩比较大，硬度比加成型大，印模精度稍差,但是价钱较便宜。

硅橡胶印模材料按包装可以分为硬管装、软管装和罐装三种。①硬管装:使用时需要用专用混合枪,得到混合均匀的印模材料,混合枪成本较高。②软管装:需要分别挤出等量的基质和催化剂混合调拌使用。③罐装:使用时需要将基质和催化剂混合揉捏,此种硅橡胶弹性和黏性都不高,一般用于制作初印模和个别托盘。

硅橡胶印模材料可以用在牙体预备之后取精密印模,来制作全瓷修复体;还可以在备牙前取印模,指导牙体预备。此印模材料放置几天仍可以保持较高的精度,并且可以反复灌制数个精确度相近的模型(图 3-1-2)。

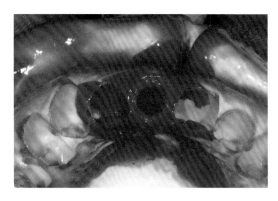

图 3-1-2   硅橡胶印模

2)聚醚橡胶类印模材料:聚醚橡胶目前使用较多,其尺寸稳定性、触变性及韧性弹性均较聚硫橡胶和硅橡胶好。并且其亲水性好,能吸收少量水分后稍微膨胀,补偿印模材料本身的收缩,但材料硬度高,柔韧性和复位能力较差,可能永久变形,与模型分离时应该特别小心。需要注意的是,聚醚橡胶印模材料只能用于单印模、双印模和混合印模,不能用于修正印模。

3)聚硫橡胶类印模材料:聚硫橡胶性能类似于硅橡胶印模材料,但质地较软,永久变形偏大,硬化较慢,时间不足取出印模易变形,而且含硫化物,可能有刺鼻气味。国内应用较少。国外曾用来制取全口无牙颌印模。

(3)制取桩核模型时,临床多采用调拌充填材料,可以分为直接法和间接法。

1)直接法:用琼脂印模材料注射法一次完成。如果是根管弯曲过细、双根管和多根管等复杂情况,实验证明用慢速弯机头和螺旋输送针来输送印模材料,可以得到良好的印模效果。也可以采用硅橡胶印模材料,准确地印取根管和钉道形态。

2)间接法:采用成品铸造蜡在患者口内取得根管蜡型,再送至加工中心制作。

以上用于制备全瓷修复体过程中的印模材料均为弹性印模材料。

3. 数字化印模技术　数字化印模技术一般包括下列4个步骤：

(1) 牙体预备完成后，向患者交代数字化印模注意事项，嘱患者大张口配合。

(2) 关闭椅位灯光，使口腔内相对较暗，避免杂光干扰。

(3) 医师左手持口镜，右手用三用枪吹干印模区域。

(4) 嘱患者大张口，快速用取像镜头扫描口内牙齿，获取上下牙列的数字化印模。需要注意的是，要取好数字化印模，需要多练习，时刻检验图像的准确性和有效性，及时调整扫描头的角度和位置，这样才可以确保数字化印模的精度。

二、模型材料

1. 普通石膏　普通石膏的主要成分是半水硫酸钙，可以用来制作研究模型。

2. 人造石　人造石密度、强度和硬度都较普通石膏大。

3. 超硬石膏　超硬石膏是改良版的人造石，常用来制作工作模型。临床上若为了降低成本，可以用人造石或者普通石膏取对颌模型。

4. 耐火模型材料　常用磷酸盐高温包埋料。

5. 树脂模型材料。

三、陶瓷材料

陶瓷材料由于美观、化学性质稳定、绝缘、生物相容性好等优点广泛应用于修复治疗，各种加工技术和材料的应用使陶瓷挠曲强度、耐磨程度等物理性能也有了明显的提高，越来越多的患者选择进行全瓷修复。需要注意的是，不同的全瓷系统需要采用相对应的表面处理技术和粘接技术。

1. 按照成分可分为氧化硅基陶瓷和非氧化硅基陶瓷。

2. 按加工工艺技术可分为：

(1) 烧结全瓷材料

1) 长石质烤瓷。

2) 白榴石强化长石质烤瓷。

3) 铝瓷（氧化铝基烤瓷）：铝瓷其实是一种玻璃陶瓷，挠曲强度随氧化铝含量增加而增加，主要用于全瓷修复体的底层结构。

4) 渗透陶瓷：渗透陶瓷即粉浆涂塑全瓷，是玻璃和氧化铝渗透交织结构的材料，挠曲强度好。

（2）铸造陶瓷：铸造陶瓷即玻璃陶瓷，采用失蜡法铸造，再由玻璃态结晶瓷化制成，有云母系和磷酸钙系等几种。

（3）热压铸陶瓷：热压铸陶瓷简称铸瓷，采用瓷块加热压铸成型的方法制成。

（4）切削陶瓷

1）长石质可切削陶瓷：应用于嵌体、后牙修复。

2）可切削玻璃陶瓷。

3）可切削氧化铝陶瓷：将氧化铝预烧后制成瓷块，切削后再行渗透从而完成修复体的制作。

4）可切削氧化锆材料：采用预烧结的氧化锆瓷块，经机加工后致密烧结，制成高强度的氧化锆全瓷修复体。此材料目前已广泛应用于 CAD/CAM 技术。

（5）纳米复合陶瓷：纳米材料的加入增强了陶瓷的强度和韧性，有广阔的前景。

（6）CAD/CAM 系统：通过光学印模、计算机辅助设计和计算机辅助制作或者精确复制磨削数个步骤，可以在短时间内制作出精密的全瓷修复体，减少了医师操作时间和患者就诊次数。但是成本较为昂贵，以及需要多学科专家共同参与制作，在国外应用较为广泛，国内逐步开展。目前已有多个系统应用于临床。

1）Cerec 系统：适合加工长石质可切削陶瓷、可切削玻璃等。

2）Procera 系统：加工形成高纯度氧化铝和氧化锆冠核基底，需要配合使用饰面瓷。

3）Celay 系统。

4）Kavo Everset 系统。

5）Cercon 系统。

6）Duret/Sopha 系统。

四、桩核材料

1. 非金属桩　非金属桩具有弹性模量与牙体组织接近，美观透光性好，操作简便等优点，进行全瓷修复时采用非金属桩核逐渐成为趋势。应用比较多的有玻璃纤维桩、氧化锆陶瓷桩、氧化锆玻璃陶瓷桩及增强复合树脂桩等（图 3-1-3，图 3-1-4）。

2. 金属桩　密合性较好，但是美观性和生物相容性稍差，牙体预备有一定要求，可分为非贵金属桩和贵金属桩材料。

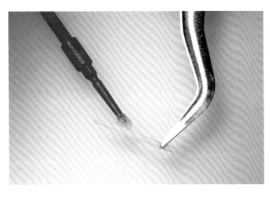

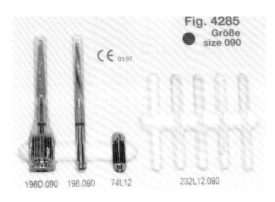

图 3-1-3 纤维桩

图 3-1-4 全瓷桩及配套钻针

五、排龈材料

正确应用排龈材料可使手术视野清晰,牙体预备准确到位,减少牙周损伤以及获得精确印模。不同排龈方式所应用的材料也各有不同。

1. 缩龈线排龈　缩龈线排龈在临床应用最为广泛,按照所含化学物质不同,分为含肾上腺素排龈线、含氯化铝排龈线、不含化学药物的排龈线等,但最常用的还是含有收敛剂的缩龈线,既有缩龈线的机械排龈作用又有化学药物的收敛作用,故称为机械化学排龈法。缩龈线排龈法是目前临床最常用的方法,可以在术前排龈,也可在牙体预备完成后排龈。只要操作得当,都可有良好的排龈效果。排龈线的形状有双股形和编织形等。不同龈沟深浅的患牙应采用不同粗细的排龈线,有时如果龈沟较深,甚至可以采用 2 根缩龈线。有研究表明,以中国人的平均水平一般将缩龈线置于龈下 0.6mm 即可(图 3-1-5,图 3-1-6)。

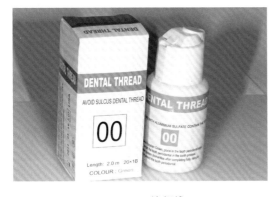

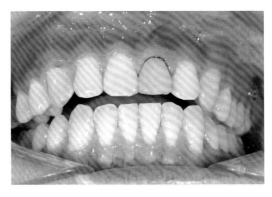

图 3-1-5 缩龈线

图 3-1-6 缩龈线压入龈沟

2. **激光排龈** 应用 Nd：YAG 激光来排龈，操作简单无痛苦。

3. **电刀排龈** 电刀排龈主要采用高频电刀刀头接触牙龈、黏膜等软组织，局部产生高热将需要切割的组织气化，达到切割的目的，同时还可以达到止血的目的。电刀排龈特别适合以下情况使用：牙龈外形线不佳，对烤瓷冠修复效果有一定影响者；牙冠较短且游离龈较长，需要进行牙冠延长术者；残根残冠位于龈下大于 2mm 需要切龈的患者，以及备牙后的止血和排龈。电刀排龈对操作要求较高，操作不当容易造成牙龈永久退缩等不良后果。

4. **排龈膏** 排龈膏呈糊剂或膏状材料，主要成分为高岭土和氯化铝。高岭土具有高吸水膨胀性，可以靠机械力量扩大龈沟。氯化铝具有收敛作用，可以控制牙龈出血和龈沟液的渗出。采用专用注射器将排龈膏注射到龈沟内，可以使牙龈暂时收缩并保持龈沟干燥，操作较容易，组织损伤小，止血效果好（图 3-1-7~ 图 3-1-9）。

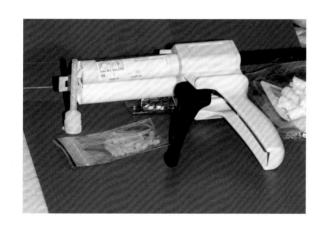

图 3-1-7 排龈膏注射器

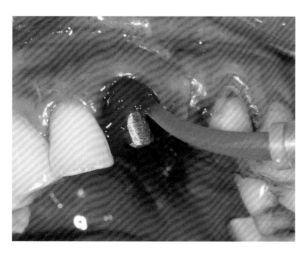

图 3-1-8 排龈膏

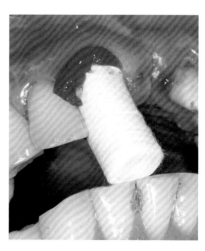

图 3-1-9 将排龈膏压入龈沟内

六、抛 光 材 料

陶瓷通常使用金刚砂磨头和氧化铝磨头修整平滑,细粒度氧化铝磨头打磨,碳化硅橡皮轮抛光。但是由于全瓷修复体的脆性较大,加工完成后尽量不要进行调改以免产生裂纹或者崩瓷。

七、粘 接 材 料

1. 聚羧酸粘接剂　对活髓牙无刺激,但是本质上并没有粘接性,只起到边缘封闭作用,临床较少用于全瓷修复体。

2. 玻璃离子粘接剂　粘接性较好,收缩小并且有持续释放氟的作用,但是含有酸可能对活髓牙产生刺激。

3. 复合树脂粘接剂　复合树脂粘接剂逐渐成为粘接全瓷修复体的主要材料。其透光性好,更美观,但是其收缩性可能会造成边缘微漏等不良后果。

（1）酸蚀系统:氢氟酸蚀刻可以清洁粘接面并获得机械锁结。另外还有自酸蚀粘接系统。

（2）树脂和牙体的粘接:可以在牙体表面形成混合层。

（3）树脂和陶瓷的粘接:此部分相对薄弱,大部分粘接破坏均始于此。硅烷偶联剂处理后陶瓷表面的润湿性可以显著增强。

（4）粘接原理:粘接剂（图 3-1-10~ 图 3-1-12）在粘接面形成树脂突,同时粘接剂化学结构中的一些官能团与牙体发生化学结合,即机械作用力和化学结合力共同作用。最近研究人员提出了将光固化粘接剂和复合树脂同时固化的技术,可以有效增强粘接强度。各类陶瓷的粘接方法并不完全一样。

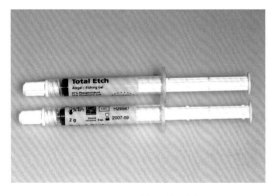

图 3-1-10　树脂粘接剂

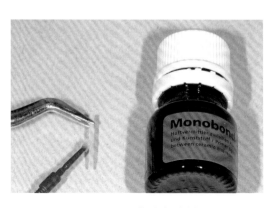

图 3-1-11　树脂粘接剂

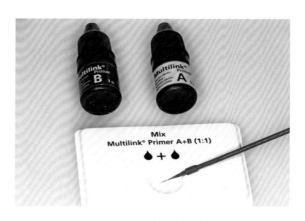

图 3-1-12　树脂粘接剂

4. 混合型粘接剂　树脂加强型玻璃离子是当今研究全瓷修复粘接的热点,由复合树脂和玻璃离子复合而成,兼有两者优点。临床操作宜采取双层固化方式。

八、暂时修复材料

1. 暂时冠桥修复材料　暂时冠桥修复材料(图 3-1-13)主要有下列三种:

(1) 树脂成品冠配合使用自凝树脂:操作迅速,较美观。

(2) 自凝树脂:粉剂和液剂材料在室温下发生氧化还原反应,成本低廉、操作简单,但是刺激性较大、形态较差。

(3) 加入各种填料的复合树脂类,机械性能大大提高。

2. 粘接　全瓷修复的暂时修复体应使用无丁香油酚的氧化锌水门汀粘接,因为如果采用丁香油暂时粘接材料粘固,残留在牙预备体表面的丁香油会影响树脂粘接剂的固化。暂时贴面也可不粘接或者使用树脂粘接系统。

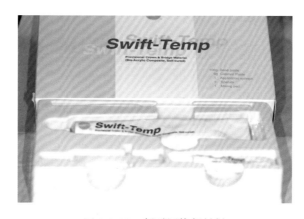

图 3-1-13　暂时冠修复材料

第二节　全瓷修复的牙体预备器械

一、预备前器械

医师在备牙前应该准备好检查盘、3% 过氧化氢漱口水、开口器、缩龈线、吸唾器。

1. 局麻用品　采用特制压杆式注射器进行浸润麻醉,0.4mm 针头(刺入龈隙沟内 2~3mm,每次注射 0.06mL,压注 2~3 次,总注射量不超过 2mL),或者采用阻滞麻醉。

2. 橡皮障(图 3-2-1)　橡皮障布越厚隔离效果越好,但是在橡皮障夹上的应力越大。现在有改良的去粉末橡皮障。配套的有橡皮障支架、橡皮障打孔器、橡皮障夹钳和橡皮障夹等。

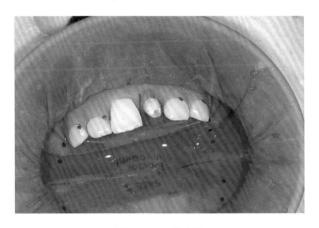

图 3-2-1　橡皮障

二、牙体预备器械

从第一台脚踏动力引擎口腔治疗台发展到电动马达口腔治疗台,牙体预备器械的发展经过了漫长的道路。随后气动涡轮手机的应用大大提高了手机的转速,使医师能够进行高效牙体切割预备,并且能够进行各种复杂的牙体预备,加之各种车针的配合使用,提高了牙体预备的效率和精确程度,加快了临床修复技术进步的步伐。

1. 高速涡轮手机　高速涡轮手机转速可以达到 300 000r/min,这就产生了切割速度过高引起牙体损伤的问题。现在一般采用水 - 气冷却系统来降低伤害。过高的温度可能导致牙釉质结构损伤和牙本质、牙髓损伤,可能有焦糊气味产生,患者也可能有不适感。涡轮手机车针下方的小孔可以喷射出高速水雾穿过旋转的车针顶部,为预备牙体进行降温冷却。同时,切割牙体时还会产生许多碎屑,牙龈组织也会有少量出血,水雾可以去除切磨器械上沾染的大部分污染物,提高切削效率,也使操作视野清晰。配合使用吸唾器和橡皮障,可以提高操作舒适度和患者舒适度。

手机系统的研究也有新进展,新型带光纤高速气涡轮手机比较好地解决了以往手机暂停使用时,回吸预备过程中产生污染物的问题。强力气帘可防止来自车针部分的污染,逆止阀可防止来自喷嘴部分的污染。另外,理想的照明效果、良好的旋转系统、快速车针拼装结构使得临床医师在牙体预备时更为得心应手。

2. 牙体预备常用的旋转器械　牙体预备时有三种类型的车针可选择使用,包括金刚砂车针、钨钢车针、螺旋钻。车针根据具体使用情况还可以细分为若干种类。选用合适的车针进行每一步的预备很重要,既可以提高预备精确度,也可以节约操作时间。

牙体预备时很多医师忽略了车针提供的重要信息,如车针的直径、大小等,如果利用好这些信息,将更好地指导牙体预备。选购车针时应该清楚了解各公司车针的编号、切割尖直径、长度、金刚砂颗粒大小、ISO 代码等,才能使用合适的车针正确预备牙体。实际上符合国际标准的正规车针都有一组 ISO 代码(ISO number code)。各个生产厂家可能有各自的非通用标识方法,但是一般也会同时注明 ISO 代码,尤其是第三组和第五组数字表示车针形状和直径的标号,便于临床医师选择使用。

国际标准化组织规定了表示车针规格的 5 组数字(图 3-2-2)。

第一组数字(图中❶)由 3 位数字组成,表示车针功能部分的材料(material of the working part)。比如金刚砂车针是 806,钨钢车针是 500。

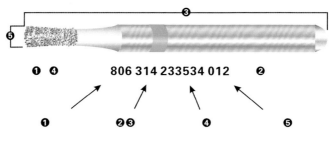

图 3-2-2　车针的 ISO 代码

❶.车针功能部分的材料;❷、❸.车针钻身部分的粗细和全长;
❹.钻头的形状和类型;❺.车针工作头部的最大直径。

　　第二组数字(图中 ❷、❸)由 3 位数字组成,表示车针钻身部分的粗细和全长(shank and total length)。首位数字的 1、2、3 分别表示适合常速直机、常速弯机和涡轮机。末尾数字的 4 表示常规长度,小于或大于分别表示超短或者超长、特长。

　　第三组数字(图中 ❹)由 6 位数字组成,前 3 位数字表示钻头的形状(cutting surface),比如圆形、锥型、倒锥形等。后 3 位数字表示钻头的类型(grain size)。比如细密刃、宽刃等。

　　第五组数字(图中 ❺)由 3 位数字组成,表示车针工作头部的最大直径。比如 016 表示车针工作头部最大直径为 1.6mm。应注意:车针尖端直径越小转速越大。

　　(1)金刚砂车针:金刚砂车针是将边缘锐利的金刚石碎粒通过介质,均匀电镀到各型钢杆上,即由镶嵌金刚石的磨削层和金属基体组成。金刚砂车针很锋利,所以切割效率在三类车针中是最高的。根据大小、形状及粒度分为很多类型,可以通过具体形状和光滑部的颜色环来辨别。

　　金刚砂车针根据形状长短可以分为渐细类、直平类、火焰状、普通长度车针、短车针等,分别用于各个阶段的牙体预备,以达到预期形态。

　　按金刚砂粒度基本可以分为超细、细、常规、粗、超粗 5 种类型。在金刚砂车针颈部用不同颜色的标示环加以区别,分别为黄(superfine)、红(fine)、蓝(medium)、绿(coarse)、黑(extra coarse)。一般蓝色标示环表示常用的标准粒度车针,颗粒度中等,切削效率较高。有黄色标示环的车针金刚砂颗粒很细,一般用于牙体预备基本完成后牙预备体的抛光。金刚砂车针纤细部分电镀的金刚砂颗粒相对较小,加之尖端部分使用时间更长,随使用时间增加金刚砂粒会较快剥脱,相对粗的部分金刚砂颗粒剥脱较慢,所以临床常见金刚砂车针尖端比尾端损耗快,此时应注意及时更换新车针,以免磨切效率降低。

　　此外,按照镀层,可分为纯镍镀层车针、镍铬镀层车针、镍铬锰镀层车针。按照表面镀砂密度,可分为两层镀砂车针、三层镀砂车针、全砂磨头等,厚度为几微米到几十微米。镀层厚度增加可以延长车针使用寿命,提高切割效率,更加环保、清洁。

　　全瓷修复牙体预备常用的金刚砂车针有圆头锥形金刚砂车、平头锥形金刚砂车针、短针形金刚砂车针、长针形金刚砂车针、鱼雷形金刚砂车针、火焰形金刚砂车针、杵形金刚砂车针、定位车针、全瓷修复车针套装,配套针盒可以一起消毒(图 3-2-3,图 3-2-4)。

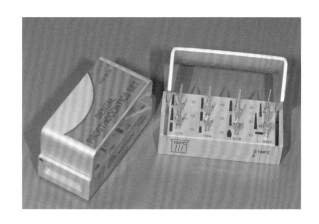

图 3-2-3　车针套装

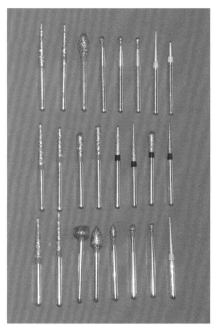

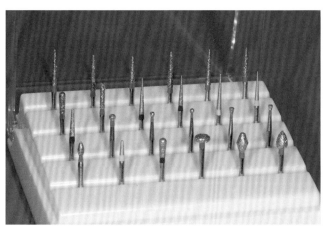

图 3-2-4　常用的金刚砂车针

　　(2) 钨钢车针:钨钢车针是由真空高温烧结或者高压造型的碳化钨粉和钴粉焊接在钢杆上形成的,经大金刚砂轮加工修整。根据使用情况分为直机车针、闪锁车针、摩擦握持车针等。刀刃也从 6 刃到 40 刃。钨钢车针转速一般控制在 4 000~160 000r/min。根据切刃上有无切口,可以分为有齿钨钢车针和无齿钨钢车针。全瓷修复多使用无齿型,这样预备得到的牙体表面较光滑,可以使印模更精确,从而制作出更精确,边缘更密合的全瓷修复体。钨钢车针满足了对牙体微创预备技术的要求。钨钢车针的平整性能好,很适合牙体精细预备,比如预备就位沟、箱状洞形、鸠尾等,以及预备完成后的精修,可以得到光滑圆钝的边缘和平整的洞底、轴壁。根据直径、倾斜角和间隙角等钨钢车针分为很多型号,临床应注意选择合适者使用。

临床牙体预备常用的钨钢车针(图 3-2-5)包括标准长度锥型裂钻,加长形锥型裂钻,末端刀口钨钢车针,火焰形钨钢车针,鱼雷形钨钢车针,圆形、梨形和柳叶形钨钢车针,倒锥钻。

(3)金刚砂和钨钢组合车针:该类组合车针结合了金刚砂车针切割效率高的优点和钨钢车针精细平整预备的优点。组合使用的两种车针应该匹配成同样的形状,先用金刚砂车针进行牙体预备,再用钨钢车针精修,可以得到光滑连续的边缘线和良好的肩台以及轴面形态。

(4)螺旋钻:螺旋钻由钢制成,包绕两条螺旋槽,顶端具有切削功能。根据直径分为不同型号,配合使用低速手机,用于在牙本质上制备钉洞固位形,定位部分可以局限钉洞深度在 2mm 以内,防止损伤牙体牙髓。

(5)牙釉质凿:牙釉质凿可以帮助预备牙体组织,平整洞形和肩台表面避免形成锐角锐边,获得良好的边缘适合性。也可以用 1.5~2.0mm 宽度的牙釉质凿测定定深沟的深度,确定预备量是否不足和防止预备过多牙体组织。

(6)软组织修整针:软组织修整针(图 3-2-6)使用时安装在高速涡轮手机上,保持转速高达 300 000r/min。操作不需要水冷,切割软组织时高速产热使软组织切割面快速凝结,所以创面几乎不出血。使用软组织修整针修整牙龈后,进行颈部肩台预备时可以更精确。

(7)氧化锆抛光工具(图 3-2-7)。

3. 牙体预备中车针的具体选择应用

(1)𬌗面、切缘:高速轮形车针、梨形金刚砂车针、杵形金刚砂车针、圆头锥形金刚砂车针、平头锥形金刚砂车针、牙釉质凿。

(2)唇颊轴面:圆头锥形金刚砂车针、平头锥形金刚砂车针、鱼雷形金刚砂车针、短针形金刚砂车针。

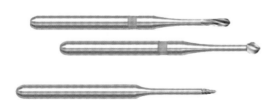
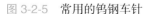

图 3-2-5　常用的钨钢车针

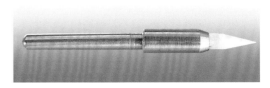

图 3-2-6　软组织修整车针

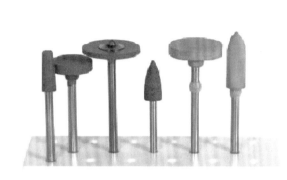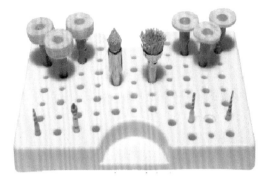

图 3-2-7　氧化锆抛光工具

（3）舌面：火焰状金刚砂车针、鱼雷形金刚砂车针、小轮形金刚砂车针、小球形金刚砂车针、短针形金刚砂车针。

（4）邻面：鱼雷形金刚砂车针、火焰形金刚砂车针、针形金刚砂车针。

（5）颈袖：末端 90° 的肩台车针。

（6）龈缘肩台：平头金刚砂车针、鱼雷形金刚砂车针、鱼雷形钨钢车针、带斜边的末端刀口车针。有的肩台车针工作尖是无砂的，因此不需要备龈。

（7）就位沟、轴沟：锥型裂钻、无齿锥型裂钻、龈边缘修整刀。

（8）精修：锥型裂钻、圆头锥型钨钢车针、火焰形钨钢车针、鱼雷形钨钢车针、末端刀口钨钢车针、超细粒度金刚砂车针。

临床预备牙体组织时由于患者个体差异、牙位不同、拟定修复手段不同等原因，医师应该灵活选用合适的牙体预备器械。熟练的牙体预备过程应尽可能选用较少的器械、车针，既能缩短操作时间，也能增加患者舒适程度。还应注意的是，修复应该一次完成预备，时间不宜过长，应采用间歇性、轻压接触的磨切手法，车针对牙体的压力一般为 30~60g。

三、牙体预备后所需器材

1. 牙髓保护剂（取印模后涂布）。

2. 暂时冠保护。

3. 𬌗面预备量指示条　用于检查𬌗面预备量是否足够。

4. 蜡片　用于检查和指导咬合面各牙尖磨除量，以及保持模型稳定性。

（郑　郁　王　剑）

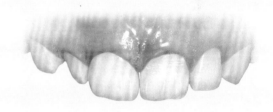

第四章

全瓷修复选色

全瓷修复体因具有良好的美观效果得到越来越多患者的青睐,颜色的协调是达到美观效果的关键,因此,如何保证修复体与天然牙色泽匹配一直是口腔医师、牙科技师、材料生产商共同关注的问题。了解基本的色彩学原理、颜色的测量方法及相关配色、比色技术有助于全瓷修复的准确选色。

第一节 色彩学原理与色彩术语

一、色彩学原理

人们生活在一个五彩缤纷的世界中,通过光的辐射作用,人眼既能感受明暗差别,又能感受色彩绚丽的景物。随着科学技术的不断发展,人们对于颜色的本质、色彩原理和测色方法的认识也在逐步提高。

颜色的感知离不开光的存在,现代对于颜色的理解源于17世纪牛顿的色散实验(图 4-1-1)。这一实验通过棱镜对光的发散作用,将太阳光分解为红、橙、黄、绿、青、蓝、紫7种单一的颜色,并可再通过棱镜还原为白光。色散实验证明了光的光谱性质。光是属于一定波长范围的电磁辐射,电荷的振动产生了电磁波,不同波长和振动频率的电磁波组成了电磁光谱。由于不同波长光波的折射系数不同,白光通过棱镜后产生色散现象。

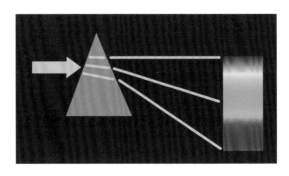

图 4-1-1 牛顿色散实验

色彩是由光源、物体与观察者的视觉系统共同产生的。光源发出一定波长的电磁波照射在物体表面,不同物体有各自不同的光学性质,物体的透射、反射和吸收特性使光波的空间分布、功率和光谱组成发生改变,物体表面各点发出强弱不同的光,通过眼睛的透镜作用,使来自物体的光线在视网膜上成像,刺激了视杆细胞和视锥细胞,产生神经兴奋传入大脑,从而感知物体表面的颜色和整体的外形。

在电磁波范围内,只有 380~780nm 波长的电磁辐射能够引起人的视觉反应,这段波长就是可见光谱(图 4-1-2)。人眼能对这一段波长范围的辐射做出选择性反应,并感知各种不同的颜色,这就是颜色视觉。在可见光光谱范围内,不同波长的光波可以引起不同的颜色视觉:700nm 为红色,580nm 为黄色,510nm 为绿色,470nm 为蓝色。光的颜色取决于进入人眼的不同波长可见光光谱的相对功率分布,即相对光谱功率分布。

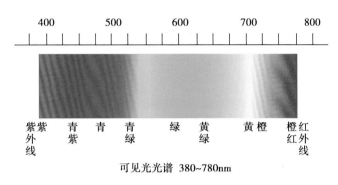

图 4-1-2　可见光光谱分布范围

二、颜色的描述

准确表达、描述色彩需要全面了解色彩术语,特别是对于色彩的三个基本特性,即色相、彩度和明度需要有明确的概念和认识。

1. 色相　色相(hue)又称色调,是指不同色彩之间彼此区分的基本特征,即每种颜色的名称,如红、黄、绿等,是定性的要素。在光学中以不同的波长来区分色相。

可见光谱不同波长的辐射在视觉上表现出各种色相,光源的色相取决于光波的组成对人眼所产生的感觉,物体的色相通过光源的光谱组成和表面反射或透射光的波长来判断,牙齿的色相是由光线经过牙齿反射出来的波长决定的。在口腔中涉及的色相范围主要集中于黄、橙、红等。

色相有不同的色相体系,图 4-1-3 是日本色彩研究所发表的 PCCS 色相环(practical color co-ordinate system),色相环的中央直观反映了色料三原色(CMY)、色光三原色(RGB)的对应关系。

2. 彩度　彩度(chroma)又称饱和度,是指色彩的纯度,表示色彩中含有各种有色成分的比例,如含有色彩成分的比例越多,彩度就越高,色彩感就越强(图 4-1-4)。

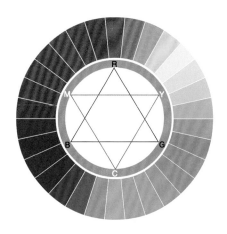

图 4-1-3   PCCS 色相环

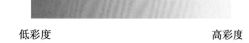

低彩度   高彩度

图 4-1-4   彩度

可见光谱的各种单色光是最饱和的彩色,加入白光的成分越多,就越不饱和,当掺入白光成分达到一定比例时,就不是彩色光,人眼看起来成为白光。物体的饱和度取决于物体表面反射光谱的选择性程度,物体对光谱某一波段的反射率高,表明它对此波段有很高的光谱选择性,这一颜色的饱和度就高。

3. 明度   明度(value)又称亮度,指色彩的明暗差别,反映物体表面对光的反射性能。色彩的明度通常采用白到黑的灰阶梯度变化来表示(图 4-1-5)。

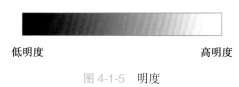

低明度   高明度

图 4-1-5   明度

三、非彩色和彩色

颜色是非彩色和彩色的总称,在色彩学中,白色→浅灰→中灰→深灰→黑色,排成一个系列,即黑白系列,通常把黑、白、灰这一系列颜色统称为非彩色,它们可以将各种波长的入射光均匀反射或吸收,对光谱各波长的反射没有选择性。纯黑是理想的完全吸收的物体,光反射率为0。纯白是理想的完全反射的物体,光反射率为1。现实生活中不存在纯黑或纯白的物体。非彩色只有明度的差异,没有色调和饱和度这两个基本特性。因此,非彩色仅代表物体表面光反射率的变化,即明度的变化,越接近白色,明度越高;而越接近黑色,明度越低。

颜色有基本的三原色,即品红、黄、青,利用三原色可以混合出其他所有色彩,三者混合得到黑色。色光三原色为红、绿、蓝,三者混合为白色光。任何两种基础色相混合就形成混合色,也称间色。颜色三间色是橙、绿、紫,色光三间色为品红、黄、青。在颜色轮(图 4-1-6)相对的两种颜色称为互补色,互补色等量混合可以形成中性色,即灰色。

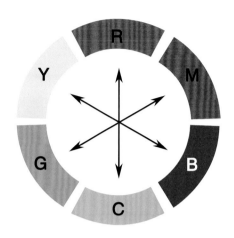

图 4-1-6　颜色轮

四、颜色视觉的生理和心理功能

人对色彩的生理反应是几乎不需要思考而感觉到的色彩现象,经过思考对色彩的判断是人脑思维反应的产物,是人对色彩的心理反应。在人的颜色视觉中,色彩生理和心理是交叉进行的,两者相辅相成。

色彩的生理功能表现在色彩的冷与暖、轻与重、膨胀与收缩、前进与后退等方面。例如:红色是肉眼可以看到的波长最长的光,其振动频率最慢,电磁波能量是温暖的。紫色的波长最短,振动频率最快,给人清凉的冷感觉。一般明度高的物体会感觉轻,透明的物体比不透明的物体轻。波长长的暖色光和明度高的物体成像的边缘会出现模糊带,产生膨胀感;波长短的冷色光或明度低的物体成像清晰,有收缩感。进退感是物体的色相、彩度、明度等各种对比造成的错觉现象,暖色、亮色、纯色有前进感,冷色、暗色有后退感。

色彩的心理功能是由于大脑的反应和联想产生的,受到很多因素影响,如:年龄、性别、性格、思维、经历、宗教信仰、民族、地理环境等。

第二节　天然牙的色彩特点

天然牙的颜色来源于牙体组织对光的体积散射,即光在牙体组织内按极不规则的路线传播,直至光穿出牙体组织表面进入人眼。光在传播过程中被吸收,吸收的多少由传播路径的长度以及牙体组织的吸收系数共同决定,最后导致了非白色颜色的产生。

一、牙齿结构与色彩的关系

口腔中天然牙的颜色是光线与牙本质和牙釉质共同作用的结果,是复合光学效果形成的。

牙本质的解剖结构决定了牙本质呈现饱和度高和半不透明的颜色,它是影响牙齿色调的主要结构。牙本质的主要色相是黄-红色,牙本质小管具有不同的直径,它的数量和"S"形分布形成了牙本质矿化的不均匀,因此不同区域的牙本质折射系数不同,对光的反射、折射不一致。同时,牙本质结构中存在色彩饱和度、透明度不同的区域,使牙本质呈现出多色度效果。Vanini 等把这种多色度的效果定义为色度条带并加以应用。总的来看,色度条带包括三个主要区域:颈部 1/3、中部 1/3 和切缘 1/3。牙颈部的色彩饱和度最高,由颈部向切缘逐渐降低,切缘的饱和度最低。牙本质内的有机色素造成了牙本质的荧光效果,使牙齿出现白色和蓝色的荧光区。

牙釉质的矿化程度高,釉柱有序排列,半透明性好,牙釉质在牙本质表面覆盖厚度不同,内含有机蛋白色素,赋予牙齿自然的乳光及亮度效果,牙釉质越厚,光线折射和反射得越多,牙齿透明度也就越高。

牙本质具有决定牙齿色相和饱和度的作用,牙釉质具有调节牙齿明度的属性,两者共同作用,赋予牙齿具有荧光并且生动的外观效果。

二、天然牙的基本颜色特点

天然牙的主要色相是黄色,与牙本质多色度性和牙釉质分布不均匀相关(图 4-2-1)。牙冠的颈 1/3、中 1/3 和切 1/3 的颜色存在一定的差异,一般中 1/3 的颜色代表该牙平均明度和彩度。随着年龄的增长,牙齿色相向偏红的方向发展,彩度增加,明度降低。

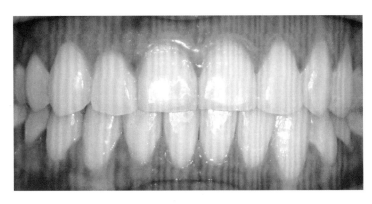

图 4-2-1　天然牙的色泽

有关文献研究中国人上颌恒前牙的色彩发现,中切牙和侧切牙颜色相近,尖牙明度偏低,颜色偏黄红。牙冠的颈 1/3、中 1/3 和切 1/3 三部分色彩有显著的差异,颈部色彩较深,体部和切端较浅。牙冠中 1/3 色彩介于颈 1/3 和切 1/3 之间,与平均值最接近,可以代表该牙的颜色参数。女性及年轻人比男性及年长者牙齿的明度高,饱和度相对较低。

三、天然牙的半透明性

半透明性(translucency)是穿过混浊介质传播的光的相对量或穿过混浊介质在背景表面漫反射的光的相对量。它的产生是由于材料内部各种物相对光的折射率不同而在相邻物相以及不同物相之间的界面发生散射的结果,与各物相间的折射率差异、材料或组织的厚度、内含颗粒的大小、色素的浓度以及气孔率等因素有关。

光照射到牙齿这样的半透明材料上会出现以下几种现象:①光穿过半透明材料形成镜面透射;②光在材料表面发生镜面反射;③光在材料表面发生漫反射;④光在半透明材料内部吸收和散射。天然牙具有独特的立体感和生动感,是因为半透明的牙体组织使入射光在牙体内部的不同层面上发生反射,使人眼在视觉上产生了层次感。

天然牙的半透明性受很多因素影响。Vaarkamp 等的研究发现,牙本质小管是牙本质散射的主要决定因素,使牙本质在各个方向上的透射率不同。而牙釉质的光学各向异性更加明显,O'Brien 认为釉柱是导致光学各向异性的主要原因。Hasegawa 等在口内测量上颌中切牙的半透明性时,比较了牙体不同部位的半透明性以及与年龄的关系,发现从切端到颈部透明度逐渐降低,并且在牙齿切端半透明性与年龄呈负相关,这可能与切端牙釉质的磨损随年龄增大而加重有关。由以上各项研究可见,天然牙的半透明性受内部结构、表面状态等因素的影响,并与年龄、部位相关。

牙齿的明度与半透明性相关,相同色相的天然牙,明度越高,半透明性越低;明度较低的牙齿,半透明性较高。因此分析天然牙和修复体颜色时,需要同时考虑半透明性对色彩基本特性的影响。

四、天然牙的乳光、强化效果

牙釉质中有细小的微粒,微粒对光线的反射和折射作用形成了牙齿的乳光,这些微粒只有短波光谱能够反射,这样就形成了蓝色的乳光效果。在天然牙,这种乳光通常位于切缘 1/3 的边缘,形成了常见的蓝色光晕。牙本质厚度增加时,反射的波长加长,牙齿表现出从灰色到白色的乳光效果。

强化效果表示牙釉质表面不连续但强化的区域,通常呈现乳白色/白色。典型的强化效果是牙釉质脱矿(氟斑牙)后的白色斑块。

五、天然牙增龄性颜色变化

年轻恒牙的特点一般是白色半透明,呈现闪亮的乳光,而老年牙齿通常灰暗不透明(图4-2-2,图4-2-3),这与牙体组织的增龄性变化有关。年轻恒牙的牙本质厚,血供丰富,不透明,牙本质的周围是很厚的牙釉质,厚而完整的牙釉质层减少了牙本质的不透明效果,并呈现明显的乳光效果,切缘的光晕比较明显。随着年龄的增长,牙本质的血供减少,牙本质小管矿化,牙齿的饱和度增加,牙本质变得色彩黯淡,牙釉质磨损变薄,牙本质的色彩决定了牙齿整体的颜色。切缘部分由于牙釉质的功能性磨损使乳光效果减弱,色斑的累积也使牙齿变得黯淡。

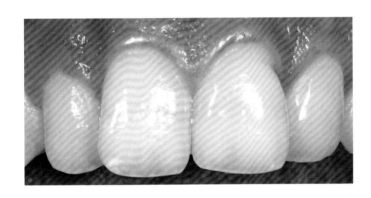

图 4-2-2　年轻恒牙的色泽

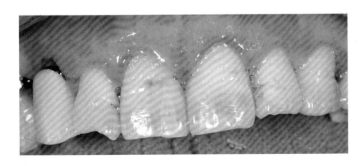

图 4-2-3　老年牙齿的色泽

第三节 颜色的测量方法

一、常用的表色系统

一般常见的表色系统有孟塞尔表色系统、CIE XYZ 系统和 CIE $L^*a^*b^*$ 表色系统等,口腔常用后两者,分别介绍如下:

1. 1931 CIE-XYZ 系统　1931 年国际照明委员会(Commission Internationale de I'Eclairage,CIE)用三个设想的原色 X、Y、Z 建立了一个新的色度图,即 CIE 1931 色度图,并将匹配等能光谱各种颜色的三原色数值标准化,命名为 CIE 1931 标准色度观察者光谱三刺激值。这一系统即 1931 CIE-XYZ 系统。

在 1931 CIE-XYZ 系统色彩空间中,X、Y 和 Z 的一组三刺激值分别粗略表示红色、绿色和蓝色,并使用 CIE 1931 XYZ 颜色匹配函数来计算。由不同波长的光混合而成的两个光源可以表现出同样的颜色,这就是同色异谱现象。当两个光源对标准观察者(CIE 1931 标准色度观察者)有相同的视觉颜色时,即使生成它们的光谱分布不同,它们也有相同的三刺激值。

在 CIE XYZ 色彩空间中,Y 参数是颜色的明度值,色度通过两个导出参数 x 和 y 来确定,三刺激值 X、Y 和 Z 的函数关系是:

$$x = \frac{X}{X+Y+Z}$$

$$y = \frac{Y}{X+Y+Z}$$

$$z = \frac{Z}{X+Y+Z} = 1 - x - y$$

在 CIE 1931 色彩空间色度图中,外侧曲线边界是光谱(或单色光)轨迹,单位为 nm。色度图展示了对一般人可见的所有色度,这个用颜色展示的区域叫人类视觉的色域。CIE XYZ 色彩空间是基于人类颜色视觉的直接测定,并充当定义其他色彩空间的基础。

2. CIE $L^*a^*b^*$ 表色系统　口腔科最常用的是国际照明委员会 1976 $L^*a^*b^*$ 标准色度系统,L^* 表示明度,a^*、b^* 表示色相和饱和度,该系统能够表示物体色在空间的分布。一个三维色空间用 $L^*a^*b^*$ 值表示颜色,$L^*a^*b^*$ 三个坐标轴互相垂直,坐标系的原点位于明度 L^* 的中点,对于完全吸收光的黑体 L^* 值为 0,对于完全反射光的纯白 L^* 值为 100,即用 0~100

表示颜色的明暗程度,a^*、b^*平面坐标包括色相和饱和度两个测量单位,a^*、b^*表示不同的颜色方向,a^*表示红绿方向,b^*表示黄蓝方向,正a^*值表示红的程度,负a^*值表示绿的程度,正b^*值表示黄的程度,负b^*值表示蓝的程度。在此基础上Hunter提出了$L^*C^*h^*$表色系统,它以数值形式表示彩色样品点的饱和度,用色相角表示彩色的特性。色相角和明度一起能完整描述被测样品的颜色特性。

$L^*C^*h^*$系统与$L^*a^*b^*$系统的色度值转化为:

$$C^*ab = (a^{*2} + b^{*2})^{1/2}$$

$$Hab = \tan^{-1}(b^*/a^*)$$

采用CIE1976$L^*a^*b^*$表色系统对颜色进行描述和分析时,用色差(ΔE)来分析颜色的差异,ΔE的计算公式为:

$$\Delta E = \left[(L_1^* - L_2^*)^2 + (a_1^* - a_2^*)^2 + (b_1^* - b_2^*)^2\right]^{1/2}$$

一般认为,色差ΔE为0.5~1.5个NBS(national bureau of standards)单位时,仅有轻微的色差,肉眼不易分辨;色差ΔE大于2.0个NBS单位时经过专业训练可以辨别其不同;ΔE为6.0~12.0个NBS单位时,色差有显著的差异,肉眼容易分辨。

二、颜色测量方法及测量仪器

1. 目测法　人眼是最古老的颜色测量工具,它对微小的颜色差别有一定的辨别能力,因此人们常常用视觉测色法来判断颜色的基本特征,但视觉测色法的结果受很多因素的影响,如观察者的主观性、视觉适应性、眼睛的光谱响应差异等,所以在颜色的描述和分析中视觉测色法存在不少弊端。

视觉分析法是口腔修复临床最常用的比色方法,将比色板作为颜色标准与天然牙颜色相比较。这一方法操作简便,且可进行活体牙口腔内比色,但同时也有明显的不足:①比色板所提供的被选色范围不够宽,各颜色之间差距太大,且排列不合逻辑;②口腔医师与技师对颜色的主观感觉不同,使比色结果缺乏稳定性;③不能将所得的结果转换成国际照明委员会颜色专用指标。尽管有学者提出了一些对比色板比色法改进的措施,但结果仍然不令人满意。

2. 比色仪法　CIE标准色度系统的建立,为人们客观表达和测量颜色提供了理论基础,通过对物体颜色三刺激值的测量来定义不同颜色的特征。颜色测量仪器就是通过一定的途径得到颜色的三刺激值的工具,根据测量的不同原理和方式,目前测色仪器主要可以分为两类:分光光度测色仪和色度计。

3. 分光光度测色仪　分光光度测色仪是颜色测量最基本的仪器,它并不直接测量物体的颜色,主要测量物体的光谱反射或光谱透射特性,选用 CIE 推荐的标准照明物和标准观察者,通过积分计算获得颜色的三刺激值。该仪器主要是由照明光源、提供单色光的色散系统和对通过仪器的光辐射进行测量的探测器系统组成,通常用比较法测量,由色散系统产生的单色光辐射分成样品光束和参考光束两条光路,当将样品放在样品光路内时,两条光束相等的状态被破坏,探测器就检测到差别,得到该波长上样品的透射比或反射比。在口腔测量中,常选择天然牙、冠、比色卡等作为参照物,通过比较参照物和样品在同一波长上反射的单色辐射功率测出样品的光谱反射比。有学者采用分光光度计测量人工牙及离体牙的反射光谱,发现这种仪器的敏感性较高,能减少同色异谱现象的发生,可以在比色、配色中得到更适当的颜色范围。口腔中测色、比色的分光光度计有 Spectroshade、Vita EasyShade 等。

4. 色度计　色度计通过直接测得与颜色的三刺激值成比例的仪器响应数值,直接换算出颜色的三刺激值。色度计获得三刺激值的方法是由仪器内部光学模拟积分来完成的,也就是用滤色镜来校正仪器光源和探测元件的光谱特性,使输出的电信号大小正比于颜色的三刺激值。该仪器是最简便的测色方法,具有便携、灵活和使用简单的优点。但是,用这个方法进行测色、配色存在同色异谱现象。口腔科常用的 ShadeScan、ShadeVision 属于该类仪器。

使用测色仪对口腔牙齿测量时,其准确性和可重复性是主要关注的问题。部分光线进入半透明的牙釉质层后改变原有路径,在界面上距入射点一定位移处返回,产生体积反射,使被探测头检测到的光线损失,引起边缘缺失现象从而影响测色的精确性。牙体组织的不均质性也使得探测头不能完全记录牙齿表面的颜色,并且只能测量有限的部位。具有二维形态的牙体空间图像被转换成一维图像也会影响结果的可靠性。

无论使用哪种类型的测色仪,需要明确测色结果仅仅代表该特定测色仪测量的数值,不改变物体真正的色度值,因此,不同测色仪的色度指标不具有可比性。

5. 数码影像比色法　数码影像比色法是利用数码相机拍摄的牙齿图像辅助比色,拍摄时将比色板与参照天然牙同时置于图像中,经过后期图像处理软件校正白平衡、曝光指数等,达到色彩还原,可用专业软件进行颜色识别。大量的研究主要集中在数码影像比色的准确性、重复性上,该方法能够完整地传递天然牙表面颜色、形态和个性特征等多方面的信息,可提高最终修复体的颜色和形态与天然牙的匹配,但数码影像受相机、拍摄条件等多方面的影响,且校色过程复杂,影响了该方法的广泛应用,但在临床比色中作为目测法等的辅助,能解决医师与技师之间的沟通问题,大大提高患者的满意度。

第四节　全瓷修复临床比色技术

一、影响临床比色的因素

1. 比色光源　光源是颜色产生的重要条件和影响因素。不同光源条件下,相同的物体可以呈现不同的颜色,因此,光源的种类、强度对于正确分辨颜色有重要意义。

不同的光源光谱分布、色温、显色指数都不相同,这三个因素是决定配色光源的关键因素。口腔科比色中要求采用全光谱光源,因为只有所有颜色的光谱都存在时才可能得到所需要的颜色。1931 年,CIE 确立 A、B、C 三类标准光源,1964 年又增加了D 光源(表 4-4-1),这些标准全光谱光源的使用减少了由于光源的光谱偏差对测色结果的影响。

表 4-4-1　不同光源的特征

光源	色温	特征
标准 A 光源	2 856K	规定电压下的普通类电灯,由相关色温为 2 856K 的充气螺旋钨丝灯实现
标准 B 光源	4 874K	中午时的平均太阳光
标准 C 光源	6 774K	近似白天的光,由光源 A 组合滤光器实现,相关色温为 6 503K
标准 D65 光源	6 504K	白天的平均光,其光谱分布与 C 光源大体一致,但在短波段分布比 C 光源多
标准 D 光源	—	D65 以外的其他日光时相

在色度学应用中,标准 A 光源和 D65 光源是最普遍使用的标准照明光源。标准 A光源相当于色温为 2 856K 的充气钨丝灯的光谱分布,但它缺乏青色和紫色的光谱。标准 D65 光源相当于色温为 6 504K 的白天平均光,是一种最重要的光源,代表标准日光源。

通常口腔诊室里有三种光源:自然光、白炽灯和荧光灯。早晚自然光中较短光谱的蓝光和绿光被散射,红光、橙光却能穿透大气层不被散射,故天空呈现红黄色,而中午自然光受大气层干扰小,因此应选择中午等适宜的时间比色。人工光源在颜色分布上也不同,白炽灯是以红、黄光线为主的光源,缺少蓝光;而荧光灯蓝、绿光比较强,红光较弱。比色时应在多种光源下进行,以避免光源不同造成的色度差异。

2. 视觉对颜色判断的影响　人眼对颜色的辨别和敏感度有个体差异,通过眼底感光细胞中的视紫红质实现对不同颜色的感知,视锥细胞含有三种对红、绿、蓝光谱敏感的视色素,光线刺激后引起不同的感光细胞兴奋,感知不同的颜色,因此人眼接受不同光线或处于视神经不同功能状态、兴奋程度等都可能影响颜色感知的准确性。

(1) 同色异谱现象:凡是在视觉效果上相同的颜色都是等效的,可相互代替,但它们的光谱组成可能并不相同。如果两个色样具有不同的光谱反射率曲线,而有相同的三刺激值,则称这两个颜色为同色异谱色。同色异谱色在色彩的复制技术中具有非常重要的理论和实际意义。口腔修复体对天然牙颜色的再现正是体现了同色异谱现象,但也要避免同色异谱带来的问题,当光源发生改变,如人处在不同的灯光环境中,在自然光下非常逼真的修复体可能发生颜色改变,与天然牙不匹配。

(2) 视敏感与视疲劳:人眼对颜色的观察在注视头几秒内感知最准确、灵敏。长时间注视,过度疲劳的状况下,眼睛的敏感性会降低,因此比色应迅速。

(3) 背景对颜色判断的影响:物体被感知的颜色受周围颜色的影响,相同的物体在不同的背景下,可能被感知不同的颜色。如果观察物体与背景环境的明度、彩度相差大,则人们感知的二者间的色差会更大。互为补色的颜色放在一起,彩度增强。天然牙以红色牙龈为背景,人眼感知黄色光波长的能力强,因此需要强调牙冠颜色的准确匹配。比色环境应为自然色。

3. 物体的特性对颜色的影响　物体的面积和表面性状会影响颜色的判断,物体表面需要有足够的大小才能使人眼观察时有足够的视角,完成正确的辨色。相同颜色的物体,面积大的物体显得颜色鲜明;反之,面积小的物体则显得颜色暗黑。因此,在临床比色时,如果修复牙体较宽大,可以选择比邻牙稍偏暗一级的颜色;反之,如果修复牙体较小,则需选择比邻牙稍偏明亮一级的颜色。此外,物体表面的光洁度、质地、形状等也会在一定程度上影响颜色指标。

二、全瓷修复临床比色方法

1. 比色条件及准备

(1) 环境与光源:在自然光下或模拟日光光线照明下最好。比色周围颜色应柔和,以中性颜色如灰色基调比较好。比色一般推荐在自然光线充足的窗口进行。

(2) 体位与视角:患者口腔与医师的视线尽量在同一水平,比色者用中心视线观察比色板和牙冠。

(3) 比色时间:比色者视觉敏锐时快速扫视比色板和牙冠,比色要迅速,时间最好不超过5秒,不宜凝视。比色适宜选择9~11时或13~16时,以少云晴天自然光线且朝南较好。比色应在牙体预备前进行,以防牙体脱水对牙体颜色造成影响,并避免视觉疲劳、切屑污染等不利因素。

(4)去除影响比色的外部因素:嘱患者不要穿过于鲜亮的衣服,去除反光的饰物,擦掉口红、胭脂等。确认牙齿表面无染色、牙石、色素等,可用橡皮杯、抛光膏清洁比色区牙面。

2. 比色的步骤

(1)确定色调:以患牙对侧同名牙作为比色的参考,通常按照不同瓷粉厂商提供的比色板进行临床选择。正常活髓牙的色调大多都分布在红、黄范围内。

(2)确定彩度:在牙列中彩度有一定的变化规律,尖牙彩度最高,比中切牙高两级,下颌中切牙比上颌中切牙低一级,上颌中切牙接近于侧切牙、前磨牙。

(3)确定明度及半透明性:明度是颜色准确的关键,并与半透明性有关。全瓷修复体的半透明性较好,应在比色中充分考虑其优势,确定半透明区的范围和程度。

(4)确定特殊色及部位:天然牙立体而生动,不同的区域有不同的颜色特征和变化规律,可以通过分区比色进行精确定位,常用的标记方法有九区记录法和六区记录法。另外,特殊牙色如色斑、氟斑、隐裂等可以补充记录在比色卡上,供技师制作时参考。

在几种不同的光源条件下进行比色,可避免同色异谱的问题。此外,还可将接近的比色片润湿后进行比色。比色过程中应与患者充分沟通,征求患者的意见,作为选色的参考。

除了正确传递上面的颜色信息外,还有一些因素可能对修复体的美观起决定作用,在一定程度上可以对修复体色彩上的一些差异起到弥补作用。修复体的外形和轮廓如外展隙的形态、大小,唇面细微特征(发育沟、颈嵴、切端形态等),牙表面的光泽、质地等都会影响最终修复体的美观效果。

全瓷修复比色的特殊性:

(1)在全瓷修复中,备牙后基牙的颜色是决定选择何种材料的关键因素,尤其是基牙变色非常严重的情况。只有医师将需要达到的效果颜色和备牙后基牙的颜色都与技工进行沟通后,技师才能选择最佳的材料做出最理想的美学修复体。

(2)对于铸瓷修复体,铸瓷的半透明性高决定了牙本质比色的重要性,因此在对铸瓷比色时应增加牙本质比色。

(3)天然牙随个体、性别、年龄、牙位等因素具有不同的颜色和透明度,在比色时应参考余留天然牙不同的透明度和明度来选择全瓷材料。不同全瓷体系的强度、半透明性等性能有一定差异,低明度、高半透明性的天然牙修复应采用 In-Ceram Spinell、IPS Empress、IPS e.max;半透明性低、明度高的牙体,如变色的牙体或桩核修复的基牙,应用透明度低的底层核全瓷修复体系,如 In-Ceram Alumina、氧化锆或金瓷冠修复。因此,在比色时应根据实际情况选择匹配的全瓷体系。

三、比 色 板

口腔临床修复中,常用的是使用比色板作为颜色标准与天然牙比较进行视觉比色,比色板是用于修复体颜色选择的一个参考。比色板应具备的最基本要求是在牙齿颜色空间内合乎逻辑地排列,且在颜色空间内合理分布。一个基于孟塞尔颜色系统的比色板可以满足以上两点要求。然而目前临床用的比色板往往不能完全满足这两点要求,存在很多问题,如:

(1) 比色板所包括的颜色范围过窄,一般只有 9~30 种颜色,而天然牙颜色范围广(约800 种颜色),因此比色板不能完全包含所有天然牙的颜色。

(2) 比色板的各种颜色排列缺乏逻辑性和系统性,使医师不可能很快地、有逻辑地、准确地选色。

(3) 比色板的颜色在颜色空间内的一些区域聚集、重复,而在另一些区域却空缺。一般来说,比色板的黄红色调不足,彩度不足。

(4) 比色板的瓷层厚度与实际修复体的瓷层厚度相差甚远。

(5) 即使同一厂家生产的比色板也同样存在颜色差异。

(6) 比色结果不能转换成 Lab 系统。

下面简单介绍临床上常用的比色板:

1. Vita 经典比色板　Vita16 色比色板是目前最经典的口腔科比色板(图 4-4-1),在国内临床上仍然广泛应用。Vita 经典比色板共有 16 块色片,以色调的不同分为 ABCD 四组,分别代表红棕色、红黄色、灰色、红灰色,每个色相组中根据彩度的不同再分为 1、2、3、3.5、4 等几个级别。但是该比色板不能覆盖牙齿颜色的全部区域,颜色分布不规则,排列不具系统性。另外,Vita 经典比色板没有考虑明度这个重要的指标,因此比色结果很难达到明度上的准确。

2. Vita 3D-Master 比色板　Vita 公司针对传统经典比色板的缺点在 1998 年推出了三维比色系统,该比色板综合考虑了颜色的明度、彩度和色相这三个基本特征,在排列和分布上更加合理(图 4-4-2)。

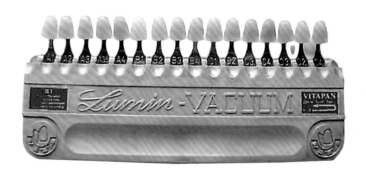

图 4-4-1　Vitapan 经典比色板

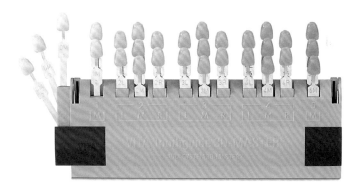

图 4-4-2　Vita 3D-Master 比色板

Vita 3D-Master 比色板的 29 块比色片代表的牙齿颜色均匀、等距地覆盖了天然牙的所有颜色范围,按照明度不同分为 5 组,1~5 组明度值逐渐降低。在每个明度组中根据彩度的不同分为 1.0、1.5、2.0、2.5、3.0 这几个级别,彩度逐级增高。在每个明度组中根据色相又分为偏黄的 L 组、偏红的 R 组和介于红黄之间的 M 组。

Vita 3D-Master 比色板的比色方法简单,结果比较准确,比色的顺序按照明度→彩度→色相进行,与指导肉眼比色的孟塞尔表色系统相协调,符合人眼视觉感知系统的特点。

比色过程如下:

(1) 确定明度:在自然光源下,选择明度 1~5 组中 M 组比色片的中值 M2 确定天然牙的明度级别,可与明度的中值 3M2 进行比较,选择正确的明度级别。

(2) 确定彩度:在确定明度组的 M 组比色片中选择彩度的等级。

(3) 确定色相:观察天然牙的颜色是偏黄(L)还是偏红(R),挑出与牙齿最为接近的牙齿颜色模板。

Vita 3D-Master 比色板能够解决中间颜色的问题,比色板的色标排列有序,间距相等,色空间的建立富有逻辑性,因此从理论上讲,任意一个在天然牙颜色空间内的颜色都可以准确定位与描述。位于比色板上中间的颜色,可以通过最接近的两种或三种色标对应的瓷粉按照均等的比例混合获得。但 3D-Master 比色板仍是依靠视觉比色,各色标间的色差比较大,对于中间颜色的定位并不能非常准确。

3. IPS Natural Die Material Shade Guide 代型比色板(牙本质比色板)与 IPS e.max 比色转盘　全瓷修复体最终的美学效果受修复体颜色(铸瓷瓷块、饰面瓷粉)、基牙颜色和树脂水门汀颜色的相互影响。制作高美学效果的铸瓷修复体时,需考虑备牙后基牙的颜色对最终修复效果的影响。尤其对于严重染色的基牙或桩核系统,基牙颜色的影响非常大。为了使全瓷修复体达到理想的颜色效果,基牙的比色尤为重要,可选择代型比色板 IPS Natural Die Material shade guide(图 4-4-3)。该比色板由 ND1~ND9 共 9 种不同的牙本质色组成。根据比色板,技师会制作相应的代型模型,其代型材料可模拟患者基牙的颜色、光泽和亮度,同时可使完成的全瓷修复体能够更好地表达在口腔中自然光线下的效果。

为了更准确地选择全瓷材料提高修复体的美学效果,可采用 IPS e.max 比色转盘(图 4-4-4)。该比色盘的比色过程是首先选择天然牙的颜色,然后确定备牙后基牙的颜色,最后在结果窗口可以显示最合适的瓷块范围,对于较薄的修复体如贴面、嵌体建议使用高透的瓷块,对于较厚的修复体可使用低透瓷块,同时需结合备牙原则和修复体的最小厚度综合考虑。

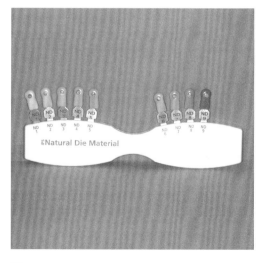

图 4-4-3　IPS Natural Die Material Shade Guide 代型比色板(牙本质比色板)

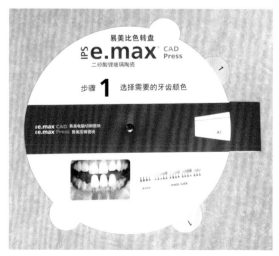

图 4-4-4　IPS e.max 比色转盘

四、数字化比色系统

人眼对色彩的感知是生理反应和心理反应共同作用的结果,因此视觉比色法受诸多主观因素的影响,比色结果重复一致性、可靠性不高。为了达到比色结果的客观量化和精准,各公司推出了比色仪等数字化的比色系统(图 4-4-5,图 4-4-6)。

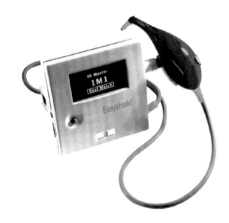
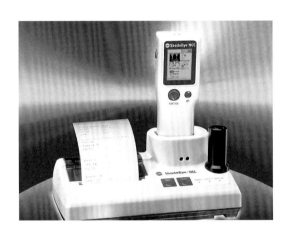

图 4-4-5　EasyShade 比色仪　　　　图 4-4-6　ShadeEye-NCC 比色仪

现有的数字化比色系统是将数字成像与色度分析法结合或者与分光光度法结合的产品。前者如 ShadeScan、ShadeVision、ShadeEye-NCC,后者如 Spectroshade、EasyShade。ShadeScan 是有彩色显示屏的手提式仪器,通过显示屏协调图像定位和聚焦,测量几何条件为 45°/0°,卤光源经光纤耦合以 45°角照射到牙齿表面,采集的反射光线 0°角返回,这样可以有效克服牙齿表面的镜面反射对测量的不利影响。整个过程中通过监控光线的亮度及灰度、色谱的校准来减小测量误差,获得的图像和相关数据可下载到计算机中利用。EasyShade 比色仪的特点在于:能够获取高效精确的色彩数据,使用方便快捷;可用于单冠和三单位桥的绘图和比色;提高效率,减少比色时间;使用复合分光光度计技术,高度精确;与 Vita 3D-Master 比色系统相得益彰,再现逼真修复;比色效果不受周围环境灯光影响;可不断扩展升级。ShadeEye-NCC 比色仪能够准确测量出牙齿的三维颜色,使临床比色变得更容易、更准确,不受外界环境和比色者经验技巧的影响。

随着人们对色彩认识的深入,相关的选色、比色方法进一步改进和优化,并且随着口腔材料学的发展,口腔全瓷材料的强度和美学性能也得到相应的提高,相信在今后的临床实践中全瓷修复体完全再现天然牙色泽的目标会实现。

（蒋　丽　杨静远　万乾炳）

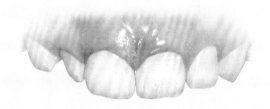

第五章

全瓷修复的临床操作技术

第一节　瓷　嵌　体

瓷嵌体(ceramic inlay)是一种以牙色陶瓷材料制作,嵌入牙体内部,恢复牙体缺损的形态和功能,并获得良好美观效果的修复体。

一、瓷嵌体的分类

1. 按嵌体覆盖面分类　根据嵌体所修复牙面的数目,可分为单面嵌体、双面嵌体和多面嵌体。

2. 按嵌体部位分类　以其所在部位可命名为𬌗面嵌体、近中𬌗嵌体、远中𬌗嵌体、近远中𬌗嵌体、颊𬌗嵌体、舌𬌗嵌体等。

3. 按嵌体形式分类

(1) 高嵌体:指嵌体覆盖并高于𬌗面,用以恢复患牙咬合关系。

(2) 钉嵌体:指采用钉固位体增加嵌体固位力的嵌体。

(3) 嵌体冠:为覆盖牙冠大部或全部的嵌体。

4. 按嵌体加工工艺方式分类

(1) 热压铸陶瓷嵌体:制作工艺类似失蜡法铸造技术。这一技术具有操作简单、省时、费用低等优点,在临床上广泛应用。

(2) 常规粉浆瓷嵌体:是将定量白榴石晶体粉末和长石瓷粉末混合,用蒸馏水调拌成粉浆,涂塑在特种耐火代型上,高温烧结制成瓷嵌体的技术。

(3) 玻璃渗透氧化铝陶瓷嵌体:又称渗透铝瓷嵌体。该技术制作的修复体底层强度高,边缘适合性好,几乎无收缩,对 X 线半阻射,透光性近似于天然牙,需特殊设备,费用较高。

(4) CAD/CAM 瓷嵌体:此技术制作的嵌体适合性好,与基牙高度密合。节省大量时间,有的 CAD/CAM 系统只需一次就诊,而且从预备到完成制作只需 40~50 分钟。从根本上改变了嵌体的制作方式,免掉铸造的全过程,节约材料。

二、瓷嵌体的适用范围

1. 适应证　原则上,所有能够以充填法修复的牙体缺损,均可为瓷嵌体修复的适应证。下列情况为瓷嵌体修复的主要适应证:

（1）各种严重的牙体缺损已涉及牙尖、切角、边缘嵴以及𬌗面,需要咬合重建而不能使用一般材料充填修复者。

（2）因牙体缺损导致邻接不良,需恢复邻面接触点者。

（3）固定桥的基牙已有龋洞或要放置栓体、栓槽附着体,可以设计瓷嵌体作为基础固位体。

2. 禁忌证

（1）青少年的恒牙和乳牙,因其髓角位置高不宜作嵌体,以免损伤牙髓。

（2）𬌗面缺损范围小而且表浅,前牙邻、唇面缺损未涉及切角者,不宜用瓷嵌体修复。

（3）牙体缺损范围大,残留牙体组织抗力形差,固位不良者。

（4）对于美观及长期修复效果要求高的年轻患者或心理素质不理想的患者,前牙缺损慎用瓷嵌体修复。

三、瓷嵌体的优缺点

1. 瓷嵌体的优点

（1）瓷嵌体颜色与天然牙协调,且色泽稳定、美观。银汞合金充填的牙齿因常见牙体有黑灰色而影响美观。

（2）瓷嵌体生物相容性好,对牙髓及口腔黏膜无刺激。

（3）瓷嵌体表面光滑,不易附着菌斑,自洁作用好。

（4）瓷嵌体可恢复牙体原有的解剖外形,进而恢复较好的生理功能。

（5）瓷嵌体因其热膨胀系数小,嵌体边缘与基牙预备体密合,不易形成微渗漏。

（6）CAD/CAM 瓷嵌体只需患者一次就诊,快捷、方便、准确。

2. 瓷嵌体的缺点

（1）瓷嵌体的边缘线过长,如果适合性不好,易于出现粘固剂溶解,产生继发龋。

（2）瓷嵌体的牙体预备量较多。

（3）瓷嵌体固位不佳时,建议使用粘接性强的粘接剂粘接,以增强固位力。

四、瓷嵌体的牙体预备

1. 瓷嵌体预备的基本要求　由于陶瓷材料的特殊性,在基牙预备时,有以下几点要求:

（1）洞形的预备:一般嵌体箱状洞形微向𬌗面外展 2°~5°,但瓷嵌体应外展 4°~6°,

更有利于封闭嵌体。洞形无倒凹,洞壁上如有任何倒凹,嵌体将无法在牙体上顺利就位。

1)一般铸瓷嵌体的要求:厚度≥1.5mm,外展6°(图5-1-1)。

2)采用CAD/CAM瓷嵌体者,可设计为向𬌗面外展4°(图5-1-2)。

(2)洞缘的预备:瓷嵌体的𬌗面、轴面及龈壁洞缘均不制备成短斜面,原因有二:一是陶瓷材料如制备出薄边,易折断;二是陶瓷材料的热膨胀系数小,边缘密合,不易形成微渗漏。𬌗面预备宽度不应小于1.5mm(图5-1-3)。

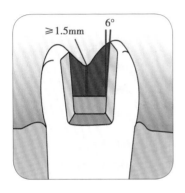

图5-1-1　一般铸瓷嵌体的要求

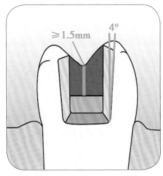

图5-1-2　CAD/CAM瓷嵌体要求

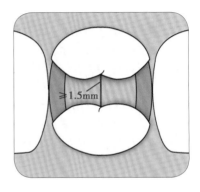

图5-1-3　𬌗面预备宽度不应小于1.5mm

(3)邻面的预备:与金属嵌体预备不同的是,由于陶瓷需要一定的厚度才能达到一定的强度,因此需制备成箱状洞形。

(4)瓷嵌体窝洞:应制备成圆钝的点线角,各轴壁应以圆滑曲线相接,目的是防止直角产生应力集中,造成瓷嵌体折裂。

(5)辅助固位型:利用辅助固位形增加固位力,可在做箱状基本固位形之外根据需要加用𬌗面鸠尾固位形等。

2. 各类嵌体的牙体预备

(1)𬌗面嵌体的牙体预备

1)去除龋坏:扩大龋洞,去除无基釉,去净龋坏组织,如果穿髓应及时行相应治疗。

在健康的𬌗面制洞时,可先用小裂钻从𬌗面点隙处开始,通过釉牙本质界达牙本质内,再用倒锥钻或直径大的柱形金刚砂车针从洞底向四周扩展成洞形,最后精修轴壁,可减少磨切较敏感的釉牙本质界时造成的痛苦。

2) 预防性扩展：为防止继发龋，可将洞形适当扩大，包绕邻近的沟、裂、点隙，使洞壁处于正常的牙体硬组织内。预备时还应尽可能保护洞壁和龄边缘，注意保持这些部位的抗力形。洞的外形应为圆钝的曲线形。

3) 固位形、抗力形的制备：洞的深度是嵌体固位的主要因素，洞深者固位力强但牙体的抗力相对较差。一般嵌体深度应大于 1.5mm。浅洞的洞底应预备成平面，以增强修复体的固位力。洞深者不必苛求洞底成平面，可根据损害深浅预备成不同深度的洞底平面，以保护牙髓为主，必要时应进行垫底处理。所有轴壁均应相互平行或外展 4°~6°，并与瓷嵌体就位道一致，精修，完成牙体预备。

(2) 邻龄嵌体的牙体预备

1) 龄面部分的预备：除应达到龄面嵌体的牙体预备要求，还应做鸠尾固位形，以防止嵌体水平向移位。鸠尾固位形的大小、形态应依据患牙龄面形态而定。要求其既能起到抗水平脱位的作用，又能兼顾余留牙体组织的抗力形和鸠尾峡部陶瓷材料的强度。瓷嵌体鸠尾峡部的宽度应大于 2mm。

2) 邻面部分的预备：邻面为箱(盒)状洞形，先用裂钻在邻面接触点处与牙长轴平行方向预备出一条深达牙本质的沟，再向颊舌侧扩展至自洁区。然后预备出邻面洞形，其龈壁应底平，髓壁与就位道一致，龈壁及髓壁相互垂直。轴壁可适当向外扩展 2°~5°。

(3) 后牙近远中龄嵌体的牙体预备：三面嵌体用于后牙两个或两个以上牙面损坏，或双面嵌体其固位条件不够者。

牙体预备的原则要求与双面嵌体者基本相同，但更要注意：①防止出现倒凹；②各轴壁的相互平行；③尽量保留牙体组织，注意洞形的抗力形。

注意：一般情况下涉及三面缺损或缺损更严重者，现在多主张采用全冠修复。

(4) 高嵌体的牙体预备：高嵌体适用于龄面广泛缺损，或龄面严重磨损而需咬合重建者，也用于保护薄弱的牙尖。

在龄面牙体预备时应注意，如龄面与对颌牙有接触关系，应沿龄面外形均匀降低患牙龄面，预备出 1.5~2.0mm 的间隙，以保证瓷的强度，并使嵌体龄面包括牙体龄面边缘及工作牙尖。如龄面已是低龄，则稍加修整，去除过锐尖嵴即可。

注意：以 CAD/CAM 瓷嵌体为例，高嵌体的牙体预备要求：瓷层高度不少于 1.5mm，外展 4°，嵌体龄面覆盖牙体龄面边缘及工作牙尖(图 5-1-4,图 5-1-5)。

同样，龄面修复体的宽度不小于 1.5mm(图 5-1-6)。

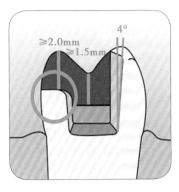 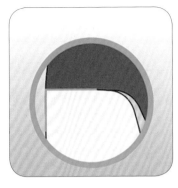 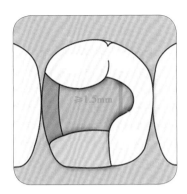

图 5-1-4　瓷层高度不少于 1.5mm，外展 4°

图 5-1-5　嵌体𬌗面覆盖牙体𬌗面边缘及工作牙尖（图 5-1-4 绿圈处放大图）

图 5-1-6　𬌗面修复体的宽度不小于 1.5mm

五、瓷嵌体的临床操作

除部分 CAD/CAM 瓷嵌体外，一般来说瓷嵌体需要患者就诊 2 次。

（一）初诊

1. 术前照　患者左下颌第一磨牙远中𬌗面原用银汞充填并出现二次龋坏（图 5-1-7）。全景片显示该患牙龋坏近髓腔（图 5-1-8）。

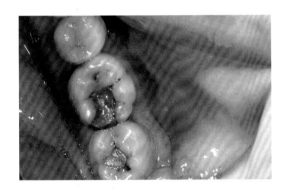

图 5-1-7　患牙术前照

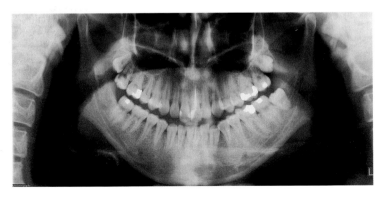

图 5-1-8　术前全景片

2. 术前比色(图 5-1-9)。注意:有时也可以参考对侧同名牙比色(图 5-1-10)。

3. 去掉旧的充填体和龋坏并进行基牙牙体预备(图 5-1-11)。注意:锥度略大,以利就位;无边缘短斜面;深度不小于 2mm。

4. 针对牙髓状况选择是否做垫底处理。本病例因近髓敏感而做玻璃离子垫底处理、修整(图 5-1-12)。

5. 取模　常规采用硅橡胶材料取模(图 5-1-13),然后用超硬石膏灌制工作模,送制作室加工制作瓷嵌体。取模前应清除窝洞、牙面、邻面区的牙本质碎屑、血液、水和唾液,然后干燥印模区。

注意:如为 CAD/CAM 瓷嵌体技术,则应取光学印模。

取光学印模可分为以下两种方法:第一种是在口腔内直接获得三维信息,取代传统的取模方法;另一种是从取出的石膏模型上间接获得牙齿的三维信息,具体方法为光学探头置于与预备牙体平行之上,不与牙面接触,可成 10°左右的角度,此时显示器可显示输入的预备后牙齿形态。

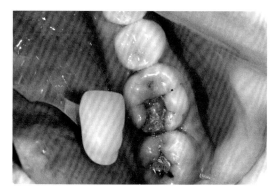

图 5-1-9　术前比色

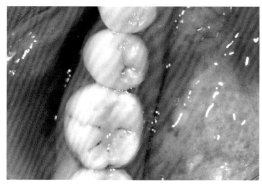

图 5-1-10　参考对侧同名牙比色

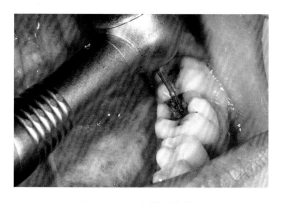

图 5-1-11　去除旧充填物

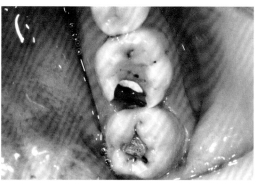

图 5-1-12　玻璃离子垫底

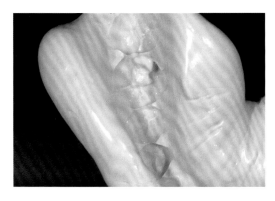

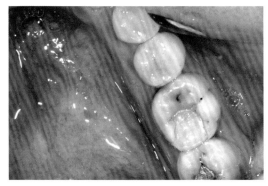

图 5-1-13　用硅橡胶取模　　　　　　　　　　图 5-1-14　暂时嵌体的粘固

6. 暂时修复体制作及粘接,完成第一次就诊(图 5-1-14)。注意:应使用不含丁香油酚的暂时粘固剂,否则残留的丁香油会影响树脂粘接剂的固化。

（二）复诊

1. 去除暂时修复体,使用浮石粉、过氧化氢或 2% 氯己定清理洞壁。

2. 试戴,检查颜色、适合性及边缘密合度(图 5-1-15)。

3. 检查邻间隙接触区。

4. 处理液处理修复体组织面,冲洗,干燥,涂薄层硅烷偶联剂(图 5-1-16,图 5-1-17)。

5. 放置橡皮障或利用棉卷隔湿,处理洞壁表面(按粘接剂说明操作)(图 5-1-18)。

6. 粘接(图 5-1-19,图 5-1-20)。

7. 光固化,充分光照各个面,确保粘接剂固化(图 5-1-21)。

8. 检查咬合,如有必要进行调𬌗抛光,完成修复(图 5-1-22)。

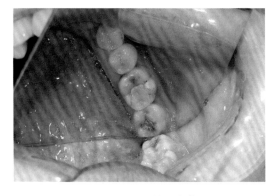

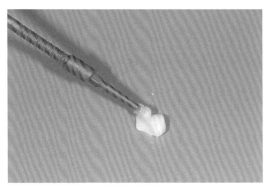

图 5-1-15　试戴瓷嵌体　　　　　　　　　　图 5-1-16　组织面处理

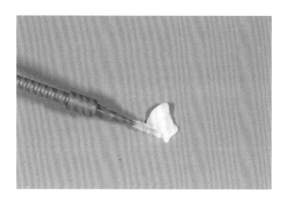

图 5-1-17　组织面处理

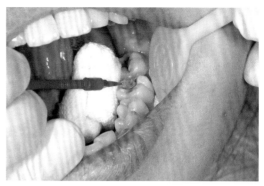

图 5-1-18　隔湿、处理洞壁

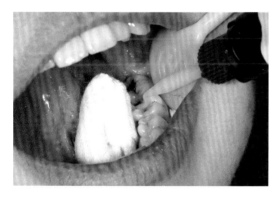

图 5-1-19　粘接

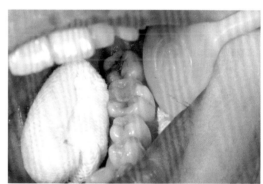

图 5-1-20　粘接

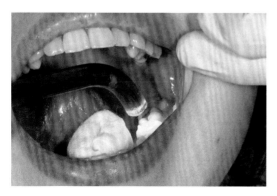

图 5-1-21　光固化

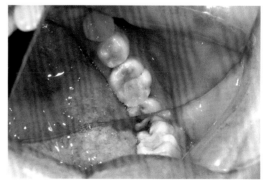

图 5-1-22　完成的嵌体

9. 修复前后比较（图 5-1-23，图 5-1-24）。

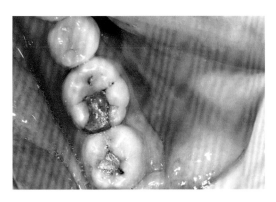

图 5-1-23　修复前后比较（修复前）

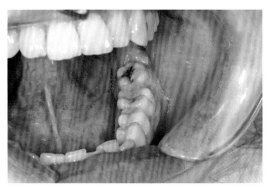

图 5-1-24　修复前后比较（修复后）

六、瓷嵌体的加工工艺

瓷嵌体的加工工艺详见第六章。

第二节　瓷贴面修复

瓷贴面修复是采用酸蚀-复合树脂粘接技术，对牙体表面缺损、着色牙、变色牙和畸形牙等，在保存活髓、少磨或不磨除牙体组织的条件下，用全瓷修复材料直接或间接粘接覆盖，以恢复牙体的正常形态和改善其色泽的一种修复方法。

一、瓷贴面的特点

1. 美观　与树脂贴面相比，瓷贴面色泽更自然、稳定，层次感更强，不易老化，可达到与天然牙接近的颜色效果。

2. 生物学性能　瓷贴面具有良好的生物相容性，在口腔环境中不易着色和附着菌斑，具有良好的耐腐蚀性能。

3. 机械性能　与树脂贴面相比，瓷贴面具有良好的耐磨性，但具有脆性，咬合力过大时易碎裂。

4. 牙体磨除量　与全冠修复体比较，瓷贴面磨牙少甚至不磨牙，对牙髓刺激小，能最大限度保存牙体组织。

5. 制作技术要求 瓷贴面的种类较多,制作技术也不同。烤瓷贴面的制作技术为耐火材料代型技术,其设备、条件较简单。热压铸瓷贴面的底层是采用热压铸瓷的方法获得,需要专用铸瓷炉。CAD/CAM 瓷贴面的制作一般在椅旁完成,设备价格昂贵,操作相对简单。

6. 费用 由于目前瓷贴面的设备条件要求高、成本高,又未形成大规模加工,其修复、制作的价格远远高于树脂贴面。

7. X 线透射性 瓷贴面对 X 线部分阻射,在 X 线片上既能清楚地观察到瓷贴面的边缘,又能观察到内部牙体影像,将树脂、汞合金等影像区别开来。

二、瓷贴面的种类

按全瓷贴面的材料及制作工艺,将其分为烤瓷贴面、热压铸造陶瓷贴面、铝瓷贴面、CAD/CAM 瓷贴面等。

1. 烤瓷贴面 材料的主要成分为长石,制作时采用耐火代型技术,复制预备牙的耐火材料代型,塑瓷烧结。所制作的瓷贴面最低厚度可达 0.3mm,牙体预备时牙体磨除量可以控制到最低。但烤瓷贴面质地较脆,而且在烧结中容易出现微孔,抗弯强度较低(60~80MPa),在临床操作不当时可能导致烤瓷贴面破裂。

2. 热压铸造陶瓷贴面 其代表为 IPS Empress 1 系统,在长石质瓷中加入白榴石晶体来增强,具有良好的抗折断性能,其表面上釉着色,半透明性、折光性类似于牙釉质。此外,也具有良好的边缘密合性以及与牙釉质近似的耐磨性能。与烤瓷贴面相比,其具有收缩率低、形态精确等优点,但不足之处是要求磨除 0.6~0.8mm 厚的牙体组织。另外,技工室操作较复杂,对重度变色牙的遮色能力不及烤瓷贴面。目前铸瓷贴面多采用更加美观的 IPS e.max Press 陶瓷制作。

3. 铝瓷贴面 Sadoun 于 1988 年采用氧化铝烧结融合成骨架再渗入镧料玻璃即玻璃渗透氧化铝瓷。由于氧化铝晶体互相连接成网,陶瓷基体中微裂纹的扩展受到极大的阻碍,强度极高。但由于含有氧化铝晶体较多,透明度较差,表面烧结必须上饰瓷来解决美观问题。同时需专门的瓷烧结设备(铝瓷炉),操作相对复杂,烧结时间长,成本高。目前临床应用相对较少。

4. CAD/CAM 瓷贴面 20 世纪 70 年代初期,法国牙医 Francois Duret 教授将计算机辅助设计(computer-aided design,CAD)和计算机辅助制作(computer-aided maunfacture,CAM)技术(简称 CAD/CAM),引入口腔固定修复的设计与制作中来。CAD/CAM 瓷贴面修复可分为直接瓷贴面修复和间接瓷贴面修复。前者即椅旁 CAD/CAM 瓷贴面修复,完成贴面的牙体预备后,采集牙体表面图像数据,用计算机进行修复体外形设计,并进行修复体精密机械加工,抛光表面,粘接,完成修复体。后者应用不多,优点为可以大大缩短椅旁操作时间。

由于第三代、第四代氧化锆材料的出现,氧化锆陶瓷的透光性已能满足制作贴面的要求(同时也有一定的遮色性能),已有厂家建议可以用于制作氧化锆全瓷贴面,且国外已有此方面的临床应用报道,我们也将其试用于部分病例(见图 5-3-26 全锆冠病例,其中的 53 我们采用的是全锆贴面,效果良好)。但是由于目前氧化锆陶瓷的粘接强度尚需进一步提高,我们建议慎选病例,制备适当的固位型,良好调𬌗,方能确保成功。

三、全瓷贴面的适应证和禁忌证

1. 适应证

(1) 牙体部分缺损:包括牙面小面积缺损、前牙切角缺损(图 5-2-1)、大面积浅表缺损、邻面龋、颈部楔状缺损。

(2) 牙体颜色异常:包括氟斑牙(图 5-2-2)、四环素牙、牙釉质发育不全和钙化不全牙、死髓变色牙。

(3) 牙体形态异常:如畸形牙、过小牙(图 5-2-3)。

(4) 牙体排列异常:如牙体轻度扭转(图 5-2-4)或舌向错位。

(5) 其他:如前牙间隙增大(图 5-2-5)、轻度中线偏移等。

2. 禁忌证

(1) 缺乏足够的牙釉质粘接面积。

(2) 严重的唇向错位、舌向错位牙。

(3) 牙间隙过大,中线过度偏移。

(4) 牙列拥挤且排列不齐。

(5) 咬合关系异常,如深覆𬌗、反𬌗等。

(6) 紧咬牙和夜磨牙。

(7) 下颌前牙唇面严重磨损,制备不出瓷贴面间隙者。

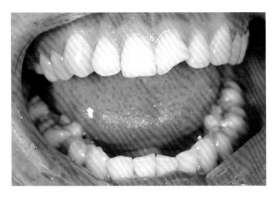

图 5-2-1　前牙切角缺损

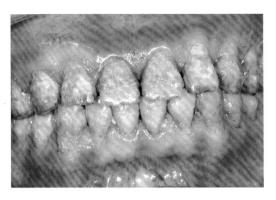

图 5-2-2　氟斑牙

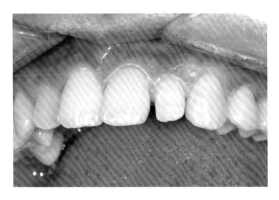

图 5-2-3　锥形侧切牙

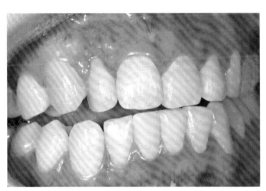

图 5-2-4　前牙轻度扭转

图 5-2-5　前牙间隙增大

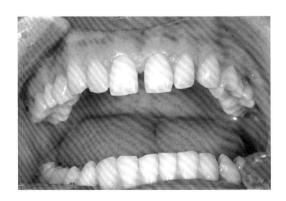

四、瓷贴面的牙体预备

1. 瓷贴面牙体预备的分型及基本设计要求　瓷贴面牙体预备常见的分型为 Freedman 与 Mclaughlin 的六型分类法：

Ⅰ型：最少量预备型。

Ⅱ型：切端预备型。

Ⅲ型：切端延长型。

Ⅳ型：切端延长伴舌侧台肩型。

Ⅴ型：最大量预备型。

Ⅵ型：二次预备型。

虽然上述各类型的牙体预备具体细节不同，但每一型的设计要求是基本一致的。瓷贴面的基本设计要求如下：

（1）牙体预备应尽量保守。

（2）确保达到约 0.5mm 的瓷层厚度，同时也要避免出现牙体唇侧过厚的情况。

（3）尽可能不暴露牙本质，特别是在微渗漏好发的边缘区域。

（4）要考虑到修复后贴面应利于龈缘的清洁。

（5）牙体预备时避免产生尖锐棱角，特别是在咬合力较大处如切端。

（6）去除倒凹，确保修复体顺利就位。

（7）邻间隙可放置聚酯薄膜带。

（8）牙齿表面可视区域均应被瓷层覆盖，以确保从各个角度观察修复体均可获得完美的修复效果。

2. 瓷贴面边缘位置　在冠桥修复技术中，为获得良好的美观效果，修复体常设计成龈下边缘，但瓷贴面与传统全冠相比有许多不同之处。一般情况下，瓷贴面修复体颈缘置于龈上，原因如下：

（1）如位于龈下，粘接剂最终会留有一条狭窄的树脂层于龈缘处牙釉质与刃状瓷层边缘之间，很可能会引起牙龈炎症甚至牙龈退缩。

（2）如位于龈下，粘接剂的溶解会直接影响美学修复效果。

（3）如位于龈下，粘接时隔湿效果不佳，易导致远期微渗漏及染色等。

（4）一般情况下，贴面向龈缘方向越来越薄，随之会出现颜色梯度，因此其本身对靠近牙龈区的牙体颜色影响很小，此区牙体颜色可通过树脂粘接材料来改变，而不是由修复体边缘位置决定的。

（5）龈上边缘的选择会使取模更精确，修复体制作更简单、准确（图5-2-6）。

对于严重变色牙，需隐藏大面积天然牙色者，可设计成龈下边缘，但此情况少见。

注意：不论瓷贴面颈缘终止于何处，都与患者的口腔卫生习惯有着密切的关系。患者是否有清洁龈沟的能力是制作唇面凸度的最高原则（图5-2-7，图5-2-8）。

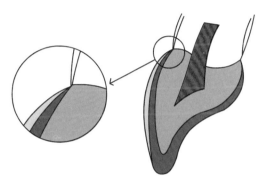

图5-2-6　当设计边缘位置时，应优先考虑边缘所处的微环境

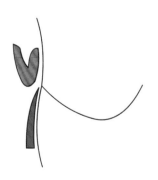

图5-2-7　正常凸度贴面

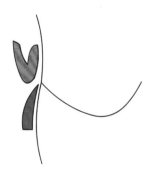

图5-2-8　如果唇面外形凸度改变过多，颈缘离龈缘越近，食物嵌在龈沟内发生炎症的概率就越大

3. 牙体预备类型

(1) Ⅰ型:最少量预备型(图 5-2-9)。

一般情况下,需预备少许牙体组织以获得适合的就位道。这多见于牙龈退缩不能覆盖邻间牙体组织者,绝大多数牙齿在其邻面均有一小凹度,因此,去除近龈缘处的部分邻 - 唇线角往往是必要的(图 5-2-10,图 5-2-11)。

(2) Ⅱ型:切端预备型(图 5-2-12)。为了控制贴面色调需在切缘处有稍厚的瓷层,可以多磨除切缘处的牙釉质,可用圆柱状器械如556车针或圆柱状金刚砂车针。操作者应注意釉柱走行方向以避免过度切削。

如Ⅰ型牙体预备中所示,当进行Ⅱ型牙体预备时,同时磨去少许龈 1/3 处邻 - 唇线角有助于就位道的形成(图 5-2-13)。

(3) Ⅲ型:切端延长型。此型中,瓷贴面延长超出切端。如果牙齿本身较短,只需确保不能有任何尖锐棱角(包括切 - 邻角)突出于牙面而影响贴面占据的空间与顺利就位即可。另外,贴面边缘应尽可能终止于牙釉质上,而磨除少许舌侧切端的牙釉质有助于为瓷层提供空间(图 5-2-14,图 5-2-15)。

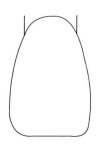

图 5-2-9　不需去除牙体组织

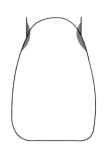

图 5-2-10　去除近龈缘处的部分邻 - 唇线角

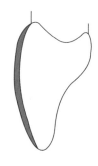

图 5-2-11　此型贴面的切端形态为刃状

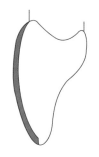

图 5-2-12　Ⅱ型:切端预备型

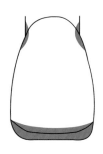

图 5-2-13　磨去少许龈 1/3 处邻唇线角

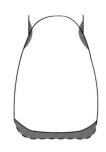

图 5-2-14　唇面预备

　　此型的就位道通常不是切 - 龈向,而是铰链路径(图 5-2-16)。如果就位道为切 - 龈向,那么牙体唇面龈 1/3 凸出部分将不得不减少。

　　应注意:切端无支持的瓷体不能无限制延长,一般不超过 2mm,否则易受力折断。

　　(4) Ⅳ型:切端延长伴舌侧台肩型(图 5-2-17)。Ⅳ型与Ⅲ型基本一致。二者均要超出切端并包绕舌面,而唇面的预备是完全一致的。二者的不同之处在于舌侧贴面的龈方边缘。Ⅲ型中,舌侧止端为刃状边缘;Ⅳ型中,舌侧终止处磨出一深凹槽或形成直角肩台(图 5-2-18)。理论上讲,这种增加预备量的设计是可以提高贴面强度的。

　　(5) Ⅴ型:最大量预备型。整个唇面进行较多磨除,龈缘区磨成凹面。常用于变色牙,有足够厚度的瓷层遮盖牙色,或用于使修复牙与邻牙排列整齐以及轻度唇倾牙。

　　龈缘区凹面的制备对于成年患者来讲,一般均备到牙本质内,这就有以下几点不利之处:①造成患者在牙体预备过程中的不适感;②牙本质粘接困难。

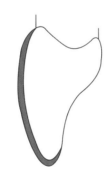

图 5-2-15　牙体切端包绕部分

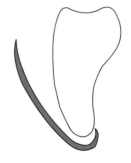

图 5-2-16　铰链路径就位道

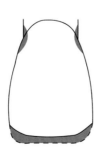

图 5-2-17　切端延长伴舌侧台肩型

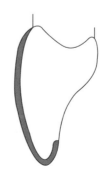

图 5-2-18　舌侧终止处磨出
一深凹槽或形成直角肩台

（6）Ⅵ型：二次预备型。用于严重变色牙,牙齿的自然色和修复后理想色之间相差甚远时,分两步完成：先按照Ⅰ型预备牙体,然后取模制作瓷贴面,试戴修整好形状；然后在需要颜色调整的区域按Ⅴ型行牙体预备。这样在贴面和牙齿之间有足够间隙容纳厚层复合树脂,借复合树脂的颜色来调整贴面最后的颜色。

国内巢永烈教授等依据切缘预备的不同将瓷贴面牙体预备分为以下3种类型：

Ⅰ型：磨除接近切缘,在近切缘处呈浅凹槽形,形似唇面"开窗",前伸咬合时瓷贴面与对颌牙无接触。

Ⅱ型：磨除达切缘,切缘预备体与唇面形成同一弧形面,瓷贴面成为切缘的一部分。正中咬合时,瓷切缘与对颌牙无接触,而前伸咬合时可能有接触。

Ⅲ型：磨除部分切缘,切缘有缺损时仅适当修整,形成全瓷切缘,预备体带有较圆钝的舌向切斜面及凹槽形边缘。

瓷贴面的分型有利于指导临床设计,但具体采用哪种形式或将几种类型结合使用应根据具体情况决定,不能简单照搬。

五、瓷贴面的临床操作步骤

1. 术前准备

（1）局部麻醉：常规贴面的制备是局限在牙釉质内的,可以不实施局部麻醉。但对于个别磨除牙体组织较多的厚型贴面（>1mm）者,患者不能耐受或对牙体预备有恐惧心理者,可实施局部麻醉。

（2）排龈技术：一般情况下,将修复体颈缘位置设计在龈上,不必排龈。如需将修复体颈缘置于龈下,牙体预备前应进行排龈。

（3）剖面指示硅橡胶的使用（图 5-2-19）。

（4）贴面牙体预备工具

1）Ⅰ型预备器械：鱼雷状车针,如抛光杯（与牙膏或制作室浮石粉结合使用）。

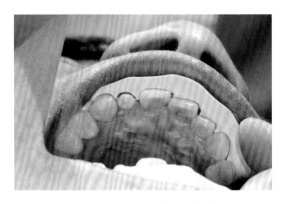

图 5-2-19　剖面指示硅橡胶

2）Ⅱ型预备器械：与Ⅰ型一致。

3）Ⅲ型预备器械：切端预备用较粗粒度金刚砂车针，舌面预备用橄榄球状金刚砂车针制备刃状边缘。

4）Ⅳ型预备器械：舌面预备用鱼雷状金刚砂车针、细粒度金刚砂针。

5）Ⅴ型预备器械：粗粒度金刚砂车针、深度引导预备车针（depth preparation bur，DPB）（图 5-2-20）。

2. 牙体预备

（1）引导沟的形成：用引导沟钻在唇面颈、中、切 1/3 处备出 0.3mm、0.5mm 和 0.7mm 三条引导沟（或称定深沟）（图 5-2-21）。

如无引导沟钻，也可使用直径为 1mm 的球钻，进入牙体表面并控制钻头分别备出定深沟。

注意：由于全瓷材料的选择不同，牙体的预备量也略有不同，以下是几组全瓷贴面材料的预备量示意图（图 5-2-22）。

（2）唇面的预备：唇面磨除即以引导沟为标志，分颈、中、切三段预备。完成后，再将唇面预备体形成一个整体，并移行至颈部及邻面（图 5-2-23）。

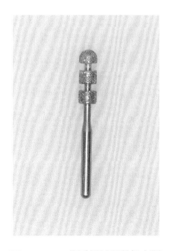

图 5-2-20　深度引导预备车针

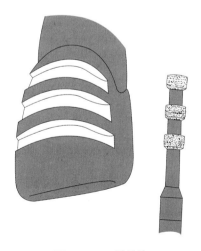

图 5-2-21　引导沟

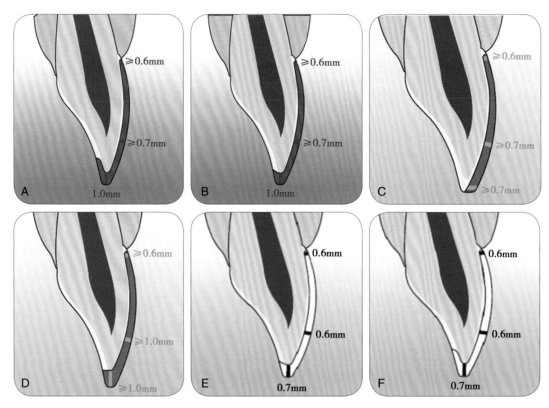

图 5-2-22 全瓷贴面材料的预备量

A. Empress 贴面材料的预备量（切端包绕型）　B. Empress 贴面材料的预备量（切端对接型）

C. Empress CAD 贴面材料的预备量（唇面覆盖型）　D. Empress CAD 贴面材料的预备量（切端对接型）

E. e.max 贴面材料的预备量（切端对接型）　F. e.max 贴面材料的预备量（切端包绕型）

（3）唇面颈缘预备：使用直径 1mm 的球钻，控制钻头进入的深度，预备约 0.3mm 的浅凹形沟，边缘光滑连续。可位于龈上 0.5mm 或与牙龈平齐。着色牙或牙颈部牙釉质有缺损的病例，则预备至龈下 0.5mm。

（4）邻面预备：一般预备至邻接区唇侧，在接触区前方磨出约 0.5mm 的凹形斜面，不损伤邻接区。如果用贴面恢复邻接关系，制备将达到邻面的舌腭缘（图 5-2-24）。

（5）切端预备：早期经典的预备为切端磨除约 1.5mm，在腭侧形成凹形斜面或与切缘呈对接状，即切缘包绕型。但有研究表明，当牙齿切端磨除 2mm 时，用切端对接瓷贴面修复，贴面的抗折裂强度无显著性差异（图 5-2-25）。

（6）舌侧预备（图 5-2-26）。

（7）精修、完成（图 5-2-27）：用细粒度金刚砂车针修整预备体，形成圆钝线角，消除倒凹，最后用抛光针抛光。

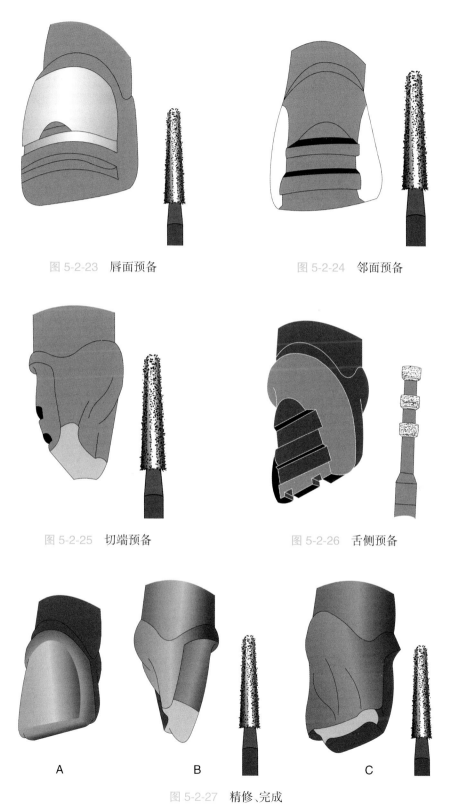

图 5-2-23　唇面预备　　　　　　　图 5-2-24　邻面预备

图 5-2-25　切端预备　　　　　　　图 5-2-26　舌侧预备

A　　　　　　　B　　　　　　　　C

图 5-2-27　精修、完成

A.粗磨完成　B.用抛光针抛光唇面预备体区域　C.用抛光针抛光切缘及邻接区域

3. 瓷贴面取模方法

(1) 常规采用硅橡胶材料取模。

(2) 如利用 CAD/CAM 系统制作瓷贴面时,可采用光学印模,依据 CAD/CAM 系统,一般可采用口腔内直接印模,有些系统则在口腔外间接扫描印模或模型来获取数字印模。

(3) 激光印模方法。

4. 病例展示

(1) 术前:患者 12 畸形牙,12 与 13 牙间隙大,患者要求关闭该间隙,并改善牙齿外观(图 5-2-28)。

(2) 定深沟的制备(图 5-2-29)。

(3) 牙体预备后(图 5-2-30)。

(4) 比色(图 5-2-31)。

(5) 取模。

(6) 制作暂时修复体。磨除量较少的患者,可不必做暂时修复体,本病例未做暂时修复体。有时可用柔软弹性的暂时充填材料。

(7) 复诊

1) 修复体试戴(图 5-2-32)。

2) 检查边缘密合性(图 5-2-33)。

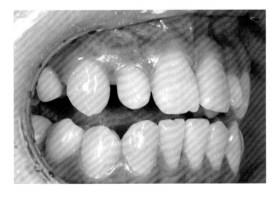

图 5-2-28　术前口内照

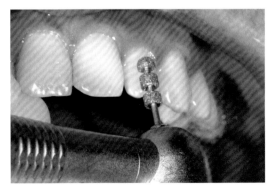

图 5-2-29　定深沟的制备

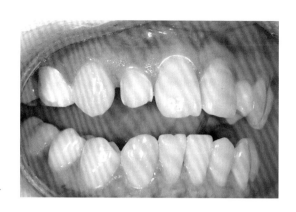

图 5-2-30　牙体预备后

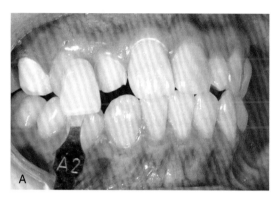

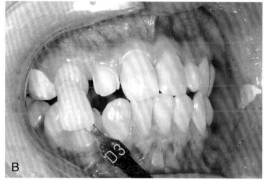

图 5-2-31　比色

A.参考邻牙中份颜色对贴面中份、切端区域进行比色　B.参考邻牙颈部颜色对贴面颈部区域进行比色

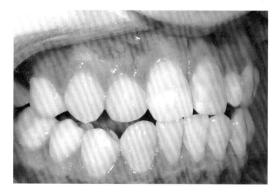

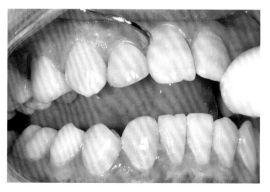

图 5-2-32　修复体试戴　　　　　　　　　　图 5-2-33　边缘密合性检查

3）清洁牙面（图 5-2-34）。

4）粘接前排龈（图 5-2-35）。

5）放置橡皮障，邻牙用牙线固定（图 5-2-36）。

6）酸蚀处理，三用气枪冲洗、干燥（图 5-2-37）。

7）粘接、固化（图 5-2-38）。

8）抛光（图 5-2-39），完成（图 5-2-40）。

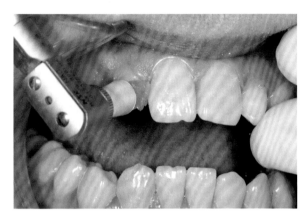

图 5-2-34　清洁牙面

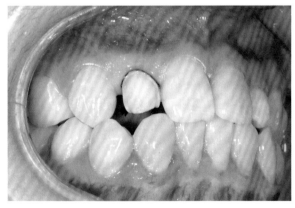

图 5-2-35　粘接前排龈

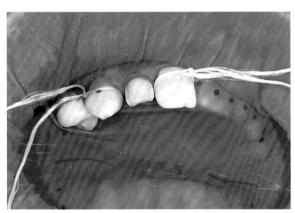

图 5-2-36　放置橡皮障

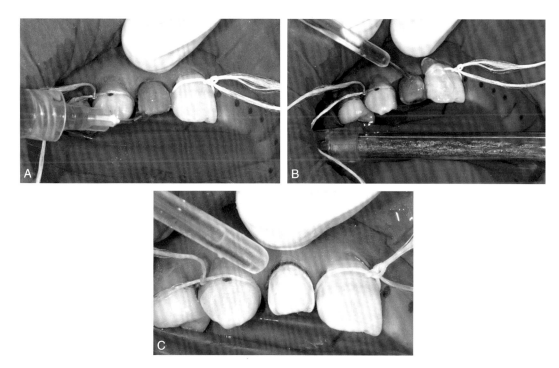

图 5-2-37 酸蚀处理,用三用气枪冲洗、干燥

A. 酸蚀处理 B. 冲洗 C. 干燥

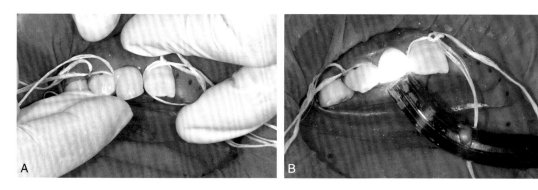

图 5-2-38 粘接、固化

A. 粘接 B. 固化

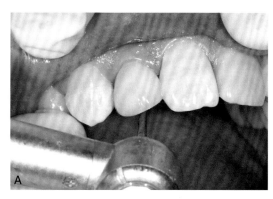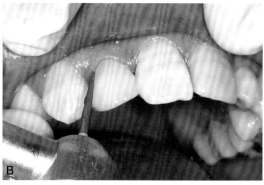

图 5-2-39 抛光
A.抛光牙齿腭侧 B.抛光牙齿唇侧

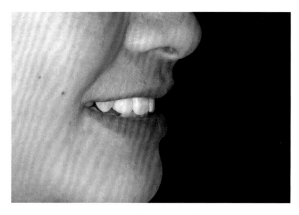

图 5-2-40 侧面微笑照

六、牙合 贴 面

1. 牙合贴面简介 从 1983 年开始,瓷贴面技术成功应用于临床,用以修复变色牙、四环素牙和氟斑牙等,以提高前牙的美学效果。随着全瓷材料和粘接技术的进步,全瓷嵌体、高嵌体修复的长期可靠性得到了临床证实。Frankenberger 的研究表明瓷嵌体或高嵌体修复的 12 年成功率达到了 84%。Otto 证实 CAD/CAM 瓷嵌体或高嵌体修复的 17 年成功率高达 88.7%。这些临床实验结果不仅证实了瓷粘接修复的临床可靠性,同时也促进了其修复适应证的进一步扩大,如广泛性牙体磨耗、局部牙合面牙釉质发育不全、隐裂牙等(图 5-2-41)。

材料发展和粘接技术的进步,促使一种新的嵌体修复方式——牙合贴面的出现。牙合贴面又称牙合面嵌体,是一种无固位形设计的薄高嵌体(onlay)或 超嵌体(overlay)后牙修复体,

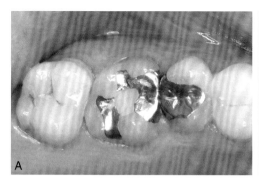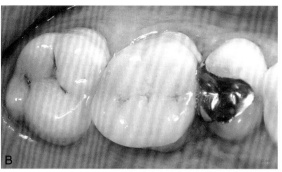

图 5-2-41　𬌗贴面修复
A. 修复前　B. 修复后

可简单理解为后牙咬合面的瓷贴面,该修复体充分利用瓷贴面的粘接原理来弥补固位形的降低,可减少备牙量,充分保留牙体组织。该名称在学术界仍有争议。一部分学者将𬌗嵌体定义为当嵌体将牙齿咬合面全部覆盖,且具有一定固位形的修复体,该定义将嵌体称为高嵌体的一种特殊形式。本书采用多数学者常用的名称𬌗贴面(occlusal veneer)。

瓷材料的高弹性模量要求其必须具有一定的厚度才能承受咬合压力,通常推荐𬌗贴面瓷修复体的厚度在 1.2~2.0mm(图 5-2-42)。随着研究的深入,新的抗疲劳强度更高材料的使用可以保留更多的健康牙体组织。目前可供选择的材料包括玻璃陶瓷、加强型玻璃陶瓷、树脂改良玻璃陶瓷以及切削树脂等。有学者利用体外实验研究比较陶瓷材料和树脂材料制作的𬌗贴面的抗疲劳性能,结果发现树脂材料制作的𬌗贴面具有更好的抗疲劳性能。

虽然后牙𬌗贴面修复体的材料选择和远期临床可靠性仍需要更多的临床数据来验证,但这种强调保存的修复方式无疑为后牙𬌗面牙体组织缺损的修复提供了新的选择。

2. 𬌗贴面牙体预备　常规的𬌗贴面无需制备肩台,仅需制备出𬌗面修复空间即可。有时也可以为瓷𬌗贴面制备 360° 肩台,这样𬌗贴面固位效果更好,此种预备方式称为改良𬌗贴面牙体预备。图 5-2-43 为改良𬌗贴面的牙体预备过程。

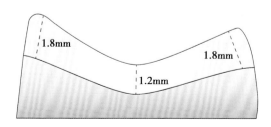

图 5-2-42　𬌗贴面瓷修复体厚度

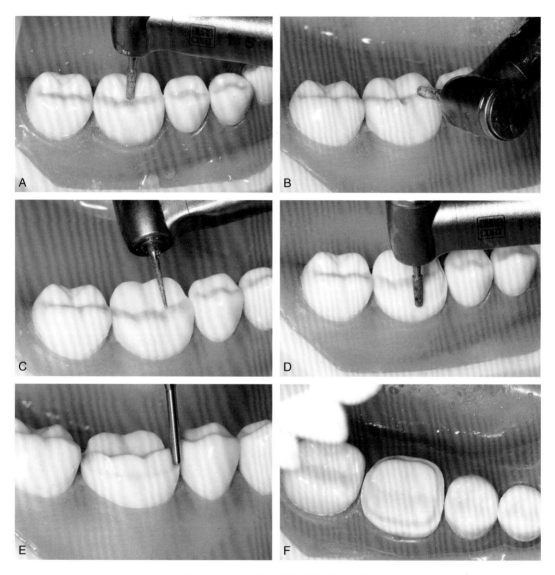

图 5-2-43 改良𬌗贴面牙体预备过程

A. 𬌗面窝沟处引导沟预备　B. 𬌗面尖嵴处引导沟预备　C. 顺着引导沟外形均匀磨除　D. 轴壁牙体预备
E. 肩台预备　F. 预备完成的改良𬌗贴面牙预备体

3. 殆贴面临床病例操作步骤

（1）选择适合做殆贴面的患牙，如该病例的 26 牙隐裂，根管治疗术后，轴壁牙体组织完整要求行殆贴面修复（图 5-2-44）。

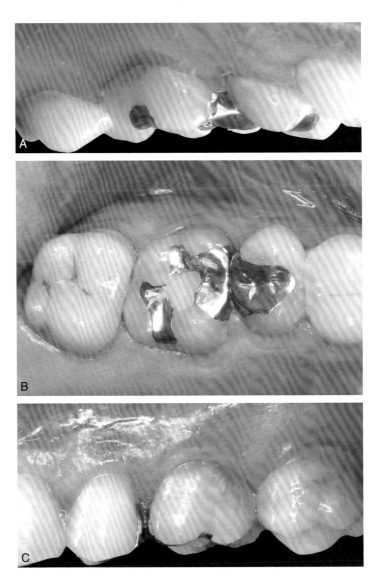

图 5-2-44 殆贴面修复术前情况
A. 术前情况（腭面观） B. 术前情况（殆面观） C. 术前情况（颊面观）

（2）牙体预备：牙体预备厚度为1.5~2.0mm，可以做数条引导沟，顺引导沟外形均匀磨除殆面牙体组织（图5-2-45，图5-2-46）。一般无需在殆贴面周边与健康牙体组织交接处预备浅凹型的肩台，但应尽量保存健康牙体组织。并且，一般无需排龈，如果牙冠较浅，缺损靠近颈缘时可以考虑排龈。完成牙体预备后常规取模，制作暂时殆贴面，模型送加工中心制作殆贴面。本病例行数字化印模（图5-2-47）。

（3）在加工中心完成殆贴面的设计和制作：在计算机辅助下修整模型区域，绘制边缘，分析制备体。设计修复体大小、形态及其咬合状态，并在计算机辅助下进行制作（图5-2-48，图5-2-49）。

（4）去除暂时殆贴面，清理干净牙面，试戴殆贴面。需要注意的是，在试戴过程中勿使用暴力，否则可能导致殆贴面破裂。

（5）酸蚀牙预备体表面。注意：不能酸蚀到无需覆盖的健康牙体组织。殆贴面采用氢氟酸酸蚀，硅烷偶联后采用树脂粘接剂粘接殆贴面，固化后抛光边缘交接处，完成殆贴面修复（图5-2-50~图5-2-52）。

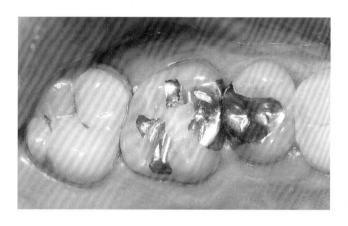

图 5-2-45　牙体预备引导沟

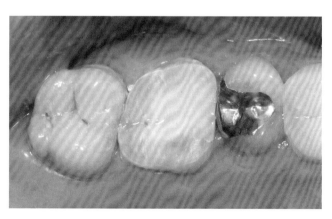

图 5-2-46　牙体预备完成后

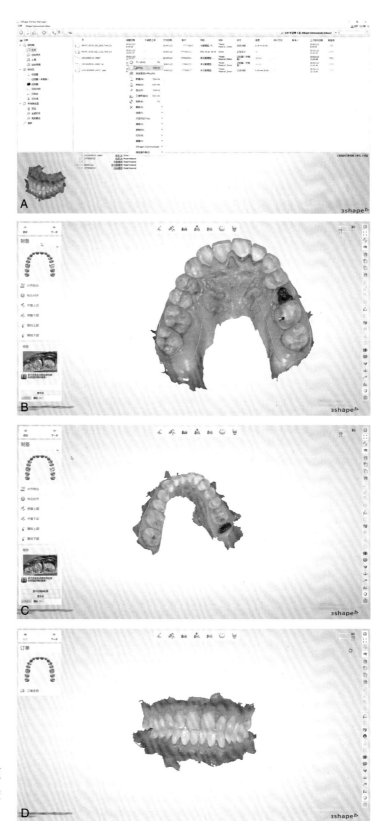

图 5-2-47　数字化印模
A. 录入患者信息　B. 扫描上颌
C. 扫描下颌　D. 扫描上下颌咬
合关系

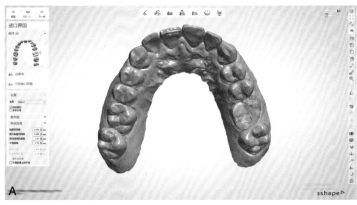

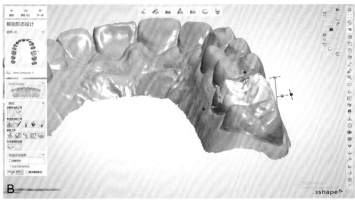

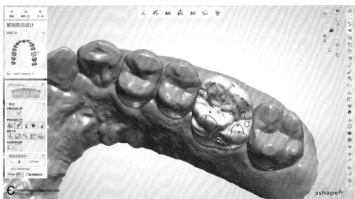

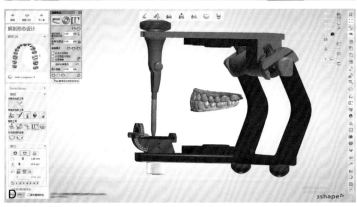

图 5-2-48 计算机辅助设计殆贴面

A. 在计算机辅助下修整模型区域,绘制边缘 B. 设计修复体 C. 设计咬合接触点 D. 在虚拟殆架上检查咬合接触状况

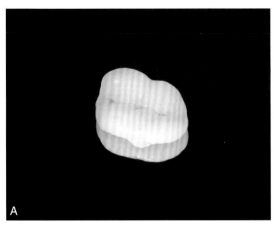
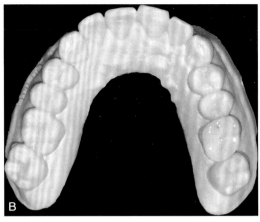

图 5-2-49　𬌗贴面完成

A. 制作完成的𬌗贴面　B. 就位于模型上的𬌗贴面

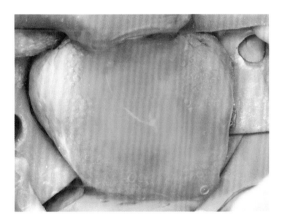
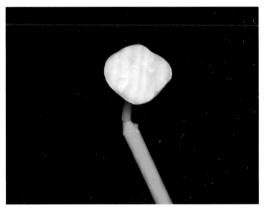

图 5-2-50　牙预备体表面磷酸酸蚀

图 5-2-51　𬌗贴面氢氟酸酸蚀,硅烷偶联后表面涂布树脂粘接剂

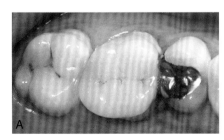
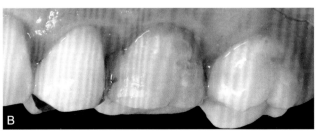

图 5-2-52　𬌗贴面粘接就位,完成修复

A. 𬌗面观　B. 颊面观

第三节　全　瓷　冠

全瓷冠(all-ceramic crown)是以陶瓷材料制成的覆盖整个牙冠表面的修复体。它具有色泽逼真、稳定、自然,导热低,不导电,耐磨损,生物相容性好,无需金属结构从而不透金属色等优点,全瓷冠是目前最美观的修复体,其临床应用日趋广泛。其主要缺点是抗折裂强度较低,但随着工艺的发展,增韧后的陶瓷不仅用于前后牙全瓷冠的制作,还可用于少数牙缺失的全瓷固定桥的制作。

与金瓷冠相比,全瓷冠在以下几个方面有其优势和缺点:

1. 美观　全瓷冠由于无金属基底结构,不透金属色,具有以下优点:①色泽自然、层次感强、透明效果理想,可重现与天然牙更接近的颜色效果;②无金属离子释放所引起的牙龈变色,减少颈缘"黑线"形成的可能;③在霓虹灯下自然,无金瓷冠显出的金属底层颜色。

2. 生物学性能　全瓷冠具有生物陶瓷良好的生物相容性,在口腔环境中具有良好的耐腐蚀性能。

3. 机械性能　传统陶瓷由于抗弯强度低,难以承担口腔咀嚼压力,因此长期以来临床上都采用金属基底增强的金属-烤瓷全冠。但近些年来随着口腔科新型陶瓷材料的研制和新工艺的应用,全瓷修复材料的强度和韧性都有了很大提高,一般可以达到300~600MPa,甚至可以达到900~1 200MPa。其不仅可用于前后牙全瓷冠的制作,还可用于少数牙缺失的全瓷固定桥的制作。但要注意的是,应根据不同的缺损范围选择适当的全瓷材料,以确保临床应用的成功。

4. 牙体磨除量　由于陶瓷材料的脆性,全瓷冠必须有足够的厚度才能避免破碎,因此磨除的牙体组织也相应较多。全瓷冠的牙体磨除厚度一般是1~2mm,切缘(𬌗面)为1.5~2mm,唇面(颊面)为1.2~1.5mm,邻面为1.5~2.2mm,舌面为1.2~1.5mm,颈部肩台处为0.8~1mm。但需要注意的是,目前应用日趋广泛的全锆修复体的牙体预备量大大减少,一般1mm左右即可,甚至可以制备0.2~0.3mm厚度的颈部边缘,浅凹型肩台甚至刀边状边缘都成为可能。

5. 制作技术要求　全瓷冠的种类较多,其制作技术也不同。但往往都需要特殊设备,制作技术与金瓷修复体有所不同。

6. 费用　目前全瓷冠的设备条件要求高、成本高,往往需要个性化制作加工,其修复制作的价格一般高于金瓷冠。

7. X 线透射性　全瓷材料对 X 线部分阻射,在 X 线片上既能清楚地观察到冠的边缘,又可以观察到冠内牙体组织影像,并将树脂、汞合金等影像区别开来。另外,全瓷冠可避免因金瓷修复体给磁共振检查带来的不必要的麻烦。

一、全瓷冠的适应证和禁忌证

1. 适应证

(1) 前牙因龋坏、外伤等所致缺损,不宜用充填治疗或不宜选用金属冠、金属烤瓷冠修复者(图 5-3-1)。

(2) 后牙牙冠大面积缺损充填治疗后需要美观修复者(图 5-3-2)。

(3) 前牙因牙髓失活、氟斑牙、四环素牙等变色影响美观者(图 5-3-3)。

(4) 错位、扭转牙不宜或患者不愿进行正畸治疗者。

(5) 因发育畸形或发育不良而影响美观的前牙(图 5-3-4)。

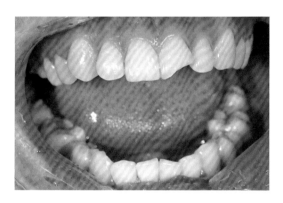

图 5-3-1　切角缺损

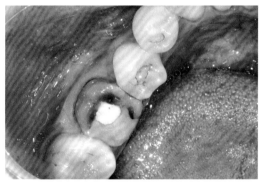

图 5-3-2　后牙牙冠大面积树脂充填物

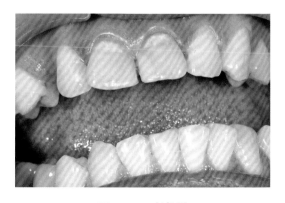

图 5-3-3　变色牙

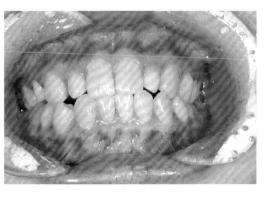

图 5-3-4　畸形牙

（6）对金属过敏且需进行全冠修复者。

（7）对美观要求高且能维持口腔卫生及注意保护全瓷冠者。

2. 禁忌证

（1）乳牙和年轻恒牙。

（2）临床牙冠过短、过小，或缺损严重，无法取得足够的固位力者。

（3）对刃𬌗、深覆𬌗、咬合紧或夜磨牙患者。

（4）牙髓病变或牙周病变未经治疗不宜行固定修复者。

（5）心理、生理疾病等不能承受或不能配合治疗者。

二、全瓷冠修复的临床操作步骤

根据医师的喜好不同，牙体预备可以有不同的顺序。只要正确操作，就能保证良好的牙体预备质量。下面以上颌前牙为例，介绍全瓷冠的临床操作步骤。

1. 比色 去除患者的口红及面部浓妆，比色前可凝视蓝色或灰色物体，比色时迅速浏览比色板（与技工室瓷系列产品专用的比色板一致），判断牙色色相区间，再确定明度、彩度，牙齿需要色带、斑点、隐裂等特殊染色效果时，可附上患者照片给技工作为参考（图 5-3-5）。

2. 制作硅橡胶模具，以量度牙体唇舌面和切缘的预备量 将其在唇面水平切开以示唇面的预备量，将其在矢状方向切开以示切缘和舌面的预备量（图 5-3-6，图 5-3-7）。

3. 唇面预备 唇面分切 2/3 和颈 1/3 两部分预备。首先使用中等粒的平头金刚砂车针在前牙唇切 2/3 磨出 2~3 条深 1.2~1.5mm 的纵形沟，向近远中逐渐扩展至轴面转折处，然后在唇龈 1/3 用同样的方法同样的深度，车针方向与牙长轴一致（图 5-3-8~ 图 5-3-11）。

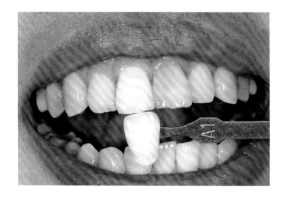

图 5-3-5 选取与患者天然邻牙相近的牙色

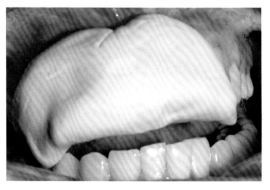

图 5-3-6 制作硅橡胶模具

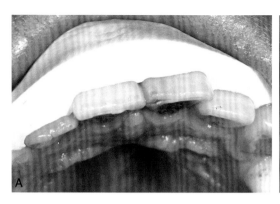
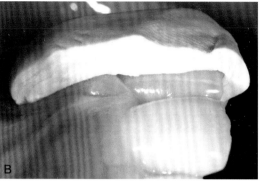

图 5-3-7 硅橡胶模具观察

A.唇面水平观 B.唇面矢状方向观

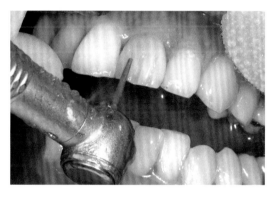

图 5-3-8 在前牙唇切 2/3 磨出 2~3 条深 1.2~1.5mm 的纵形沟

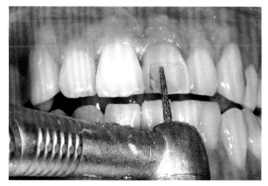

图 5-3-9 向近远中逐渐扩展至轴面转折处

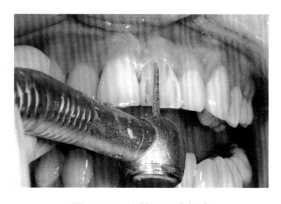

图 5-3-10 唇龈 1/3 定深沟

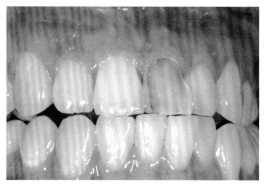

图 5-3-11 唇龈 1/3 磨除

4. 切端预备 以高速轮形车针或柱状粗砂金刚石车针在切端唇舌向先磨出 1.5~2.0mm 的引导沟 2~3 个,并依次向近远中扩展,完成切端预备。最终切端呈约 45° 唇舌向倾斜的斜面。检查其牙尖交错𬌗及前伸𬌗是否有足够的修复空间,如要取得良好的美观效果,切端须磨除 2.0mm 的牙体组织(图 5-3-12,图 5-3-13)。

5. 邻面预备 预备唇面的车针紧贴牙冠轴面角向邻面磨切,将颈缘至切缘的倒凹部分磨除,并且控制轴面的切向聚合角度为 2°~5°,邻面扩展至舌邻轴面角处(图 5-3-14,图 5-3-15)。

观察牙预备体有无倒凹及聚合度大小最基本的方法:闭上一只眼,用另一只眼从距牙体 30~48mm 处看牙预备体切端或𬌗面中央,预备体聚合度很小时,很容易看到底部。如果用两只眼睛同时看时,即便有 8° 的倒凹也能看到预备体的底部,从而不能判断出牙预备体的倒凹。

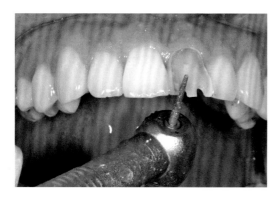

图 5-3-12 切端定深沟

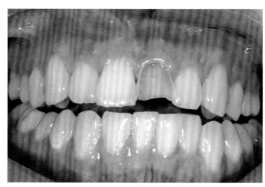

图 5-3-13 切端磨除

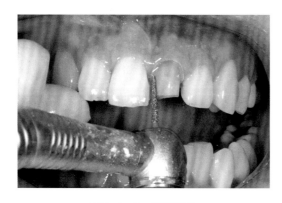

图 5-3-14 邻面预备

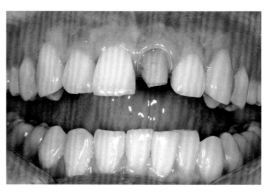

图 5-3-15 邻面预备

6. 舌面预备 以柱形金刚砂车针,磨除舌隆突至龈缘肩台以上的倒凹,以火焰形金刚砂车针,在舌切 2/3 处磨出 1.2~1.5mm 的间隙(图 5-3-16~ 图 5-3-18)。用预先做好的硅橡胶模具指示唇面的预备量和切缘的预备量。注意:在以上各轴面的预备过程中,肩台只预备到龈上 0.5mm 的位置。

7. 排龈 轴面预备后即可开始第一次排龈。具体方法如下:首先,排龈前用牙周探针测量龈袋深度,指导排龈线(型号 1、0、00、000)要放置的具体深度,再根据附着龈的厚薄及紧张度选择适当型号的排龈线。然后放置排龈线,把排龈线小心地置入龈沟,从近中(或远中)开始压入,依次为颊侧、远中(或近中)、舌侧、起始处,环绕 360° 排龈,把龈线对齐剪短(用线剪),压入,注意排龈线不要重叠(图 5-3-19)。

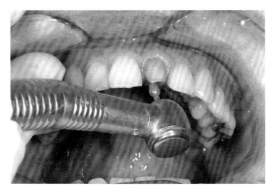

图 5-3-16 舌侧磨除

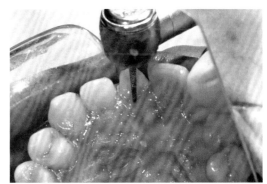

图 5-3-17 舌侧磨除

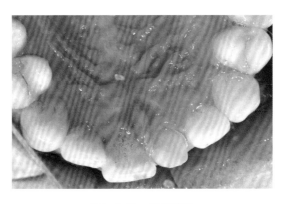

图 5-3-18 舌侧磨除

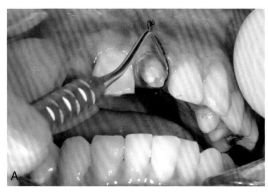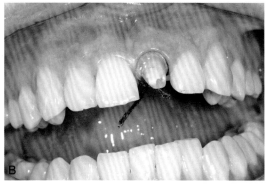

图 5-3-19　放置排龈线

A. 从邻面开始压入排龈线　　B. 360°排龈,多余的排龈线可以剪掉或保留于舌侧,便于取出

注意:专用排龈器等排龈工具要与牙面或根面约成 45°,排龈工具尖端压紧排龈线沿牙齿慢慢下滑,推牙龈向侧方及根尖向移动,应避免损伤上皮组织附着龈及结合组织附着龈。

8. 肩台预备　以一支末端为 90°的车针沿牙体颈部磨切,在龈下预备出 90°的肩台,轴面角处应与唇面、邻面相连续,并保持厚度均匀,光滑连续(图 5-3-20)。

9. 精修完成　牙体预备完成后,仔细检查上下颌牙在牙尖交错𬌗、切端、唇舌侧修复空隙是否足够,并保证修复体呈现光滑流畅的外形,绝对不能出现任何倒凹和棱角。为检查牙体各面的预备是否达到要求,可用硅橡胶模检查,以确保各面牙体预备量满足要求(图 5-3-21)。

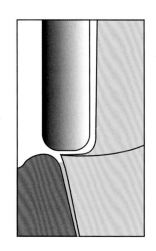

图 5-3-20　肩台预备

10. 放置第二根排龈线　为使取模准确,最好再放置第二根排龈线。将其直径的一半压入牙龈,线的末端留置,便于夹持取出。注意:排龈线放置时间不宜过长,一般要求 15 分钟左右取出,时间过长容易造成牙龈损伤。

11. 取模　取出第二根排龈线,立即将调好的硅橡胶另一组分放入预先准备好的托盘内并置入口内(图 5-3-22)。取模后取出第一根排龈线。

12. 灌注模型　灌注超硬石膏,待 2 小时石膏完全硬固后取出,可见预备体边缘清晰、完整。

13. 制作暂时冠　用印模成形法制作暂时冠,粘固,完成第一次就诊。

注意:①不能使用含丁香油组分的暂时粘固剂;②暂冠边缘与龈缘不接触或轻接触,以免暂冠材料刺激或压迫牙龈。

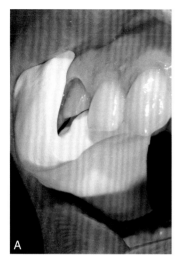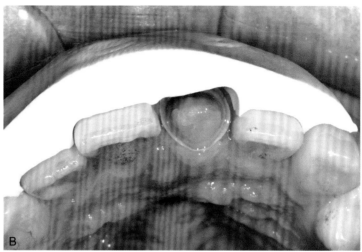

图 5-3-21　用硅橡胶模检查预备量是否达到设计要求

A. 检查唇侧、舌侧轴面牙预备量是否达到设计要求(矢状面观)　B. 检查唇面牙预备量是否达到设计要求(水平面观)

14. 将模型送至义齿制作中心加工制作全瓷冠详见第六章。

15. 试戴和粘固　第二次就诊时,去除暂时冠,将制作好的全瓷冠试戴入。用咬合纸检查牙尖交错𬌗、侧方𬌗和前伸𬌗是否有早接触,如有必要适当调整。如果调整不多,可直接抛光磨光面。如果调整较多,最好送回义齿加工中心重新上釉。全瓷冠调整合适后,用 75% 乙醇溶液消毒全瓷冠和基牙,隔湿干燥,排龈,并置入牙线,用树脂粘接剂粘接。待粘接剂稍硬固后,将牙线取出,去除多余的粘接剂(有关全瓷冠粘接的详细情况参见第七章)。

全冠粘接后全瓷冠与邻牙协调、美观,患者又展现出自信的笑容(图 5-3-23)。

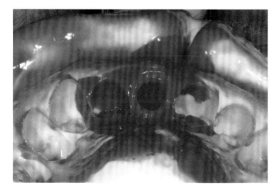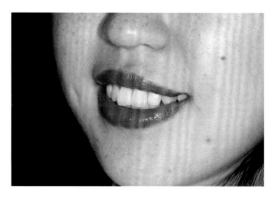

图 5-3-22　印模　　　　　　　　　　　图 5-3-23　完成后的全瓷冠

三、全锆冠

随着氧化锆全瓷材料透光性能的明显改善,第二代氧化锆可以用于制作后牙全锆冠,第三、四代氧化锆可以用于制作前牙全锆冠,彻底避免了双层结构全瓷冠可能出现的崩瓷问题。

由于是单层结构,因此牙体预备量可以适当减少到 0.5~1.0mm,甚至有厂家建议边缘最薄可以预备 0.3mm 左右,甚至肩台都可以预备成刀边状(目前刀边状无肩台牙体预备在美国越来越得到认可,大有扩展之势)。但是我们认为为了全锆修复体的远期修复效果,最薄处建议不低于 0.5mm,基本厚度还是建议 1.0mm,颈部肩台建议做成 0.3mm 左右的浅凹型肩台。

当用全锆冠修复前牙美学区域时应该注意选择邻牙不是特别透的病例,否则难以完全实现最佳的透光性。后牙采用全锆冠修复时一定要注意印模的准确性,最好采用咬合硅橡胶记录咬合关系,确保咬合高度正确和准确,避免对修复体咬合面进行大量调改。调改后的全锆冠的粗糙表面应进行良好的抛光,避免对对颌天然牙的磨耗。

以下列病例为例介绍全锆冠的临床应用效果。

1. 修复术前情况 患者 12、22 原有金瓷修复体,颈部显露浅金属色,美观效果欠佳,53 乳牙滞留,尚稳。检查见 11、21 透光性一般,前牙咬合紧。龈缘线不对称(图 5-3-24)。

2. 经牙周手术调整龈缘线的对称性后,破除 12、22 金瓷冠,53 行全锆贴面修复,12、22 行全锆冠修复(图 5-3-25,图 5-3-26)。

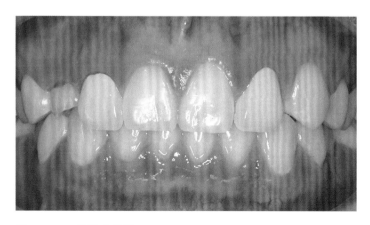

图 5-3-24 患牙术前照

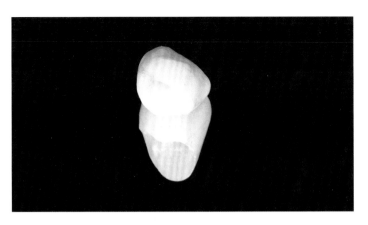

图 5-3-25　制作完成的全锆冠

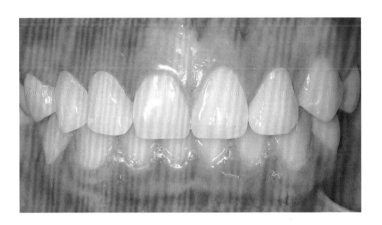

图 5-3-26　患牙修复术后照

第四节　全瓷桩核

　　全瓷桩核是采用陶瓷材料制作桩钉插入根管内以获得固位的一类修复体,其核的部分可以采用树脂材料恢复,也可采用陶瓷材料恢复。全瓷桩核完成后再在核上制作全瓷冠完成患牙的修复。

　　临床上牙体组织缺损较多的牙齿可以用冠进行修复,但由于这类缺损往往已经涉及根管系统,所以通常需要在完善的根管治疗基础上运用桩核技术,曾经临床几乎都使用传统铸造金属桩核。但随着全瓷冠在临床的广泛使用,金属桩核也日益显现出不足。金属桩核可能透过全瓷冠以及菲薄的龈组织从而影响全瓷修复体的美学修复效果,在前牙区更不能忽视这个问题。当使用非贵金属铸造桩核时,其腐蚀产物可能沉积于牙龈组织或牙根从而导致以上部位变色。尽管有学者采用了在金属桩核上应用遮色瓷或用遮色的粘接剂粘接全瓷冠等方法,但仍不能完全消除金属桩核对牙颈部和根部的影响。

为了解决金属桩核带来的上述问题,全瓷桩核应运而生。1989 年 Kwiatkowski 等首次描述了铸造玻璃陶瓷桩核(Dicor)的临床应用情况。1991 年 Kern 等介绍了由玻璃渗透氧化铝陶瓷制成的全瓷桩核(In-Ceram)。1995 年 Pissis 提出了一种用玻璃陶瓷材料(IPS Empress)将桩、核、冠作为一个整体制作的 "monobloc" 技术。1995 年 Meyenberg 等介绍了预制氧化锆陶瓷根管桩。1998 年 Kakehashi 等和 Ahmad 都介绍了氧化锆桩的临床应用。全瓷桩核具有良好的光学及生物学性能,能提高全瓷冠的修复效果。近年来国内全瓷桩的应用日益增多。

一、全瓷桩核的性能

全瓷桩核的性能包括光学性能、生物学性能、机械性能。目前的研究多限于体外实验,关于全瓷桩核的临床资料还较少。

1. 光学性能　相对于传统铸造金属桩核,全瓷桩核最大的优点就是其良好的光学性能。入射光的一部分透射过全瓷修复体到达全瓷核,除了部分被反射外,还有部分被吸收和透射,产生类似牙本质层的视觉效果。此外,全瓷桩也避免了较强的反射光透过牙颈部菲薄的牙龈组织,从而赋予全瓷修复体更加栩栩如生的修复效果。

2. 生物学性能　良好的生物相容性是全瓷桩核的另一大优点。1992 年 Ichikawa 等通过皮下植入实验观察到,氧化锆陶瓷试件及氧化铝陶瓷试件均完全被薄纤维结缔组织包裹,植入前后无质量及强度的改变,充分说明了其良好的组织相容性和稳定性。它避免了金属桩核产生的牙根变色问题,使软组织 - 陶瓷分界面更加自然。

3. 机械性能　传统全瓷材料的断裂强度和断裂韧性相对较低,这是限制其应用于全瓷桩核的主要原因。因此,关于全瓷桩核材料的研究更多集中在提高材料的强度和韧性上。尽管玻璃渗透氧化铝陶瓷的三点弯曲强度可达 446MPa,但 1995 年 Kern 等就全瓷桩核应用于牙体的初步研究显示,用氧化铝陶瓷(In-Ceram)制作的桩核修复前牙,其断裂强度为 168.5N,仅是用金属桩核修复前牙的 1/3,但当粘固上 In-Ceram 全瓷冠后,强度增加至 342.0N,表明冠的最终粘固明显提高了牙体、桩、核、冠复合体的强度。

2002 年张玉幸等比较了 Celay 全瓷桩核、铸造金属桩核及 Parapost 预成桩复合树脂核修复的根管治疗牙全冠修复后的断裂强度,在牙体预备保留 2.0mm 高的牙本质肩领时,Celay 桩核的强度(758.35N)可基本满足临床要求而不会发生桩核的折裂。

　　氧化锆增韧陶瓷较氧化铝陶瓷有更高的断裂强度和断裂韧性。Christel 等及 Yildirim 等均报道钇稳定氧化锆(yttrium-stabilized zirconium oxide,YPSZ)陶瓷材料有高达 900~1 200MPa 的弯曲强度,是致密烧结纯氧化铝的 3 倍,断裂韧性为 9~10MN/m$^{3/2}$,是致密烧结纯氧化铝的 2 倍。Filser 等也报道,四方氧化锆多晶体(tetragonal zirconia polycrystals,TZP)陶瓷的弯曲强度高达 900MPa,远高于 In-Ceram 和 IPS Empress。氧化锆的增韧机制可能是应力诱导相变增韧:ZrO_2 从高温冷却到室温的过程中将发生马氏体相变(martensitic transformation),由亚稳态的四方晶相转化为单斜晶相,体积有 3%~5% 的增大。但由于基体对 ZrO_2 晶粒的弹性束缚作用,ZrO_2 相变受抑而保持在四方晶相。当由于外力作用使束缚力解除时,ZrO_2 将发生马氏体相变:①相变过程中伴随的体积膨胀对裂纹产生压应力,抑制裂纹扩展;②相变过程中伴随的体积膨胀及剪切应变使单斜晶相 ZrO_2 周围产生大量微裂纹,当这些微裂纹处于主裂纹前端作用区时,吸收或释放了主裂纹的部分能量,从而抑制主裂纹的扩展。氧化锆的增韧机制还可能是裂纹偏转和弯曲增韧。增韧是由于裂纹与颗粒之间相互作用的结果,单斜晶相 ZrO_2 颗粒周围的残余应力场使主裂纹偏转或弯曲,使 ZrO_2 颗粒像销钉一样锁住裂纹前端("钉扎"效应),从而有效抑制裂纹的扩展。

　　但氧化锆陶瓷用于桩核系统时,其强度并不高于传统铸造金属桩核。2001 年 Butz 等进一步就全瓷桩核 / 牙体复合体的性能进行体外研究,100% 全瓷桩核修复的离体牙和 63% 用氧化锆桩 / 树脂核修复的离体牙通过了热力学疲劳测试。全瓷桩核组的断裂强度为 378N,氧化锆桩 / 树脂核组仅为 202N,铸造桩核组为 426N。所以不主张氧化锆桩 / 树脂核这种形式的修复应用于临床。相对于金属桩组大多数样本的根尖 1/3 斜折,全瓷桩核组所有样本的折裂都发生在牙体颈 1/3,提示临床应用桩核技术修复的患牙折裂后,采用全瓷桩核者有二次修复的可能,为全瓷桩核的临床应用提供了实验室基础。

　　关于两段式全瓷桩核之间的连接方式有学者也进行了研究。Jeong 和 Kern 等的实验提示,全瓷桩核中桩与核之间采用粘接连接较直接热压铸连接更好,桩核连接处的断裂强度更高,推测原因可能为:直接热压铸的过程中在桩核连接处产生了应力,提出了进一步改进全瓷桩核制作工艺的必要性。这一点在离体牙实验中尤为明显,用粘接连接的氧化锆桩核及全瓷冠修复的离体牙的断裂强度是热压铸连接组的 3.2 倍。

　　总的说来,和传统金属桩相比,氧化锆等全瓷桩有较高的强度、硬度、抗疲劳性、美观性和良好的生物相容性。能很好地解决金属桩带来的腐蚀、变色和过敏等问题,并且对磁共振成像无干扰,可阻射X射线,通过拍摄X线片能观察桩在根管内的情况。全瓷桩的应用主要是随着全瓷冠的应用日益增加而增多的。由于全瓷桩有一定的透光性,使得修复后的全瓷冠外观色泽更逼真自然,当然全瓷桩还有化学性能稳定,生物相容性好等诸多优点。

全瓷桩的缺点是作为成品桩,规格有限,不能完全适合每一颗患牙,也不能对需要改变牙冠轴向的牙进行修复。

目前商品化的氧化锆桩均为成品桩,常用的有 Cosmopost 和 Cerapost 系统,它们分别采用 3% 和 5.1% 氧化钇稳定的氧化锆制成。

二、全瓷桩的适应证和禁忌证

1. 适应证　患者要求使用非金属材料和最美观的修复体修复,患牙已行完善根管治疗,并有足够的健康牙体组织存留的上颌前牙残冠、残根,根管长度和宽度适宜,咬合关系正常,修复后牙体长轴基本无需改变。

2. 禁忌证　患牙牙冠完全丧失,没有可以利用的龈上牙体组织。基牙牙冠过小或过短无法提供足够的固位力和抗力形。前牙根管过于粗大或根管横截面较扁者。

三、全瓷桩修复的临床操作步骤

以氧化锆桩为例介绍全瓷桩核冠的操作步骤:

1. 确定适应证　观察X线片,确认患牙根管治疗完善,根尖区无病变(图 5-4-1)。

2. 桩核及全瓷冠的选择　当患牙的牙冠缺损范围在 70% 以下时,可选择直接在氧化锆桩上堆塑树脂核;当患牙的缺损范围在 70%~100% 时,选择全瓷桩和全瓷核(图 5-4-2,图 5-4-3)。

全瓷冠也可使用纤维桩,但纤维桩强度较低,要有足够的剩余牙体组织才行。

根据患者对侧同名天然牙和邻牙的颜色选择不同种类的全瓷冠,因为不同全瓷冠的透射性能各不相同。低明度和高透明度的牙体最好采用渗透尖晶石瓷和

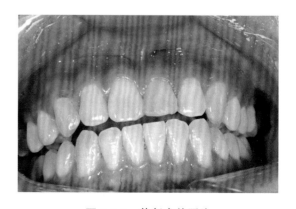

图 5-4-1　修复术前照片

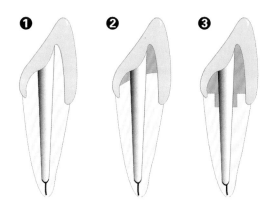

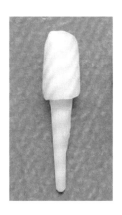

图 5-4-2　根据牙体缺损大小选用树脂核或铸瓷核

❶. 如果牙体缺损少,可以仅在根管内置入全瓷桩;
❷. 如果牙体部分缺损,可以采用全瓷桩冠方缺损部分堆塑树脂核的方式恢复;❸. 如果牙体缺损较大,可以采用全瓷桩冠方缺损部分铸接铸瓷核的方式恢复。

图 5-4-3　牙体缺损大时应用全瓷核铸接在氧化锆桩上

铸瓷。中等明度和中等透明度的牙体可以采用铸瓷和致密烧结铝瓷。如果牙体明度高,透明度低时则选用渗透铝瓷、氧化锆瓷及金瓷修复体等。

　　如果选用透明度较低的氧化铝、氧化锆全瓷冠,在保证牙体预备量足够的情况下可以选用金属桩核。如果患者修复的牙透明度较高,需选用透明度较高的铸瓷、尖晶石瓷等全瓷冠时则不宜选用金属桩,因为金属桩核会影响全瓷冠最终的修复效果。

　　3. 根据剩余牙体组织的情况按正常全瓷冠牙体预备的方法预备剩余牙体组织(图 5-4-4,图 5-4-5)。注意:先备牙再制备根管会使根管制备更方便、简单、准确。

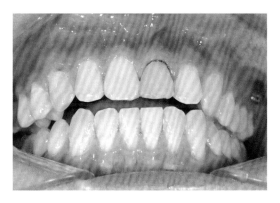

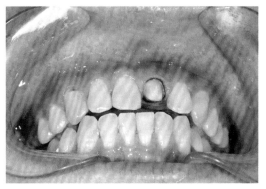

图 5-4-4　常规排龈

图 5-4-5　剩余牙体常规全瓷冠牙体预备

4. 根据 X 线片牙根的长短选择适合的全瓷桩规格,然后用与之配套的专用器械进行手工根管预备,根尖保留约 4mm 的根尖封闭,检查确认是否到达设定的位置(图 5-4-6)。

5. 根管内壁的处理 用粗化器械不施加压力在根管内转动 2~3 圈后获得粗糙面,然后在根管壁涂粘接剂(图 5-4-7)。

6. 全瓷桩表面的处理 氧化锆桩表面用酒精清洗,50μm 氧化铝颗粒喷砂,超声清洗10 分钟。

7. 全瓷桩粘接就位 在氧化锆桩上涂布树脂粘接剂,粘接就位于患牙的根管内,光照固化(图 5-4-8)。

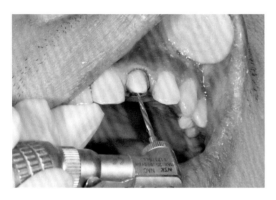

图 5-4-6　根管制备

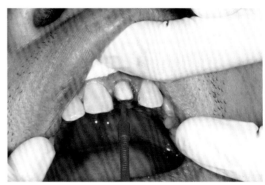

图 5-4-7　根管壁涂粘接剂

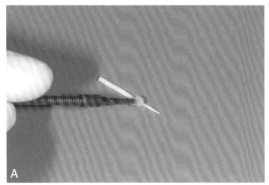

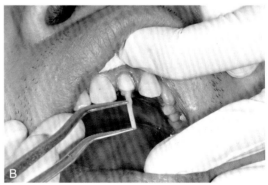

图 5-4-8　全瓷桩粘接就位

A. 在氧化锆桩上涂布树脂粘接剂　B. 全瓷桩粘接就位于根管内

8. **树脂核的堆塑固化**　在牙体缺损的部位堆塑核树脂材料,初步修整形态后光固化(图 5-4-9)。

9. **全瓷桩核的牙体预备完成**　用金刚砂针切断全瓷桩多余部分,然后按全瓷冠牙体预备的方法预备基牙,采用直角肩台,肩台宽度至少 1mm(图 5-4-10,图 5-4-11)。

10. 取模,暂时冠修复,工作模型送义齿加工中心制作全瓷冠。

11. 患者第二次就诊,全瓷冠试戴、调改。患者满意后用树脂粘接剂粘接,完成修复(图 5-4-12,图 5-4-13)。

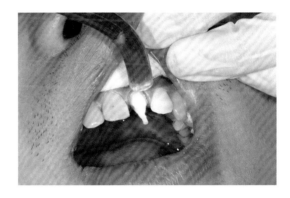

图 5-4-9　堆塑树脂核

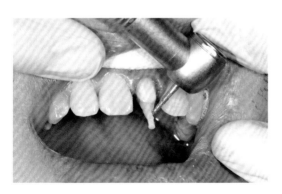

图 5-4-10　去除全瓷桩多余部分

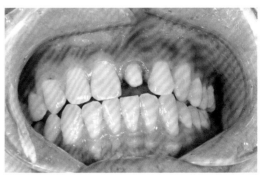

图 5-4-11　完成全瓷桩核

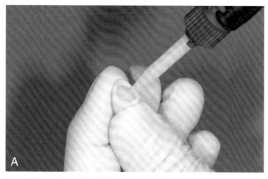
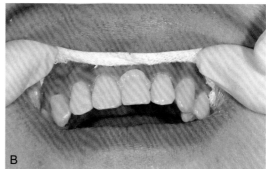
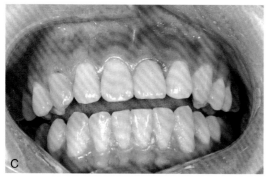

图 5-4-12　粘接，完成全瓷冠

A. 将树脂粘接剂置于全冠内

B. 全瓷冠就位，多余粘接剂溢出

C. 去除多余粘接剂，全瓷冠粘接完成

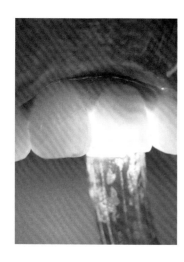

图 5-4-13　在全瓷桩核上制作
的全瓷冠具有良好的透光性

第五节　全瓷固定桥

随着高强度陶瓷研究的不断开展,全瓷修复技术的临床应用日趋广泛。目前国内外的临床应用已从前、后牙单冠发展到了前牙固定桥、后牙固定桥,乃至多单位长桥的修复,展示出全瓷固定桥修复在口腔修复领域广泛的应用前景。

全瓷固定桥没有金属基底,无需遮色,具有独特的通透质感,其形态、色调和透光率等都与天然牙相似。长期以来陶瓷的脆性限制了其临床应用。随着材料学的发展,现已研制出多种机械性能、生物相容性、美观性都非常好的材料,推动了全瓷固定桥的应用。目前在临床上常用的渗透陶瓷、IPS e.Max 玻璃陶瓷、氧化锆材料等多种材料可用于制作全瓷固定桥。

渗透陶瓷材料包括渗透铝瓷、渗透尖晶石瓷、渗透锆瓷等。该技术先把氧化铝粉浆预烧结成一个多孔的基底,然后用熔融的镧系玻璃渗透,充满氧化铝的孔隙,从而形成一个氧化铝和玻璃相连续交织互渗的复合材料,能有效限制裂纹的扩展,显著提高其挠曲强度,达到 320~600MPa。经过 5 年的观察,发现 90% 的 In-Ceram 全瓷桥功能依然良好,Levy 和 Deniel 报道的全瓷固定桥 5 年失败率仅为 1%。Prober 和 Dechl 曾报道用此系统制作前牙四单位、五单位固定桥,经过 2 年观察,仍有良好的效果,未见破损者。下面以渗透玻璃陶瓷全瓷固定桥为例介绍其修复制作原理和技术。

1. 牙体预备　其基牙牙体预备方法和步骤与常规全瓷冠的牙体预备基本相同,所不同的是如在舌面不需堆塑饰面瓷,仅需预备 0.7~1.0mm 的间隙。

2. 印模、代型的制作　取印模、预备工作模及代型与金属烤瓷桥基本相同。

3. 底层瓷冠的制作　按制作全瓷冠代型修整的原则修整代型后,在桥体部分用蜡恢复"桥体支靠",用专用石膏材料复制专用代型,涂布 45μm 的隙料。然后用超声振荡器将铝瓷粉和调和液混成均匀粉浆,涂塑完成全瓷桥体底层坯体,送入专用烤瓷炉内,用 6 小时从常温升温至 120℃,再用 2 小时升温至 1 120℃并保持 2 小时,然后在炉内冷却至室温。

4. 瓷冠底层的玻璃渗透　瓷冠底层烧制完成后,进行玻璃渗透程序。在其底表面涂一层以专用玻璃料和蒸馏水混合而成的糊剂,先在 600℃条件下预热数分钟,再用 30 分钟将温度升至 1 100℃,保温 6 小时,冷却后喷砂去除表面多余玻璃。

5. 饰面瓷的堆塑　按常规在底层冠表面堆塑饰面瓷层,烧结完成后修形,在代型上试戴、上釉。

（1）IPS e.max 玻璃陶瓷：该类材料采用了锂基陶瓷（即以锂辉石为主要成分的陶瓷），强度可达 350MPa，可以用于第二前磨牙前的三单位固定桥。e.max 全瓷由于具有良好的半透明性，所以主要用于对美观要求较高的前牙三单位桥。

（2）氧化锆材料：该类材料是近年来国内外研究的热点。它具有优良的力学性能，尤其是断裂韧性远远高于氧化铝瓷。部分稳定氧化锆瓷的抗弯强度可达 1 000MPa，断裂韧性可达 15MPa·M$^{1/2}$。近年来其被广泛用于前后牙三单位、四单位甚至更多单位的固定桥修复。尽管目前有争论认为，在口腔环境下氧化锆材料的强度和韧性会随时间增加而降低，但 Shimizu 等的研究表明，氧化锆瓷材料的机械性能稳定性足以使其用于临床。由于氧化锆陶瓷材料用于制作后牙全瓷桥的时间还较短，因此还需更多的研究来评价其临床长期应用前景。

（3）机加工全瓷固定桥：机加工是指 CAD/CAM。全瓷固定桥的 CAD/CAM 系统常规包含在牙体预备后，建立数字化模型、修复体智能设计和自动数控加工等步骤。为达到颜色逼真的美观效果，可对全瓷冠进行个别着色或堆塑饰面瓷。近年来，随着氧化锆陶瓷的逐渐广泛应用，机加工全瓷固定桥在临床应用日渐增多，先后出现了 Cercon、Everest 和 LAVA 等系统。这些系统不仅可用于前牙桥修复，还可用于四单位后牙全瓷桥的制作。下面以 Cercon 系统为例说明机加工全瓷桥的制作。

Cercon 系统包括带激光扫描装置的电脑铣切设备（brain）、二氧化锆瓷块（Cercon Base）、表面饰瓷（Cercon ceram）、高温烧结炉（Cercon heat）等，在牙体预备后取模、灌注工作模，然后在模型上制作固定桥底冠蜡型，计算机扫描蜡型，同步加工出经计算机放大的二氧化锆瓷雏形，送高温炉内烧结，制成高强度的二氧化锆全瓷底层，再在底层表面堆塑饰面瓷，烧结修形完成全瓷固定桥。

玻璃陶瓷和氧化锆是目前临床常用的全瓷固定桥材料，每种全瓷材料都有各自的优点和使用局限性，应根据临床实际情况选用适当的材料。如高应力区应用氧化锆类高强度材料；前牙区域所需材料要有好的透明度，可用强度略低一些的铸瓷材料；中间区应用强度和透明度都比较好的材料，如 In-Ceram Spinell 或 e.max 等。

关于全瓷固定桥近期的研究显示，与金瓷固定桥相比，全瓷固定桥连接体的大小对其折裂强度有很大的影响，如 In-Ceram Alumina 要求连接体尽可能大。一般如果跨度不大于 6mm 时，桥体连接区域至少应为 3mm×3mm；如果跨度不大于 8mm 时，桥体连接区域至少应为 3.5mm×3.5mm；如果跨度不大于 10mm 时，桥体连接区域至少应为 4mm×4mm；

如果跨度不大于 12mm 时,桥体连接区域至少应为 4.5mm × 4.5mm;如果跨度不大于 14mm 时,桥体连接区域至少应为 5mm × 5mm。如果跨度更长,就不宜采用渗透铝瓷全瓷桥了。Empress 2 要求连接体横截面积最小为 16mm²,Cercon 要求最小 7mm²。因此在采用全瓷固定桥修复时,设计连接体必须考虑以下三点:①按照跨度的不同,连接体应满足全瓷材料生产厂家提供的最低连接体要求;②切龈向(𬌗龈向)的高度应尽可能大;③切龈向(𬌗龈向)的高度不能比唇舌向(颊舌向)的宽度小(图 5-5-1,图 5-5-2)。

因此,应更多关注全瓷固定桥连接体的大小,在临床上尽可能预留出足够的连接体间隙,在制作室加工时必须保证全瓷桥连接体的大小,不能为了美观将外展隙扩大,减少连接体的大小。对于全瓷固定桥,我们认为比起美观性,全瓷桥的牢固性和功能性要优先考虑。

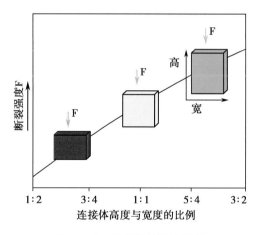

图 5-5-1　连接体的设计要求

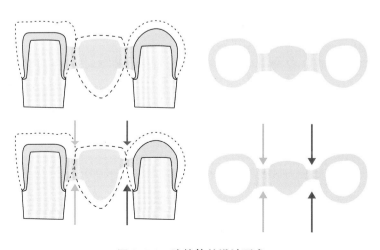

图 5-5-2　连接体的设计要求

关于连接体外展隙的曲率半径与三单位固定桥抗折裂能力之间的关系,有研究显示随着龈外展隙半径从 0.25mm 增加到 0.90mm,平均折裂负荷增加到 140%。而𬌗外展隙的曲率半径对三单位固定桥的易折裂性能影响很小。

近年来随着二代、三代氧化锆的大力推出,后牙全锆桥成为固定桥的主力,由于无需堆塑饰面瓷,解决了崩瓷的问题,同时也可以使连接体厚度尽可能大,全瓷固定桥的成功率得到提高。但需要注意的是,由于氧化锆硬度较高,调改后的咬合面应该良好抛光,否则可能导致对颌天然牙的磨损。

一、全瓷固定桥的适应证和禁忌证

1. 适应证

(1) 少数前牙或后牙缺失,缺牙间隙正常,缺牙区咬合关系正常者。

(2) 对美观要求高者。

(3) 基牙牙体、牙周状况较好,位置基本正常者。

(4) 对金属过敏者。

2. 禁忌证

(1) 基牙错位,不能获得共同就位道者。

(2) 年轻恒牙,髓室未发育完全,髓角较高者。

(3) 基牙有牙髓、牙周病变未经治疗者。

(4) 牙列排列不整齐,𬌗间间隙小,无法制备出全瓷桥厚度者。

(5) 深覆𬌗、咬合紧或夜磨牙患者。

二、全瓷固定桥的临床操作技术

以三单位全瓷固定桥为例展示全瓷固定桥的临床操作技术。

1. 术前情况　患者 14 缺失,13 和 15 牙体完整,牙周情况良好(图 5-5-3)。

术前比色:去除患者口红及面部浓妆,比色前可凝视蓝色或灰色物体,比色时迅速浏览比色板(与技工室瓷系列产品专用的比色板一致),判断牙色色相区间,再确定明度、彩度,牙齿需要色带斑点、隐裂等特殊染色效果时,可附上患者照片给技工作为参考(比色相关内容参见第四章)。

注意:比色时间在 5 秒内,尽量在备牙前比色,避免视觉疲劳。

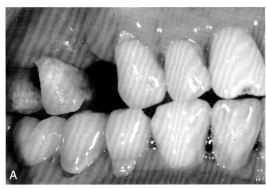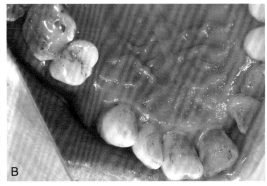

图 5-5-3 术前照片

A. 颊面观 B. 𬌗面观

2. 基牙预备

（1）消毒基牙的唇侧，以阿替卡因肾上腺素注射液等局部麻醉药行局部浸润麻醉（图 5-5-4）。

（2）按照全瓷冠的要求分别预备缺隙前后基牙（图 5-5-5）。牙列整齐、咬合关系正常者，只要沿基牙长轴磨切，即可获得固定桥的共同就位道。对于牙齿排列不整齐者，则要在牙体预备前确定好固定桥的共同就位道，备牙时按照此就位道方向。

1）使用粒度较粗的平头锥型金刚砂车针，先制备 1.2~1.5mm 的纵向引导沟，然后依次磨切至轴面转角处。

2）以高速轮形车针或柱状粗砂金刚石车针在切端唇舌向、后牙𬌗面上先磨出 1.5~2.0mm 的引导沟 2~3 个，并依次向近远中扩展，完成整个切端𬌗面的预备。如要取得良好的美观效果，切端𬌗面须磨除 2.0mm 的牙体组织。

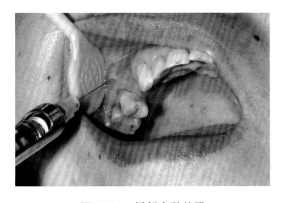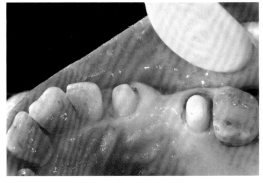

图 5-5-4 局部麻醉基牙　　　　　　　图 5-5-5 基牙牙体预备

3）用同一车针沿唇面预备边缘向邻面磨切,消除近远中面的倒凹。注意近远中面的切向聚合角度应适度。

4）以火焰形金刚砂车针磨除舌隆突至龈缘肩台以上的倒凹,在舌切2/3处开辟1.2~1.5mm的间隙。

5）以同样的方法预备缺隙后的基牙。

6）用排龈器等排龈工具与牙面或根面约呈45°,将排龈线小心置入龈沟,从近中(或远中)开始压入,依次经过颊侧、远中(或近中)、舌侧,再回到起始处,环绕360°排龈,龈线对齐剪短(用线剪)、压入,排龈线不要重叠。

7）制备龈下肩台:用90°的肩台车针,基牙颈缘四周均应预备90°的龈下肩台,注意勿伤及牙龈。

3. 取模   用硅橡胶印模材料等精细印模材料取模。特别要注意观察颈缘印模是否清晰。

4. 灌注模型   灌注超硬石膏,待2小时石膏完全硬固后取出,可见预备体边缘清晰、完整(图5-5-6)。

5. 戴暂时冠   制取暂时冠,粘固,注意不能使用含丁香油组分的暂时粘固剂。

6. 工作模型送义齿制作中心制作全瓷桥。

7. 试戴和粘固   戴入全瓷桥,用咬合纸检查牙尖交错𬌗、侧方𬌗和前伸𬌗是否有早接触及𬌗干扰,调磨至合适。

用75%的乙醇溶液消毒修复体和基牙,隔湿干燥,粘固。待粘接剂稍硬固后,去除多余的粘接剂,再光照至粘接剂完全固化(图5-5-7)。

本书再版前夕该患者复诊,修复11年后该全瓷固定桥情况良好(图5-5-8)。

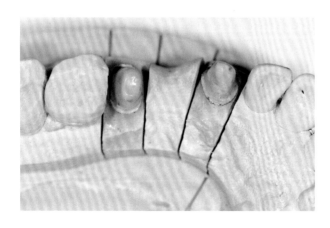

图 5-5-6   工作模型

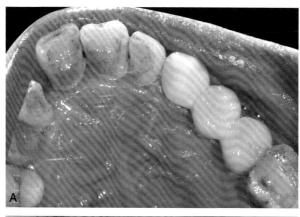

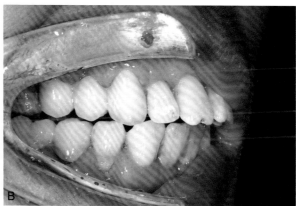

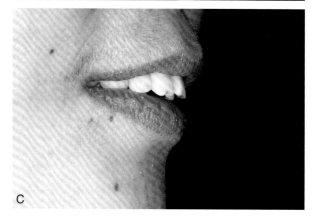

图 5-5-7　全瓷固定桥粘接就位

A. 全瓷固定桥粘接就位（𬌗面观）

B. 全瓷固定桥粘接就位（颊面观）

C. 全瓷固定桥粘接就位后面部侧面照

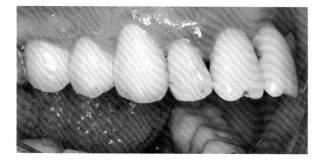

图 5-5-8　全瓷固定桥修复 11 年后情况仍然良好

三、全瓷单端桥

全瓷材料无论是玻璃陶瓷还是氧化锆陶瓷,由于其断裂韧性较低,一般不建议用于全瓷单端桥的制作。但对于切牙和前磨牙区域间隙小的修复间隙,可以考虑采用第一或第二代氧化锆材料用一颗或两颗牙作为基牙行全瓷单端桥修复,不建议用于尖牙和磨牙区域缺失牙的单端桥修复。

在传统金瓷修复体时代,采用第二前磨牙和第一磨牙作为基牙修复第二磨牙的缺失是比较常见的修复设计,但是目前的观点是不建议用氧化锆陶瓷采用同样的单端桥方式修复第二磨牙缺失。

下图病例 22 缺失,间隙较小,不能行种植修复,采用 21 和 23 作为基牙行双端固定桥修复不符合微创的原则,采用 23 作为基牙行全瓷单端桥修复是一种比较理想的选择,可以取得良好的修复效果(图 5-5-9~ 图 5-5-11)。

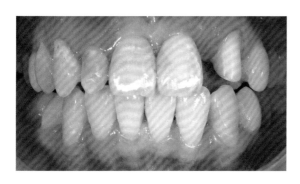
图 5-5-9　22 缺失,间隙小,选用单端桥修复

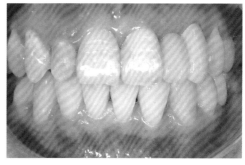
图 5-5-10　氧化锆全瓷单端桥修复唇面观

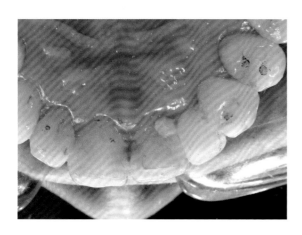
图 5-5-11　氧化锆全瓷单端桥修复腭侧观

四、全瓷粘接桥

1. 概述　粘接固定义齿(resin-bonded fixed partial denture)也称为粘接桥(resin-bonded fixed bridge),于 20 世纪 70 年代首次由 Rochette 提出,当时主要作为一类微创的过渡性固定义齿用来修复单颗牙缺失。20 世纪 80 年代,由于电蚀刻技术的发展,使得树脂粘接剂可与金属翼板的组织面形成微机械锁合作用,使我们较为熟知的马里兰桥(Maryland bridge)得以发展。早期的粘接桥多为金属翼板粘接桥,其两侧固位体为金属翼板,桥体部分也多为金属或烤瓷材料,其美观性差,金属翼板的脱粘率较高,在临床上的使用受到了限制。近年来,全瓷材料发展较快,具有优良的机械性能及生物相容性,随着粘接技术及全瓷修复体表面处理技术的发展,全瓷粘接桥在临床上的应用更加广泛。此外,最主要的是,全瓷材料透光性佳、色泽稳定,可满足大部分患者的美观要求,并能很大程度地保护牙体组织,同时减少患者就诊的椅位时间。目前的循证医学数据显示,全瓷粘接桥的 5 年生存率为 91.2%,可作为一类较为可靠的中长期过渡性固定义齿,也十分契合当代微创的理念。

2. 适应证与禁忌证

(1) 适应证:①缺失牙≤2 个;②基牙健康,牙釉质完整,牙周情况良好,无明显松动;③浅覆𬌗、浅覆盖;④不接受或不能耐受大量牙体组织磨切者;⑤辅助作为牙周夹板或正畸固定保持器;⑥口颌系统处在生长发育中的青少年患者。

(2) 禁忌证:①缺失牙≥3 个;②缺牙间隙不足或过大;③基牙过小、严重磨耗或粘接面有大面积充填体修复;④基牙松动;⑤有不良的咬合关系及咬合习惯,如磨牙症等。

3. 设计原则

(1) 基牙状况:基牙是全瓷粘接桥修复的基础。为保证全瓷粘接桥具有足够的牙釉质粘接面和有效的固位形,基牙应具有完整的牙体组织和适当的牙体形态,若基牙牙冠短小畸形,因龋病或严重磨耗缺失大面积牙体组织,则不能满足全瓷粘接桥粘接和固位的要求。尖牙具备较大的牙体面积,其突起的腭面也保证了牙釉质的厚度,是全瓷粘接桥基牙较好的选择,而选择相对平坦和短小的侧切牙作为基牙时则应更加谨慎。此外,对于某些牙釉质粘接面积不足的患者,也可根据具体情况,采用牙冠延长术或牙龈成形术等手术的方法来增加临床牙冠,以获取足够的牙釉质面积。基牙的牙周状况也极为关键,牙周膜面积与基牙的支持能力密切相关,而且,健康的牙周膜保障了基牙受力后的弹性缓冲,有利于基牙及牙周组织健康。

全瓷粘接桥由于其微创的牙体预备方式及有限的粘接面积,固位力往往较其他固定义齿弱,因此,在考虑患者的咬合情况时应具有较为严格的标准。前牙紧咬合、深覆𬌗覆盖、夜磨牙等任何咬合力大的病例均不宜选择全瓷粘接桥修复。建议在进行此类设计时,要求患者浅覆𬌗、浅覆盖,在牙尖交错𬌗、侧向及前伸运动时仅有轻微的咬合接触。此外,青少年患者的牙齿髓腔较大,骨骼生长发育尚未完成,更加适合选择全瓷粘接桥进行缺牙修复。因其切削牙体组织较少,能较好地保护基牙的健康和活力,还可以作为一种长期的过渡义齿,待青少年患者骨骼生长发育完成后进行种植等其他修复手段的治疗。

(2)固位体数目:全瓷粘接桥按固位体数目可分为双翼粘接桥与单翼粘接桥两大类。理论上讲,双翼粘接桥的设计方式无论是粘接面积还是固位形都优于单翼端粘接桥。Rosentritt 等的体外实验也证明双翼全瓷粘接桥的机械强度明显高于单翼设计。但是,单翼全瓷粘接桥在临床上的应用却更加广泛,其成功率也较高。在两项分别长达 5 年和 10 年的临床随访研究中,单翼全瓷粘接桥无论是成功率还是生存率均高于双翼粘接桥,而且部分双翼粘接桥一侧翼板脱粘后,修复体还能以单翼粘接桥的形式在患者口内保留数年。由此可见,双翼粘接桥具有更高的失败率,其原因可能是双翼粘接桥在长期的使用过程中,受到口腔内多重方向的应力作用,加之基牙的不平衡因素,更容易产生剪切力及扭矩,使较薄弱的一侧翼板发生脱粘,最终导致修复失败。

但是,单翼粘接桥并非在所有情况下都优于双翼设计,对于后牙等咬合力较大的牙位和下颌前牙等牙釉质粘接面较小的牙位,还是应考虑采用双翼粘接桥进行修复。此外,当需要辅助作为牙周夹板,或正畸治疗后的固定保持器时,只有双翼设计才能达到预期的临床效果。

(3)固位形:全瓷粘接桥虽然仅磨除少量的牙体组织,但也可根据具体临床情况预备一定的固位形,良好的基牙固位形可以防止修复体在行使功能时出现移位、脱落。全瓷粘接桥的固位形包括:固位沟、固位钉、𬌗面覆盖、箱状洞形等。有研究表明,在邻面制备固位沟可有效增加修复体 30.8% 的抗剪切力,而且,前牙轴面的固位沟也能一定程度弥补前牙轴向环抱力的不足。

4. 临床操作步骤　这里以下颌侧切牙单翼粘接桥为例介绍临床操作步骤。

(1)患者 32、42 缺失,要求固定修复缺失牙,对美观要求较高,不愿行种植修复和磨除大量牙体组织行固定桥修复。浅覆𬌗、覆盖,缺牙间隙正常,邻牙牙体完整,形态正常,无明显松动,拟行两个单翼铸瓷粘接桥进行缺失牙修复(图 5-5-12)。

(2)基牙预备:对于前牙的牙体预备一般位于切缘下 1.0~2.0mm。舌(腭)面均匀磨除,

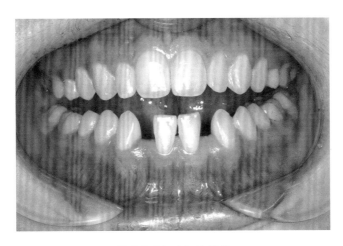

图 5-5-12　32、42 缺失

预备量为 0.3~0.5mm。近缺隙侧轴面预备一般位于轴面舌侧 1/2 以内,预备量为 0.5mm。远缺隙侧预备可位于边缘嵴以内,也可越过边缘嵴 0.5~1.0mm。采用龈上肩台,预备止于龈缘上 1mm。必要时,为增加固位力,近远中轴面可制备两条固位沟,平行于牙体长轴,并取得共同就位道。舌隆突处还可制备箱状洞形,可在一定程度上防止固位体向龈方脱落,直径 0.5mm,深 1.0mm,与共同就位道一致。应注意的是,无论增加任何固位形,牙体切削应尽量不超过牙釉质层,以保证牙釉质粘接。

在部分病例中,全瓷粘接桥可用于修复后牙。若以后牙作为基牙,牙体预备时应使固位体对基牙的环抱面大于 180°。舌(腭)面的预备同前牙,预备量为 0.5mm。采用龈上肩台,位于龈缘以上 1.0mm。后牙固位形的选择较前牙多,近远缺隙侧轴面可制备固位沟。此外,牙体预备多位于舌(腭)侧,切削牙体组织较少,一般不超过牙釉质层,必要时可根据临床具体情况辅助箱状洞形、嵌体或高嵌体进行固位(图 5-5-13)。

(3)印模及模型:由于全瓷粘接桥多采用龈上边缘设计,一般无需进行排龈处理。制取印模一般选用硅橡胶材料,建议采用两次两相印模法,先用高黏度、低弹性硅橡胶制取初模,去除倒凹,修整初模,然后再添加少量低黏度、高弹性硅橡胶获得更精细的终印模。常规灌注超硬石膏模型。

(4)比色:去除患者口红等颜面部妆饰,对比患者天然邻牙或对侧同名牙,迅速比色,确定色相区间,并进一步确定明度及彩度,记录信息(图 5-5-14)。

(5)技工室制作:修整工作模型后,可采用热压铸造、CAD/CAM 技术等不同方法制作全瓷粘接桥的桥基和翼板,在模型上试戴合适后,根据临床采集的比色信息,桥体表面饰瓷烧结,上釉,翼板组织面可进行喷砂处理(图 5-5-15,图 5-5-16)。

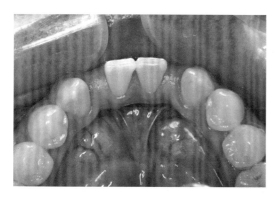

图 5-5-13　基牙预备后形态

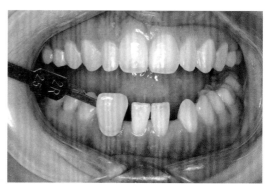

图 5-5-14　比色

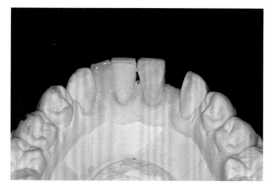

图 5-5-15　单侧翼板粘接桥

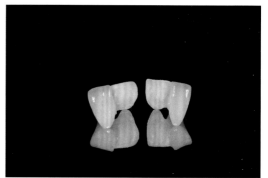

图 5-5-16　单侧翼板粘接桥

（6）临床试戴及粘接：全瓷粘接桥在患者口内进行试戴，检查颜色和适合性。清洁牙面，隔湿，保护邻牙牙面，37%磷酸酸蚀 15 秒，用无压力的清水冲洗，无油性气体吹干，表面涂布牙釉质粘接剂，吹匀，光固化。氢氟酸凝胶酸蚀翼板组织面，冲洗，吹干。对于氧化锆粘接桥，也可使用低压的空气喷砂进行修复体组织面处理，输送粘接剂进行粘接，最后进行调𬌗精修、抛光（图 5-5-17，图 5-5-18）。

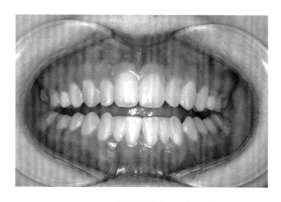

图 5-5-17　全瓷粘接桥试戴及粘接

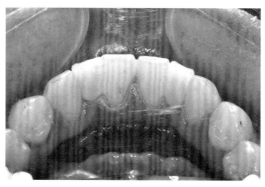

图 5-5-18　全瓷粘接桥舌面观

5. 预后

（1）术后并发症：全瓷粘接桥引起基牙继发龋的病例很少，其 5 年继发龋累计发生率为 1.5%，但应注意的是，对于双翼粘接桥，若其中一侧翼板脱粘，修复体仍可存留于患者口内而不易发觉，那么脱粘侧的基牙将面临发生继发龋的危险。相反，单翼粘接桥就不存在此潜在危害，因为其一旦脱粘，患者就会立即察觉，继而向医师求治。此外，全瓷粘接桥几乎不影响患者的牙周健康，因其多采用龈上肩台，此设计有利于牙周组织健康及修复体的清洁，同时可保证边缘能与龈方的牙釉质进行粘接。对于铸瓷粘接桥，桥基或连接体部分断裂及脱粘是造成修复体失败的主要原因。近年来，随着氧化锆陶瓷材料机械强度的提高，脱粘和崩瓷将成为主要失败原因。虽然脱粘后的粘接桥可再次粘接回患者口内，但是再次粘接必然会提高术后并发症及修复体失败的发生率。因此，多次粘接的全瓷粘接桥应引起重视，寻找脱粘原因，或选择固定桥、种植等其他修复方式。

（2）成功率：全瓷粘接桥作为一种固定修复方式，明确其临床效果及中远期的稳定性是十分重要的。在国内，部分学者参照美国公共卫生协会标准，即修复体的边缘着色程度、继发龋、修复体完整性等，随访得出：前牙 IPS 热压铸造全瓷粘接桥的 3 年修复成功率为88.5%，氧化锆全瓷粘接桥的 2 年累计生存率为 90%，说明全瓷粘接桥在短期内效果较好。在国外，学者还进行了更为长期的临床随访，一项长达 10 年的研究显示，双翼全瓷粘接桥累计生存率为 73.9%，单翼全瓷粘接桥累计生存率为 94.4%。最近的循证医学数据显示，全瓷粘接桥的 5 年生存率为 91.2%，显示出了较好的临床数据，但与固定桥 95.4%、种植支持的单冠修复 96.8% 的 5 年成功率相比，仍有一定差距。综合来看，全瓷粘接桥可作为一类较为可靠的中长期过渡性固定义齿，能较大程度保护牙体组织，美观且节约时间及治疗成本，若适应证选择恰当，不失为一种优良的微创修复方式，但其远期的临床效果仍有待进一步研究。

第六节　CAD/CAM 全瓷修复体

口腔修复体的制作长期以来一直是手工操作，计算机技术的飞速发展使得计算机修复体设计制作成为现实，并有逐渐取代手工操作之势。与传统手工制作相比，计算机辅助设计加工制作的全瓷修复体具有色泽美观，与天然牙近似，快速、准确、适合性好，节省人力、物力等诸多优点。

CAD/CAM 是将光电技术、信息技术、计算机技术和数控机加工技术完美结合的高科技新技术。CAD/CAM 技术的广泛开展和应用必将给口腔修复学带来革命性的变化。

一、口腔 CAD/CAM 系统及其修复技术的发展

1. CAD/CAM 系统的历史和发展　计算机辅助设计和制作技术是最早应用于工业自动化的高科技技术，经过口腔医师和科技人员的长期研究，CAD/CAM 系统得以迅速发展，形成商品化，并应用于临床。20 世纪 70 年代主要停留在理论研究，1973 年法国医师 Duret 首次发表了 CAD/CAM 在口腔应用的论文。此后，研究范围逐渐扩大，研究人员也逐渐增多。1983 年第一台用 CAD/CAM 技术制作修复体的样机在法国问世。1985 年 Duret 采用 CAD/CAM 系统制作了后牙全冠修复体。

迄今为止，全球已有 10 余种 CAD/CAM 系统，下面介绍几种有代表性的系统（表 5-6-1）。

（1）Duret 系统（法国系统）：该系统是由 Duret 领衔的研究小组研制的，是最早开发出的口腔科 CAD/CAM 系统，由摄像部分、数据处理部分和修复体加工部分组成。其主要原理是利用电子光学方法取得牙制备体的光学印模 - 数字化 - 输入计算机 - 制备体三维立体图像 - 设计修复体 - 制作修复体。该系统最后由法国 Sopha Bioconcept 公司开发完善，又称 Sopha Duret 系统。其𬌗面设计根据对颌牙情况，在牙尖交错位建立𬌗面尖窝关系，可以加工陶瓷材料和钛合金。该系统尚提供名为 Aristee 的有机陶瓷材料，这是一种专为口腔科 CAD/CAM 系统设计的带有定向纤维的陶瓷复合材料。最近几年着重开发研制下颌运动跟踪，用于下颌功能运动数据化及咬合分析。其另一特色是计算机为开放式，可同时进行其他工作，如记录、应用专家系统诊断等。

（2）CEREC 系统（瑞士系统）：CEREC（chairside economical restoration of esthetic ceramics）是美学陶瓷的椅旁修复的简称，该系统由牙医 Mormann 和工程师 Brandetini 共同设计和研制完成，于 1986 年首次在瑞士苏黎世展出，由三维口内摄像机、显示器、键盘、轨迹球、切削车床和图像处理、加工软件等部分组成，主要用于加工陶瓷。

1994 年诞生的 CEREC Ⅱ型具有更快的微处理器和更高分辨率的摄像头，研磨系统增加了研磨车针，之后由于软件的发展，使 CEREC Ⅱ可以制作全瓷基底冠和𬌗面形态完整的全瓷冠。

表 5-6-1　常见的 CAD/CAM 系统比较

比较项目	产品名称			
	Cercon 系统	LAVA 系统	KaVo Everest 系统	CEREC inLab 系统
系统组件	Cercon brain (扫描和车铣仪)、Cercon clean (抽气设备)、Cercon heat (烧结炉)、Cercon eye (扫描仪)、Cercon art (硬件和软件)、Cercon move (导航仪)	LAVA Form (车铣单元),附带软件的 LAVA Scan ST (扫描仪)、Lava Therm (烧结炉)	Everest Scan Pro、Engine、Everest Scan ST、Therm、Engine Table	inLab 主研磨机、inEos 高速扫描仪、inFire 结晶炉、inLab 3D 软件
随带提供的硬件	取决于客户要求的系统配置	LAVA Form (车铣单元),附带软件的 LAVA Scan ST (扫描仪)、LAVA (烧结炉)	扫描仪、铣床、结晶炉、专业铣床计算机	主研磨单元内置激光扫描,系统包含所需电脑
对电脑硬件的要求	可作为系统组件提供	无说明	随机携带	inLab 专用电脑
软件操作系统	自带操作系统	Windows XP	Windows NT+XP	Windows XP
扫描方法	光学法	条纹光投影	3D 多重光栅扫描	系统具备两种扫描方式:inLab 内置激光扫描和 inEos 高速扫描仪
连接车铣中心或自由供货商的界面	连接到当地的 Cercon 用户以及 DeguDent 集中式联网制造装置	只在系统中,在一个 LAVA 车铣中心内部,是几个 LAVA 扫描仪和铣床联网的结构	否	用户可以连接 inF'iniDent 车铣中心或者将数据传输至其他 inLab 用户进行加工
可以扫描的对象范围	牙颌备体和切削模型	石膏模型中的单颗牙及邻近牙,咬合记录,蜡型设计	模型、蜡型、硅橡胶	单冠,桥体,全口模型,蜡型,种植基台,树脂代型等
扫描单个牙冠/牙桥支架所需的时间	取决于扫描对象的尺寸	1.4 分钟	3 分钟 / 根据单位数量而定	平均时间 21 秒 / 冠,3 单位桥不超过 1 分钟
对颌牙纳入系统的方法	利用咬合蜡法	通过扫描的咬合记录	通过扫描咬合蜡记录	用激光扫描仪:15 分钟 /30 分钟
安装稳架	否	是	只在咬合闭合位置安装	通过扫描咬合记录和 / 或扫描对颌牙来安装

续表

比较项目	产品名称			
	Cercon 系统	LAVA 系统	KaVo Everest 系统	CEREC inLab 系统
利用软件单独扩展陶瓷底冠	是	无说明	软件支持游离端修复，支持精密附件修复	通过简化功能可自动实现具有解剖形态的基底冠
涵盖的指征范围	牙冠和牙桥支架，其他指征还在准备阶段	无说明	嵌体、贴面、内冠、全冠、全牙列桥、制作种植基牙个性基台、精密附件、套筒冠	嵌体、高嵌体、贴面、全解剖牙冠/牙桥，最多5单位的桥支架、套筒冠，附着体，尺寸减小或部分减小的结构、种植体基台
可以加工的材料种类	氧化锆、钛、CoCr 的加工还在准备阶段	氧化锆	硬质氧化锆、软质氧化锆、硅酸氧化锆、玻璃陶瓷、锂基陶瓷、纤维树脂、可熔性树脂、纯钛及非贵金属	氧化锆、氧化铝、渗透陶瓷、二硅酸锂玻璃陶瓷、塑料代型、钛、高含金量贵金属合金、钴铬合金
每个单元和材料的机器运行时间	取决于对象大小	15~20 分钟	依材料而定，8~35 分钟/单位	每个氧化锆冠小于20分钟，三单位桥小于60分钟

2000 年诞生的 CEREC Ⅲ 基于 windows 平台,研磨系统与可移动的图象采集系统各自独立工作,可以制作嵌体、高嵌体、全冠、部分冠和贴面。但此时软件只能展现修复体的平面效果,不能整体观察修复体。Sirona 公司 2002 年推出的 CEREC inLab 是针对口腔科技工室所设计,采用间接方法制作修复体,不使用口内照相设备。数控加工单元完成石膏模型三维测量取像和计算机辅助设计,切削制作单元拥有两个水冷系统,配备了多种圆柱形和圆锥形车针。磨切获得的修复体根据情况往往还需要在技工室进一步加工。如以 Vita Mark Ⅱ 等预成瓷块为坯体制作的修复体由于颜色均一,需进行个性化处理,可进行不同颜色的染色、上釉;而使用 Vita In-Ceram 系列预成陶瓷坯体制作的全瓷冠、桥底冠或支架,需经玻璃渗透、表面饰瓷、上釉等工序才可完成修复体的制作。

2003 年推出的 CEREC 3D 解决了以前机型的许多问题,在设计修复体时引入了多维视角、高度直观界面,用户可以从三维角度观察和评估所设计的修复体,并借助虚拟工具对计算机屏幕上显示的对象进行编辑、修改。CEREC 3D 系统除了在全瓷嵌体、贴面、全冠的制作功能上进一步强化,随着新的 3D 设计软件如 FrameWork 的加入,以及新材料如二氧化锆陶瓷的应用,实现了全瓷固定桥的制作。

2008 年,新的研磨单元 CEREC MC XL 问世,研磨速度被优化,机器能在 4 分钟之内制作出一个单冠。

2009 年,蓝光扫描新产品 CEREC AC 系统问世,使 CAD/CAM 修复比以往更准确、高效。

CEREC 系统是目前发展最为完善的口腔科 CAD/CAM 系统之一。临床资料显示,CEREC 系统制作的全瓷修复体具有较高的成功率,修复效果良好。

(3) Celay 系统:Celay 系统是由一个接触式数字仪和一个微型铣床组成,其工作原理类似于配钥匙,本质上并不是完全意义上的 CAD/CAM 系统,数字化仪"读"取在口内或代型上制作的树脂嵌体、冠的表面形态,将形状信息直接传递到铣床上进行复制加工,故又称复制磨切系统。

Celay 系统由瑞士苏黎世大学研制,Mikroma 公司生产。20 世纪 90 年代苏黎世大学与 Vita 公司合作,将 Celay 系统与 In-Ceram 技术相结合,推出了 Celay/In-Ceram 全瓷修复系统,采用 Celay 系统加工预烧结多孔氧化铝瓷块,然后采用渗透陶瓷技术。此方法不仅不需要进行长时间的氧化铝底层烧结(一般需 10 小时左右),而且还将玻璃渗透的时间由 4 小时左右缩短为 40~50 分钟。与常规渗透陶瓷技术相比,此法可在一天内制作出渗透陶瓷修复体。目前 Celay/In-Ceram 全瓷修复系统不仅包括 Celay/In-Ceram Alumina,Celay/

In-Ceram Spinell,还包括 Celay/In-Ceram Zirconia,可分别用于前后牙单冠和固定桥的制作。

(4)卡瓦珠穆朗玛峰(KaVo Everest)系统:KaVo Everest 系统是 2003 年由德国的卡瓦公司推出的一套口腔科技工室 CAD/CAM 系统,由扫描仪、计算机辅助设计系统、数控车床、烧结系统、专用材料和配套的专业技工台构成。该系统是集数据采集、设计、制作于一体的较成熟的 CAD/CAM 系统,可用于制作瓷嵌体、高嵌体、贴面、全瓷冠和全瓷核冠底层的制作,可以制作最长 45mm 的全瓷固定桥支架。

(5) Procera AllCeram 系统:Procera AllCeram 系统由 Andersson 和 Oden 设计,瑞典 Nobel Biocare AB 和 AB Sandivk Hard Materials 公司共同研制开发,1987 年在瑞士首次展出。该系统由 CAD 和 CAM 两部分组成。CAD 部分包括 Procera 扫描仪、计算机、软件等,CAM 部分指 Procera 精密加工机与工业成型技术,可根据数据进行精确加工。该系统也是一个复制系统,其工作原理是利用缩放仪读取石膏代型表面数据,经过 Procera 软件处理后形成数字化代型。利用电火花蚀刻、铣床切削和焊接桥体等方法来加工。加工原理和 Celay 系统类似。该系统的 CAD 部分有重要的功能,可以将数字化代型和底层冠放大12%~20%,以补偿氧化铝 15%~20% 的烧结收缩。

一般牙体预备后,取模,制作活动代型,使用 Procera 扫描仪扫描代型,获取三维数据,在计算机内生成三维数字化代型,再根据实际所需厚度,设计全瓷底冠。将设计完成的数字化代型与底冠数据通过互联网传送到 Procera 工作站。工作站的 Procera CAM 根据传来的数据精确地将放大后的数字化代型转换为机制代型,然后用工业上的干压成型技术以很高的压力将纯度高达 99.9% 以上的 Procera AllCeram 氧化铝瓷细粉压在机制代型表面,形成氧化铝底冠坯体。底冠坯体从代型上取下后在 1 550℃高温下致密烧结,烧结完成后的氧化铝底冠呈半透明象牙色,强度高达 600MPa 以上,具有良好的适合性。在工作站完成底冠后再邮寄回技工加工中心,堆塑饰面瓷,完成修复体制作。

(6)泽康(Cercon)系统:Cercon 系统是美国 Dentsply 公司在 2001 年推出的。该系统是先人工制作蜡冠,然后通过激光扫描系统收集在口内或代型上的蜡型表面外形数据,并传递到数控铣床同步制作修复体,所以它并非真正意义上的 CAD/CAM 系统。2002 年,Cercon smart ceramics 氧化锆陶瓷推出,挠曲强度大于 1 300MPa。氧化锆全瓷材料是目前牙科陶瓷中抗弯强度最高的陶瓷材料,逐渐应用于全瓷桥修复。该系统为 Degussa 公司推出的专门切削氧化锆陶瓷的 CAM 系统。预烧结瓷块有 12mm、30mm、38mm、47mm 的长度规格,最长可以做到 6 个单位的桥体,其平均线收缩率为 29%,预烧结的瓷块非常酥松,被称为粉笔样(chalk-hard),切削完成后还需要手工进行修整。终烧结的温度为 1 350℃,大约 6 小时。其饰面瓷是专门研制的材料(Cercon ceram),与氧化锆支架的热膨胀系数相匹配。

(7) LAVA 系统:LAVA 全瓷修复系统是由 3M ESPE 公司设计开发的 CAD/CAM 系统,于 2003 年推出,主要用于二氧化锆全瓷冠桥底冠和支架的制作,其基本结构、原理、功能与 KaVo Everest、Cercon 相似。该系统由高精度扫描仪、CAD 设计软件、研磨切削系统和烧结炉等构成。LAVA 系统通过扫描模型获得资料,有杰出的机械性能和美学特性,适用于单冠及前后牙三至四单位的桥体。氧化锆陶瓷支架有 7 种颜色可供选择。此外,3M ESPE 公司最新推出了 LAVA 椅旁口内印模扫描仪(LAVA chairside oral scanner,LAVA C.O.S)系统。该系统的取像原理是激活波前采样技术,并采用 3D 移动技术,可快速获得口内清晰影像。同其他 CAD/CAM 系统相比,LAVA C.O.S 系统具有更高的精确性和图像连续性。

(8) E4D Dentist 系统:E4D Dentist 系统是由美国 E4D Technologies 公司于 2008 年推出的,它是除 CEREC 系统之外仅有的另一套椅旁系统。在常规的牙体预备之后,临床医师可根据需要在牙齿表面喷粉,而后进行口内取像,E4D 系统的取像原理是基于相干光断层成像和共聚焦显微技术,通过控制脚踏开关逐一获得多张图像后利用系统软件形成 3D 图像。在经过计算机辅助设计之后,利用其专有的配套椅旁切削系统制作出修复体。目前,E4D Dentist 系统可以同时设计 16 个修复体,这无疑是其优势所在。

(9) iTero 系统:iTero 系统是 Cadent 公司于 2007 年推出的首个数字化印模系统。该系统是基于平行共焦成像的原理获取数字化印模,且无需在取像前对牙齿表面进行喷粉,这大大提高了患者就诊的舒适性。扫描得到的图像信息经过无线传输到 Cadent 技工中心进行加工处理,处理之后的数字信息再传送到 Cadent 公司切削出模型,然后技工中心根据模型完成最终高精度修复体的制作。

(10) Planmeca 系统:Planmeca FIT 椅旁 CAD/CAM 修复系统可提供一套完整的全方位数字修复工作流程。这套系统由三大部分组成:Planmeca PlanScan 口内扫描仪、Planmeca PlanCAD 修复体设计软件以及 PlanMill4.0 研磨仪。其工作流程分为口内扫描、3D 设计和椅旁研磨三步。这一系统具有的优势:进行口内扫描亦无需喷粉;可与 Planmeca 治疗台连接;扫描探头可更换且可高温高压消毒;研磨仪支持超薄贴面研磨;开放式设计,可自由选择工作流程等。Planmeca FIT 工作流程的所有步骤均可通过普兰梅卡 Planmeca Romexis® 牙科软件平台进行管控与访问。用户不但可以在所有工作站获得全部的诊断数据信息,还可通过灵活的软件许可模型实现扫描、设计与研磨的同步进行。Planmeca FIT 椅旁 CAD/CAM 工作流程的建立基于同一套软件操作界面,整套系统工作流程简单方便且集成性高,可为用户确保高质量的口腔服务。这套系统不但有助于诊所资源的最大化利用,而且还大幅缩短了患者的治疗时间,仅需单次就诊便可完成全部治疗过程,免除了临时冠或实体牙颌模型的烦恼。

2. CAD/CAM 修复技术的发展　随着 CAD/CAM 系统和计算机软件的不断改进,CAD/CAM 加工修复体的精度越来越高,使用越来越方便,可使用和加工的材料越来越多。到目前为止,已可使用全瓷材料加工制作全瓷嵌体、高嵌体、贴面、部分冠、全瓷冠、前牙后牙全瓷桥。CAD/CAM 修复体的精度也明显提高,如 Duret 系统和 Procera 系统为 50~80μm。此外,制作时间大大缩短,如过去制作修复体的时间为 1~2 周,现在加工修复体仅数分钟到数小时。修复体的设计则从无咬合面设计到现在的大部分系统均可以进行计算机辅助咬合面结构设计,在口内试戴时,𬌗面调改减少,与对颌牙具有良好的接触关系,并可根据患牙的不同情况对修复体的近远中径、颊舌径等进行修整。

(1) CAD/CAM 修复体制作类型:CAD/CAM 系统根据其应用的范围分椅旁操作系统和技工室系统两大类。

1) 椅旁操作系统:该系统采用口内摄像采集数据的方式,用计算机辅助设计、制作完成修复体。CEREC 系统等属于椅旁操作系统,一般仅需 30~60 分钟即可完成,患者一次就诊就可以戴上修复体,是一种真正意义上的 CAD/CAM 系统。

2) 技工室系统:该系统采用扫描模型、蜡型或树脂蜡型的方式采集数据,然后用计算机辅助设计、制作完成修复体。CEREC inLab,Cercon,Everest 等系统都属于技工室 CAD/CAM 系统。技工室系统的开发应用不再需要每家医院均购置昂贵的 CAD/CAM 系统,不仅可节约大量资金,提高 CAD/CAM 系统的使用效率,同时又可以使广大患者均可享受到优质的 CAD/CAM 修复体。

(2) 牙制备体的模拟:随着 CAD/CAM 技术的不断进步,模拟牙制备体的方法和手段也有所不同,包括口内测量、口外测量和激光扫描等。不同的方法模拟的精度、时间、费用等会有区别。

1) 口内测量技术:采用激光探头在口内获得准确的牙制备体模型,如 CEREC 系统等。口内测量技术省略了在口内制取印模的步骤,可以减少模型变形带来的对修复体精度的影响。

2) 口外测量模型技术:使用扫描探头在口外采集模型或蜡型数据,完成修复体的制作,如 Procera 系统等。

3）数字化激光扫描:采用激光扫描技术在口外采集牙制备体模型或蜡型的数据,如 Cercon、Everest 等。这种测量技术的主要优点是精度高,可达 $1\mu m$。

二、口腔 CAD/CAM 可切削陶瓷材料

CAD/CAM 技术的发展离不开材料的开发应用,目前 CAD/CAM 加工用材料包括陶瓷、金属和复合树脂等,其中陶瓷材料的应用最广泛。可切削陶瓷材料应满足以下条件:可加工性、耐用性、美观性及尽可能低的成本。20 世纪 80 年代末首次推出商品化的 CAD/CAM 可切削陶瓷材料如 Vita MarkⅡ、Dicor MGC 等,但这些材料的强度低、韧性差,只能用于前牙贴面、后牙嵌体等修复,不能用于全瓷冠桥修复。20 世纪 90 年代末才出现将 CAD/CAM 技术与 In-Ceram 渗透陶瓷技术结合的多孔氧化铝瓷块。该种瓷块切削后经渗透具有较高的强度,可以用于制作全瓷冠。近年来氧化锆陶瓷以其高强度、高韧性和良好的生物相容性成为当前全瓷冠桥修复的热点材料。

目前已成功开发并应用于临床的 CAD/CAM 切削陶瓷材料主要包括长石质可切削陶瓷、可切削玻璃陶瓷、玻璃渗透陶瓷和可切削氧化锆陶瓷等四大类。

1. 长石质可切削陶瓷　长石质陶瓷是一种硼硅长石质玻璃,玻璃中含有分散的结晶成分,可分为天然长石瓷和合成长石瓷。天然长石瓷的代表为 Vita Mark Ⅱ。该陶瓷材料强度及韧性较差,一般只用该种瓷块加工后牙嵌体、前磨牙全冠和前牙贴面等修复体,若颜色等不满意可着色上釉。

（1）组成:以 SiO_2、Al_2O_3 为主要成分,同时还含有 Na_2O、K_2O、CaO、TiO_2 等。

（2）性能:成块状,表面光滑致密,有 A_1C、A_2C、$A_{3.5}C$、B_3C 等颜色。热膨胀系数为 $8.8\times10^{-6}/℃$,弹性模量为 63GPa,显微硬度(KHN_{100})为 520Kg·mm^2,断裂韧性(K_{1c})为 1.8MPa·$m^{1/2}$。抛光后的强度约为 130MPa,上釉后可达 160MPa,是普通长石质瓷强度的 2 倍。双轴弯曲强度 77.7MPa,压缩强度 757MPa。

合成长石瓷是指含有合成晶体的陶瓷,具有良好的切削性能和色彩效应,在上釉后也可提高其强度。

2. 可切削玻璃陶瓷　玻璃陶瓷是由适当组成的玻璃经受控晶化制备而成的一种由微晶体和玻璃相组成的硅酸盐材料,主要有云母基玻璃陶瓷、白榴石基玻璃陶瓷、硅酸锂基玻璃陶瓷 3 种。该类陶瓷的代表为 Dicor MGC 陶瓷,是在铸造玻璃陶瓷的基础上制成。玻璃陶瓷又称微晶玻璃,是通过玻璃的受控结晶而制成的多晶体材料,其结构为高比例的

晶体和玻璃相组成的无孔复合体。研究表明,Dicor MGC 自身磨耗大于 Vita Mark II,但对牙釉质的磨耗明显小于后者。

(1) 组成:主要由 SiO_2、MgO、ZrO_2 组成,同时还含有 MgF_2、Al_2O_3 等。

(2) 性能:热膨胀系数为 $6.4 \times 10^{-6}/℃$,弹性模量为 68GPa,显微硬度(KHN_{100})为 $330Kg \cdot mm^2$,断裂韧性(K_{1c})为 $1.5MPa \cdot m^{1/2}$,双轴弯曲强度为 184.2MPa,压缩强度为 828MPa。Dicor MGC-F 陶瓷为氟云母玻璃陶瓷,断裂韧性(K_{1c})为 $2.09MPa \cdot m^{1/2}$。

3. 玻璃渗透陶瓷 玻璃渗透陶瓷通常以多孔胚料作支架,在胚料的孔隙和表面浸渍玻璃成分,最后用饰瓷装饰。该类陶瓷的代表为 In-Ceram 渗透陶瓷,包括渗透铝瓷、渗透尖晶石瓷、渗透锆瓷等,多用于制作冠、桥底层冠及全瓷桩。切削后采用镧系玻璃渗透制成氧化铝(氧化锆)-玻璃复合体,极大地提高了渗透陶瓷的强度和韧性,最后在底层冠表面堆塑饰面瓷完成修复体的制作。渗透尖晶石瓷具有良好的半透明性,但强度不足,仅适用于前牙冠修复。渗透铝瓷抗弯强度可达 500~600MPa,可用于制作前后牙单冠和前牙三单位固定桥。渗透锆瓷是在渗透铝瓷的基础上,加入了质量分数为 35% 的氧化锆成分用以提高材料的强度和韧性,以及以质量分数为 16% 的氧化钇作为稳定剂,其抗弯强度约为 700MPa,但透光性能较差,可用于制作前后牙冠和前后牙三单位固定桥。

(1) 组成:渗透铝瓷主要由高纯超细的氧化铝颗粒构成,渗透玻璃料主要由 La_2O_3、SiO_2 等组成。

(2) 性能:热膨胀系数为 $7.2 \times 10^{-6}/℃$,弯曲强度为 300~500MPa。

4. 可切削氧化锆陶瓷 氧化锆陶瓷是指以 ZrO_2 为主要成分的生物惰性陶瓷材料。该类陶瓷是目前临床可利用的强度最好的全瓷修复材料,可用于制作全瓷冠、桥体支架,甚至可以制作多单位后牙长桥,表面堆塑饰面瓷完成修复体制作。

(1) 组成:钇稳定的 ZrO_2。

(2) 性能:弹性模量为 210GPa,断裂韧性为 $9{\sim}15MPa \cdot m^{1/2}$,弯曲强度为 900~1 200MPa。

此外,还有致密烧结铝瓷(Procera AllCeram)和白榴石基玻璃陶瓷(如 Kavo Everest G-白榴石增强陶瓷等)。

三、CAD/CAM 瓷修复体的临床操作步骤

如上所述,CAD/CAM 瓷修复体有两种制作方式,一类是椅旁 CAD/CAM 系统,另一类是制作室系统。

1. 椅旁 CAD/CAM 系统　能够直接用于临床的是椅旁 CAD/CAM 系统,它采用口内摄像采集数据的方式,然后计算机辅助设计、制作完成修复体。一般仅需 30~60 分钟即可完成,患者一次就诊就可以戴上修复体,是一种真正意义上的 CAD/CAM 系统。下面以 CEREC Ⅱ 制作瓷嵌体的操作步骤来介绍椅旁 CAD/CAM 技术制作瓷修复体的一般临床操作步骤。

(1) CAD/CAM 瓷嵌体的牙体预备:按一般瓷嵌体的牙体预备方法预备好嵌体洞型(参阅第五章第一节"四、瓷嵌体的牙体预备")。

(2) 取模

1) 取模前的准备:首先清除制备好的嵌体窝洞、牙面、邻面区的牙体碎屑、血液和唾液等,保持牙制备体清洁,否则会影响图像质量。患牙最好以橡皮障隔湿,仅让患牙暴露于外。干燥、喷粉,使嵌体窝洞壁表面成为不透明、不折射的表面。

2) 取模:将摄像探头置于嵌体窝洞上方,用手指支撑在邻牙上,以稳定摄像头,并与制备牙形成一定角度,使摄像机视轴与嵌体就位道方向一致。操作者一边操作一边从监视器中观察图像质量,通过脚开关记录满意图像。操作者可在显示屏上用一连串的点来标记预备体的边缘,计算机将自动对三维图像进行计算并输入 CAD 系统。

(3) 瓷嵌体的设计:逐步画出窝洞的底线、龈缘线、𬌗曲线、邻面接触区等,最后画出𬌗面的中央沟,必要时可以进行图像处理、修改,达到图像满意为止。

(4) 瓷嵌体的加工:嵌体设计完成后,根据计算机显示屏上显示的瓷块号码选择瓷块,将瓷块放入加工制作室加工。嵌体加工完成后,自动与瓷块分离。

瓷嵌体加工完成后,将嵌体放入嵌体预备窝洞内试戴,可适当加以调整,确认完全就位后再进行咬合调整,然后抛光,完成瓷嵌体。

2. 制作室 CAD/CAM 系统　采用制作室 CAD/CAM 系统无需每个医院、每个科室都购买昂贵的 CAD/CAM 系统设备,提高了设备的利用率,降低了全瓷修复的成本,因此制作室 CAD/CAM 系统成为目前较为常用的 CAD/CAM 系统。在没有椅旁 CAD/CAM 系统的医院,只要医师正确掌握了机加工全瓷修复体的牙体预备要求,便可以开展全瓷修复,取得良好的修复效果。实际上,不同的系统采集数据的技术有所不同,但一般制作室 CAD/CAM 系统都可以利用传统的石膏模型通过扫描模型或蜡型获得数据,从而制作出全瓷修复体。下面以泽康系统为例重点阐述 CAD/CAM 系统对牙体预备的不同要求。

(1) 适应证:泽康系统由于所使用的二氧化锆全瓷材料具有很高的强度,因此几乎适

用于任何牙位的牙体缺损修复。具体来讲,适用于以下情况:

1)美学修复:牙颜色异常(如四环素牙、氟斑牙、变色牙等)、形态异常(如牙釉质缺损、切角缺损等)、牙位置异常(如轴向改变等)。

2)保护牙体组织、防止折裂:如无髓牙、隐裂牙等。

3)恢复口颌系统的完整性及咀嚼功能:残根、残冠及过度磨耗牙等。

(2)排龈:牙体预备前用牙周探针测量龈沟深度,当龈沟深度大于1.5mm时,可以做预备前排龈,用排龈器将较细成品牙线(如00#)压入龈沟底,使牙龈有一定的收缩,并与牙分开,尽可能避免备牙时损伤牙龈(图5-6-1,图5-6-2)。

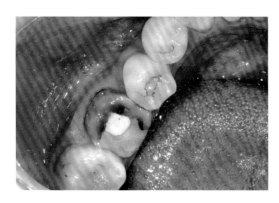

图 5-6-1　术前情况

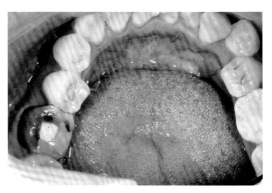

图 5-6-2　术前排龈

(3)牙体预备:由于氧化锆全瓷的强度很高,其基底冠的厚度与金属基底冠基本一致。因此,牙体预备的要求与金属烤瓷冠基本相同。最好还是先制作定位沟,但因其基底冠是全瓷的,所以预备要求是360°肩台,并且因CAD/CAM加工切削车针的直径为0.9~1.0mm,为保证每个细微部分都准确切削,要求预备体无锐角,凡是有角的预备体厚度都应大于1.0mm。具体要求如下:

1)咬合面牙体预备:1.5~2.0mm,殆面窝沟不能太深,殆面角最好为120°~140°。

2)非咬合面:1.0~1.5mm,不能有倒凹。

3)肩台:360°肩台,宽度≥0.4mm,形态为圆直角或羽状,肩台位置可以根据美学要求设计龈上、龈下或龈下。如果设计龈下肩台,肩台深度一般为0.5~1.0mm。最好参考龈沟底深度,一般为龈沟底上0.5~1.5mm。

4)预备体要求:点线角圆钝,所有边厚度>0.9mm(图5-6-3~图5-6-14)。

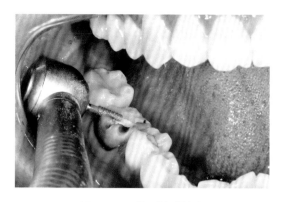

图 5-6-3　殆面做引导沟

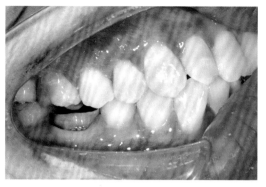

图 5-6-4　殆面初步磨除后（颊面观）

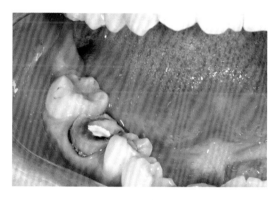

图 5-6-5　殆面初步磨除后（殆面观）

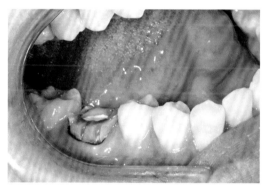

图 5-6-6　颊面引导沟

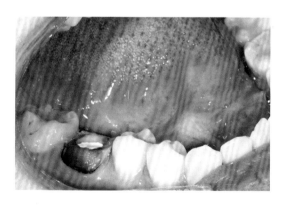

图 5-6-7　颊面初步磨除后

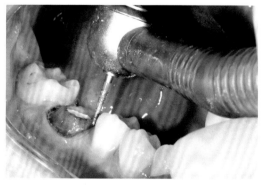

图 5-6-8　邻面磨除

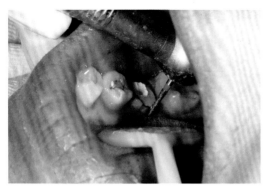

图 5-6-9　舌面引导沟及磨除

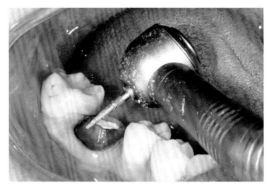

图 5-6-10　线角修整圆钝

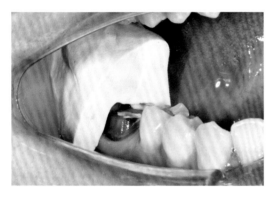

图 5-6-11　用硅橡胶模检查牙体预备空间

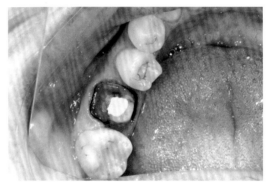

图 5-6-12　牙体预备完成(𬌗面观)

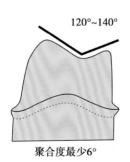

图 5-6-13　后牙牙体预备要求

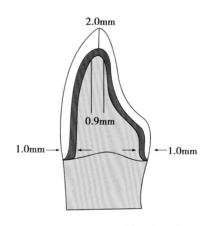

图 5-6-14　前牙牙体预备要求

（4）制取印模，制作暂时冠：CAD/CAM 修复系统制取印模前应检查牙预备体情况，确保牙预备体形态完整。当预备体有部分充填体脱落或其他任何原因的缺损时，都应先行充填治疗。预备体肩台应清晰可见，无龈沟渗血。取模可采用一步法，也可采用常规的两步法，但印模材料最好选用优质硅橡胶印模材料。印模完成后完成暂时冠的制作（图 5-6-15，图 5-6-16）。

（5）灌制模型：取超硬石膏，按石膏水粉配比灌制模型。

（6）送制作室加工制作全瓷底冠（加工工艺参见第六章）（图 5-6-17）。

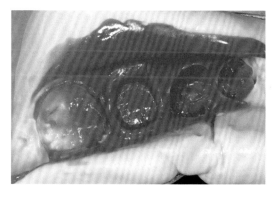

图 5-6-15　取硅橡胶印模

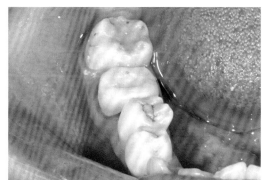

图 5-6-16　暂时冠戴入

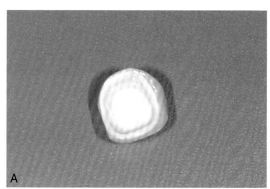

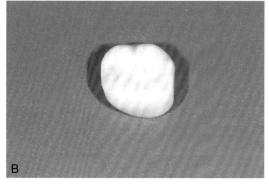

图 5-6-17　完成后的泽康全瓷冠

A. 组织面观　B. 殆面观

(7) 试戴 CAD/CAM 二氧化锆全瓷冠：首先检查冠的组织面与功能面完好无损，颜色与邻牙基本一致。然后调整，使之完全就位，检查边缘密合度，接触点的形态、位置与松紧度，调整各个位置的咬合关系（图 5-6-18）。改动不大者，可以高度抛光后粘接；改动大者，返回技工室调整上釉。

(8) 临床粘接：CAD/CAM 二氧化锆全瓷冠完全合适后进行排龈，暴露清晰肩台，消毒干燥后用树脂粘接剂粘接。若肩台本来已很清晰可不排龈，直接消毒粘接。CAD/CAM 氧化锆全瓷修复体可以不用氢氟酸处理，在技术室喷砂处理后直接消毒粘接。去除多余粘接剂，再次检查咬合关系，必要时调𬌗、抛光（图 5-6-19，图 5-6-20）。

(9) 医嘱：避免切咬过硬食物，注意口腔卫生，用牙线清洁牙间隙，定期复诊。

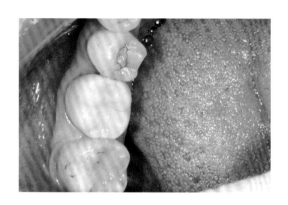

图 5-6-18　泽康全瓷冠试戴

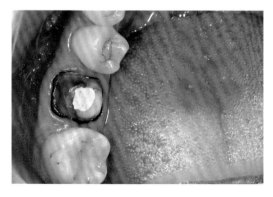

图 5-6-19　粘接前排龈

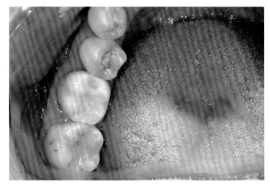

图 5-6-20　泽康全瓷冠粘接就位后

第七节　全瓷基台

一、概　　述

自 20 世纪 80 年代以来,口腔种植技术迅速发展,目前口腔种植已逐渐成为牙列缺损、牙列缺失的首选治疗方案。然而,随着广大人民群众生活水平及审美水平的提高,人们期待种植牙能够在可靠行使咀嚼功能的基础上,还在视觉上与天然牙相似,能兼顾功能和美观要求。种植基台是连接下部植体与上部修复体的中间过渡结构,对口腔种植中的"红"(种植体周软组织)、"白"(牙冠)美学起到至关重要的作用。

传统的种植基台通常为钛基台,然而,钛基台如果应用在前牙或前磨牙的美学区域,常常会有以下美学风险:①种植体的唇颊侧软组织太薄或者透明度较高时,义齿的龈缘和根方软组织可能会发灰;②若修复过程中或修复后软组织发生退缩,颈部基桩部分与种植体部分会有金属暴露;③由于金属的不透光性,上部结构即便采用全瓷材料进行修复,也会带来修复体唇侧颈缘发黑和修复体冠部的透光性减弱等问题(类似于金属烤瓷冠)。因此,基于以上钛基台存在的潜在美学风险,全瓷基台应运而生。在美学区域,全瓷基台与全瓷修复体联合应用,可有效解决传统钛基台的一系列美学问题,达到理想的美学效果。

自 1995 年首个全瓷基台问世以来,全瓷基台的应用越来越普遍。近几年,诸多种植体系统都开发出了与其种植体匹配的瓷基台,用于对美观要求较高的患者。

二、全瓷基台的分类

1. 按制作方式分类　全瓷基台可分为预成全瓷基台和定制全瓷基台两大类。

(1) 预成全瓷基台:预成全瓷基台即成品基台,具有多种固定的形状、角度和规格,需各种植系统配套使用。通常应直接使用,不能调改,可满足部分临床情况的要求。

(2) 定制全瓷基台:定制全瓷基台即个性化全瓷基台,是对患者种植区进行取模或者数字化印模采集后,根据患者的具体情况定制的个性化全瓷基台。个性化全瓷基台可通过传统的烧结铸造技术或 CAD/CAM 制作而成。其中,CAD/CAM 制作的个性化全瓷基台是目前较为常用的美学基台,通过全面考量患者种植体周区域组织的美学因素,获得理想的外形和精确度,可满足大部分临床和美观需求。

2. 按材料分类 全瓷基台可分为氧化铝基台和氧化锆基台两大类。

(1) 氧化铝基台:氧化铝基台透光性好,美观性能优良。但是,氧化铝材料的机械性能稍差,其抗弯强度及断裂强度约为氧化锆材料的 1/2,易于磨耗,在口内应力环境下机械并发症的发生率相对较高。

(2) 氧化锆基台:用于制作种植基台的氧化锆材料一般为氧化钇稳定型四方氧化锆多晶陶瓷(Y-TZP),其具有优良的稳定性、耐磨损性和生物相容性,强度达 1 000MPa,断裂韧性可达 $15MPa \cdot m^{1/2}$,为目前较为常用的全瓷基台材料。此外,氧化锆基台有一段式(one-piece)及两段式(two-piece)两种类型。一段式基台由一整块瓷组成。两段式基台的内连接部分通常为钛合金,上部为基质基台,两者通过基台螺丝共同固定于种植体上。

三、全瓷基台的优势

与传统的金属基台相比,全瓷基台具有以下特点及优势:

1. **美观性能好** 全瓷基台与全瓷修复体联合应用,可达到理想的美学效果,主要体现在以下几个方面:①全瓷材料颜色近似于天然牙且透光性好,对上部修复体的颜色不会产生不良影响;②研究表明,全瓷基台与钛基台及金基台相比,无论是厚型还是薄型牙龈的临床情况,其种植体周穿龈软组织部分的颜色更为自然美观。

2. **生物相容性好** 应用全瓷基台可防止金属基台中的残留成分或金属离子析出,避免引起机体的敏感或不适。此外,全瓷材料更易打磨抛光,表面光洁度好,可有效减少口内细菌的聚集和附着,有利于牙周组织健康。

3. **机械强度高** Y-TZP 机械强度高,材料坚硬,在口内应力环境下机械并发症的发生率相对较少,同时可有效防止金属超声波刮治器所引起的表面结构破坏,有利于对种植体周进行维护。

4. **较好的绝缘性** 不会产生异位电流和电腐蚀现象,有利于组织健康和种植体稳定。

四、全瓷基台的临床操作步骤

目前常用的全瓷基台为两段式个性化全瓷基台。下面以即刻种植病例简要介绍其临床操作步骤。

1.患者 11 外伤,冠折,腭侧断面位于龈下,经 CBCT 检查分析,结合患者意愿,拟行即刻种植修复(图 5-7-1)。

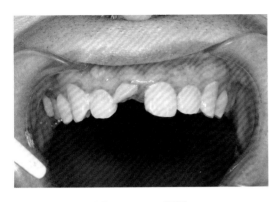

图 5-7-1 11 冠折

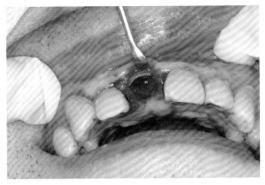

图 5-7-2 微创拔除患牙

2. 微创拔除患牙（图 5-7-2），小球钻定位，扩孔钻逐级备洞，置入相应种植体。对于穿龈部分与种植体体部一体化的软组织种植体系统，在植入时要控制好种植体上部肩台的唇舌向及殆龈向的位置关系。其目的是通过掌握种植体的肩台位置关系，以确保修复体的颈缘位置位于龈下。对于骨水平种植体，把握种植方向的同时，可根据临床情况将植体平面植入骨面下 1mm 左右（图 5-7-3）。

3. 结合临床情况按需要植入人工骨粉，缝合后，应用临时基台并制作临时修复体，即刻负载（图 5-7-4~ 图 5-7-6）。也可按照患者的实际情况和种植位置，采用埋植式种植手术，经过 3~6 个月的愈合期后，行种植二期手术，并旋入牙龈成形器（gingiva former）。

4. 复诊时可根据软组织外形，反复多次调整临时修复体的穿龈部分（图 5-7-7）。6 个月后复诊，旋出临时修复体，牙龈袖口软组织呈现类似自然牙的穿龈形态（图 5-7-8）。采用直接法或间接法转移种植体位置关系至工作模上（注入人工牙龈罩，灌制石膏模型）。临床进行颌位关系记录、比色，送制作室。

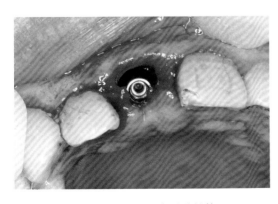

图 5-7-3 植入骨水平种植体

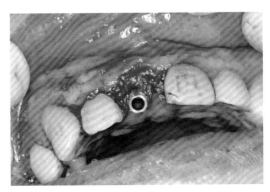

图 5-7-4 植入人工骨粉

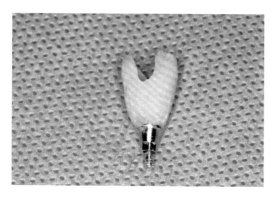

图 5-7-5   制作临时修复体

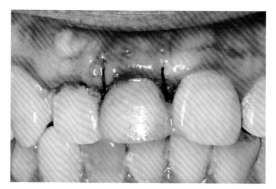

图 5-7-6   临时修复体即刻负载

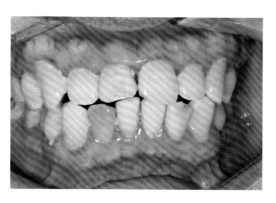

图 5-7-7   调整临时修复体

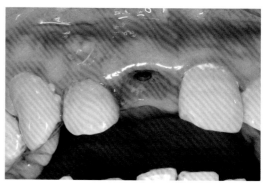

图 5-7-8   牙龈袖口形态

5. 用 CAD 技术个性化设计穿龈高度、肩台位置、基台形态及高度。对基台进行 CAM 切削,将预备好的瓷基台用中央螺丝固定在种植体代型上。旋出临时修复体,旋入氧化锆基台,观察基台颈部软组织形态(图 5-7-9)。

6. 试戴全瓷冠,调改邻面接触区及咬合关系。必要时修改全瓷冠外形,进行特殊染色。通过拍 X 线片检查基台与种植体头部是否紧密接触。确认基台完全就位后用扭矩扳手锁紧中央螺栓(具体扭矩大小参考厂商提供的相关参数)。临床常采用两次紧固法,以一定的扭矩旋紧螺丝后等待 10 分钟,再用扭矩扳手旋紧一次,可有效防止嵌入性松弛(embedment relaxation)对预负荷的削弱作用。然后用光固化树脂封闭中央螺孔,不仅可以防止螺钉松动,如有需要还可以方便地将其去除。常规处理全瓷冠,选用树脂改良玻璃离子或树脂类粘接剂粘接全瓷冠(图 5-7-10)。

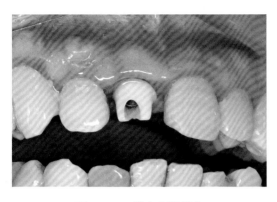

图 5-7- 9　戴入全瓷基台

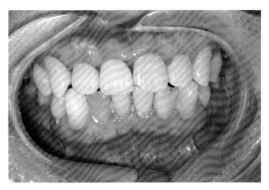

图 5-7- 10　戴入全瓷冠

第八节　全瓷种植体

由于钛及钛合金材料具有良好的生物相容性、机械性能及骨结合效果，传统的钛种植体在临床中已广泛应用，并具有极佳的预后效果，是种植牙修复的金标准。但是，钛植体仍存在一些潜在的美学风险，其可能穿过薄型牙龈透出暗影。伴随患者增龄性变化或者牙周问题的进展，种植周软组织若退缩，钛植体颈部灰色边缘有外露的风险。此外，钛种植体周组织钛离子释放及堆积也有相关报道。氧化锆材料在具备良好的生物相容性和机械性能的同时，还具有优良的美学性能，逐渐被应用于全瓷种植体的研究及开发中。目前，氧化锆种植体的主要组分为 Y-TZP，其具有极佳的抗断裂强度，其力学性能可满足常规种植体的受力情况。

目前，诸多种植体厂商推出了氧化锆种植体，其具有不同的表面处理工艺，部分欧美国家已将氧化锆植体常规用于临床，能够获得与传统钛植体差不多的骨结合情况，并具有较为美观的效果。但值得注意的是，关于氧化锆植体的临床试验多为中短期，研究显示氧化锆种植体植入 12~56 个月的总体存留率为 74%~98%。关于氧化锆种植体的远期临床试验相对缺乏，有待进一步研究。此外，若想获得与传统钛种植体相似的表面形貌和粗糙度，氧化锆植体的加工工艺、表面处理技术及设计也是研究的难点。目前，国内关于氧化锆种植体的应用尚未大范围进行，但我们相信随着研究的进展和技术的进步，全瓷种植体会逐渐趋于完善，成为口腔种植医师的一项重要选择。

（李洪伟　李东方　陈俊宇　裴锡波　万乾炳）

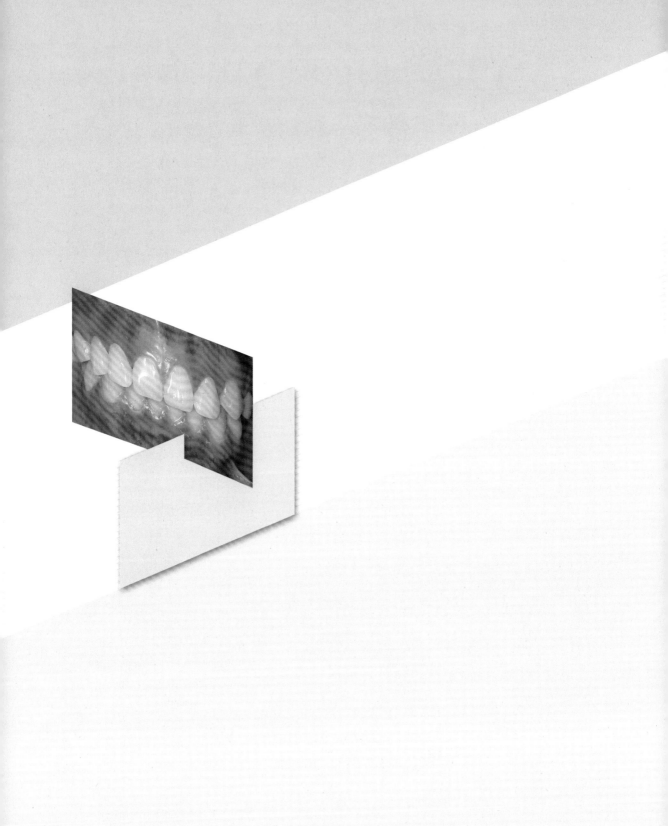

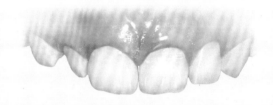

第六章

全瓷修复的技工室技术

目前可用于临床的全瓷修复材料较多,不同的全瓷修复材料有不同的特性和加工工艺,对牙体预备的要求也不同。只有了解了不同全瓷材料的加工制作工艺,才会对临床牙体制备要求有更深的了解,同时也可以针对性地分析全瓷修复体可能失败的原因。本章介绍目前临床常见的一些全瓷修复材料的加工制作工艺。

第一节 渗透陶瓷冠、桥的制作技术和步骤

渗透陶瓷冠、桥采用渗透陶瓷材料制成,包括渗透铝瓷、渗透尖晶石瓷、渗透锆瓷等。该技术先把氧化铝粉浆预烧结成一个多孔的基底,然后用熔融的镧系玻璃渗透,充满氧化铝的孔隙,从而形成一个氧化铝和玻璃连续交织互渗的复合材料,能有效限制裂纹的扩展,显著提高其弯曲强度,使之达到320~600MPa。渗透陶瓷成型有粉浆涂塑技术和电泳沉积技术两大类。

一、粉浆涂塑渗透玻璃陶瓷冠的制作原理和技术

1. 模型制作 临床牙体预备后取模,使用超硬石膏灌制模型,并制成可卸代型(图6-1-1)。

2. 可再灌制一个模型用以试戴、转移和检查最终完成的渗透陶瓷全冠。

3. 模型修整,填平牙预备体上的缺损和倒凹(图6-1-2)。

4. 涂间隙漆 在石膏代型上均匀涂布2~3层间隙漆(总厚度约为45μm,每涂一层至少间隔5分钟,最后一次涂完等待10分钟),间隙漆不能涂到肩台上(图6-1-3)。

注意:没有间隙漆时,有时也可采用指甲油代替,但应考虑厚度适当。

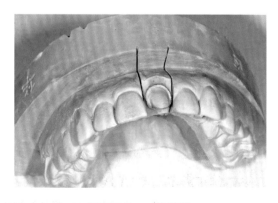

图6-1-1 工作模型

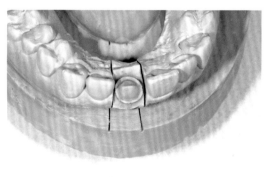

图6-1-2 模型修整

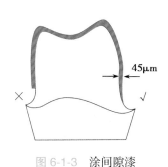

图 6-1-3 涂间隙漆

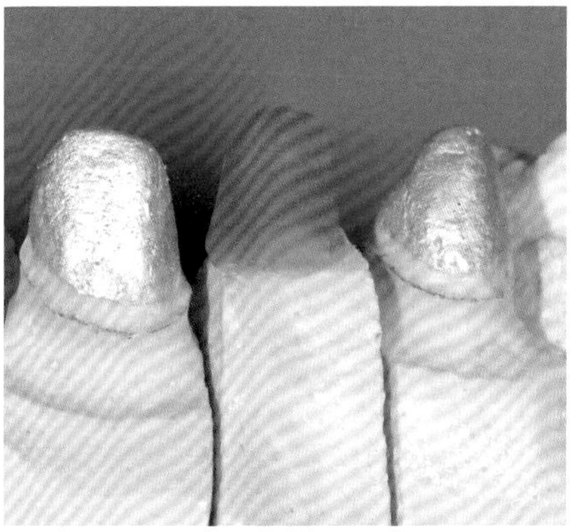

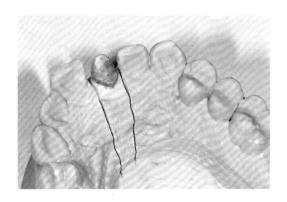

图 6-1-4 缺牙区蜡型支柱

5. 制作缺失牙蜡型 在制作渗透陶瓷桥时,应在缺失牙偏腭侧的地方制作缺牙蜡型支柱(图 6-1-4)。此支柱可以帮助粉浆涂塑时铝瓷材料成型,并加快粉浆材料的硬固。

6. 制取代型印模 使用硅橡胶取涂好间隙漆的代型的印模。

7. 30 分钟后脱模,在印模表面喷涂表面张力去除剂。

8. 使用专用石膏材料灌制模型 按厂家要求的水、粉比真空调拌专用石膏材料,在振荡器上将调拌好的石膏灌入印模内,注意不能有气泡产生。

9. 取出模型 在石膏灌入 1 小时左右,待石膏完全硬固后取出。

10. 如果是渗透陶瓷桥,应修整石膏模型底部,然后粘接在焙烧托架上,分割代型。有的制作室先在基牙代型表面涂一薄层蜡(图 6-1-5),然后在其上直接涂塑粉浆。粉浆底冠雏形初步硬固后略加热即可取下氧化铝底冠,然后脱模烧结。下面就以此法来介绍渗透铝瓷冠的制作。

(1) 用铅笔标记出颈部边缘线(图 6-1-6)。

图 6-1-5 基牙表面涂蜡

(2) 称取 38g 氧化铝粉。

(3) 在调拌杯中倒入一小瓶专用调拌液和一滴添加剂(图 6-1-7)。

(4) 将调拌杯置于超声振荡器上,将 38g 粉分 3 次加入液体中(图 6-1-8)。

(5) 在全部氧化铝粉加入后,将调拌杯放入超声振荡器中超声分散 7 分钟。注意:最好在超声波振荡器中加入冰块冷却。

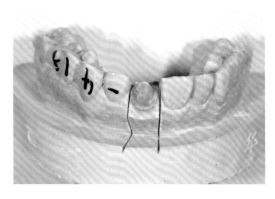

图 6-1-6　标记出颈部边缘线

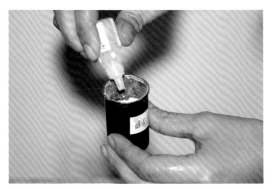

图 6-1-7　加入专用调拌液

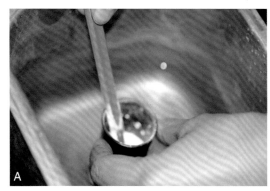

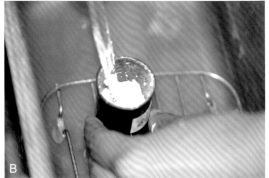

图 6-1-8　调拌粉浆

A. 将调拌杯置于超声振荡器上　B. 将剩余的粉体分次加入调拌杯中调拌

（6）调拌分散好的粉浆呈现良好的流动性（图 6-1-9）。

注意：将调拌好的粉浆倒入密闭容器中，可以避免液体挥发，保持一定的流动性，甚至可使用1周左右。

（7）粉浆涂塑　在代型表面涂布调拌好的粉浆，注意涂塑时操作应迅速，否则会出现分层的"洋葱皮"样的结构（图 6-1-10）。

（8）使用手术刀仔细修改边缘直至能看见铅笔标记（图 6-1-11）。

（9）干燥　加热取下底冠（注意此时底冠极为脆弱，取下时请一定小心）（图 6-1-12）。

（10）将底冠素坯放入铝瓷专用烧烤炉内进行第一次烧烤——烧结烧烤（图 6-1-13）。烧结烧烤程序如下：从室温用6小时升温至120℃，再用2小时升温至1 180℃，保持2小时，然后炉内自然冷却至400℃，打开炉膛后再降至室温。

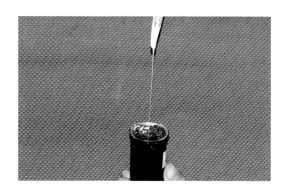

图 6-1-9　调拌好的粉浆具有良好的流动性

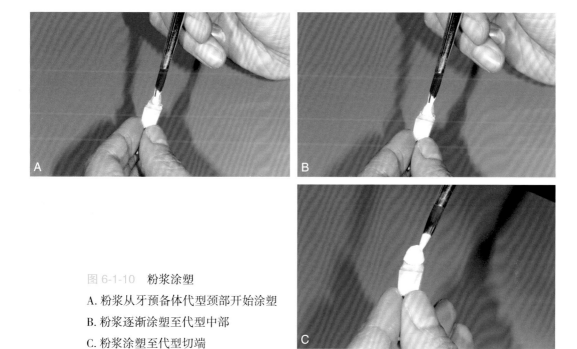

图 6-1-10　粉浆涂塑

A. 粉浆从牙预备体代型颈部开始涂塑

B. 粉浆逐渐涂塑至代型中部

C. 粉浆涂塑至代型切端

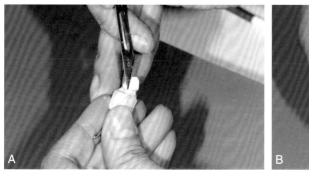

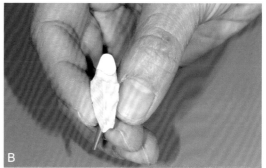

图 6-1-11　修刮边缘

A. 修刮边缘　B. 修刮完成后露出边缘

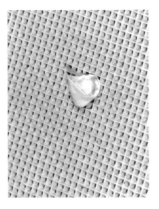

图 6-1-12　底冠素坯

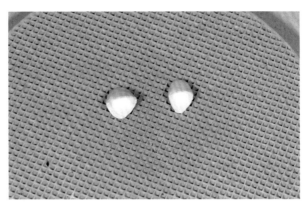

图 6-1-13　烧结烧烤完成后的底冠

（11）烧结烧烤完成后的铝瓷底冠强度较素坯有所提高,如有必要可以在工作模型上试戴。首先去除间隙漆,然后小心地将烧制好的铝瓷底冠放在模型上试戴。

（12）如有必要,可以使用低速、细粒金刚砂车针少量调改,但应注意不要加力,特别是在底冠边缘区域。注意:如需调整须在底冠未渗透玻璃之前,否则玻璃渗透后底冠变硬将难以调改。

（13）玻璃粉的使用:将渗透陶瓷玻璃粉与蒸馏水混合成糊状,用刷子涂刷在底冠表面（注意不能涂刷在底冠边缘）（图 6-1-14）。

（14）将涂刷好玻璃粉的底冠置于铂金片上,送渗透炉内进行第二次烧烤——渗透烧烤（图 6-1-15）。烧烤程序如下:在 600℃左右的炉膛口干燥数分钟,然后用 30 分钟左右时间从 600℃升温至 1 140℃,再在 1 140℃保持 2.5 小时,然后炉内冷却。

渗透完毕的渗透陶瓷底冠强度和硬度都大大提高,因为渗透（infiltration）对该种陶瓷材料而言意义重大,渗透陶瓷（infiltrated ceramics）的称谓由此而来。

（15）去除表面多余的玻璃料:渗透陶瓷底冠表面如果有较多的残余玻璃料,将会影响到渗透陶瓷底冠与表面饰瓷的结合,因此必须加以去除。可以先用颗粒较粗的金刚砂工具打磨去除表面多余的玻璃料（图 6-1-16）。

（16）用 50μm 的氧化铝喷砂去除表面多余玻璃料（图 6-1-17）,喷砂压力为 0.3MPa（注意边缘区域应减少压力）。

（17）喷砂完成后的渗透陶瓷底冠。如有可能,可以在临床试戴底冠（图 6-1-18）。

（18）在渗透陶瓷底冠表面堆塑饰面瓷,完成渗透陶瓷全冠。饰面瓷可选用 VM7 或 VM9、SHOFU AL 等（图 6-1-19）。

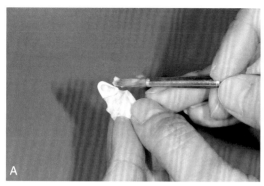
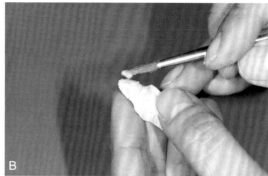
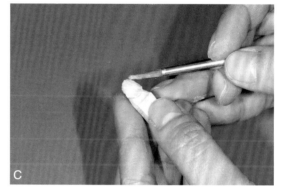

图 6-1-14　涂玻璃料

A. 从底冠表面颈部涂布玻璃料

B. 逐步涂布至底冠中部、切端

C. 玻璃料涂布于整个底冠表面

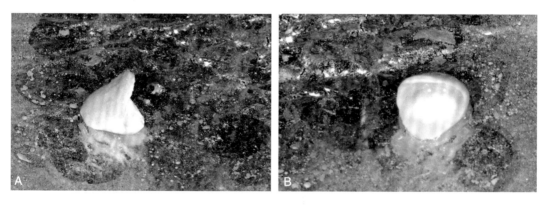

图 6-1-15　渗透陶瓷底冠渗透烧烤

A. 涂好玻璃料的底冠置于铂金片上　B. 渗透完毕的渗透陶瓷底冠

（19）完成的渗透陶瓷全冠（图 6-1-20）。

（20）口内戴入（图 6-1-21）。

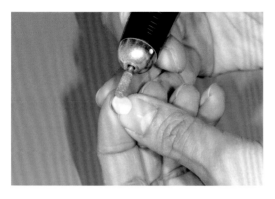

图 6-1-16　打磨去除表面多余玻璃料

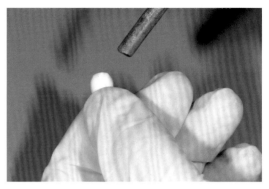

图 6-1-17　喷砂去除表面多余玻璃料

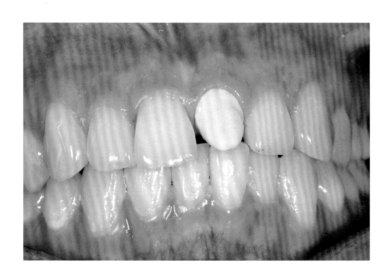

图 6-1-18　喷砂完成后的渗透陶瓷底冠

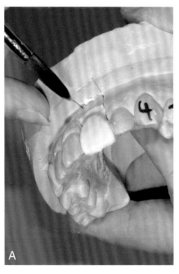
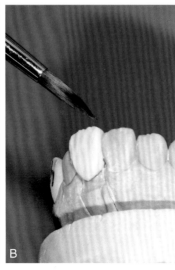

图 6-1-19　堆塑饰面瓷

A. 饰面瓷堆塑完成后唇面略放大

B. 饰面瓷堆塑完成后切缘略延长

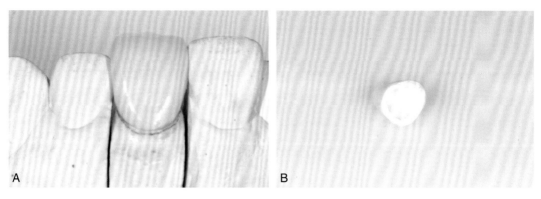

图 6-1-20 上瓷完成的渗透陶瓷冠

A.烧结完成后的渗透陶瓷冠就位在模型上 B.烧结完成后的渗透陶瓷冠(组织面观)

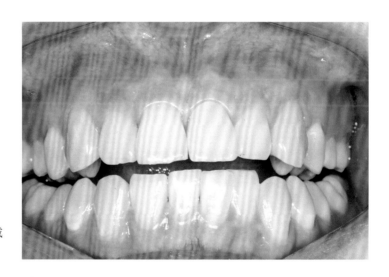

图 6-1-21 渗透陶瓷冠口内戴
入情况

二、渗透陶瓷的电泳沉积技术

近年来推出了电泳沉积技术,可以使渗透陶瓷底层成型更快、更致密、更准确。下面以全瓷沉积系统(ELC system)为例,介绍全瓷沉积的技术原理、操作要点、技术特点。

1. 技术原理 电泳沉积(EPD)是一项目前已经应用于传统陶瓷、生物陶瓷、复合陶瓷等陶瓷材料制备的电泳沉积技术。电泳沉积包括电泳和沉积两个过程:带有效电荷的粒子在黏性介质中(液体或凝胶)受电场作用定向迁移——电泳;粒子在电极上聚集成较密集的质团——沉积。陶瓷电泳沉积就是将陶瓷颗粒分散在介质中形成悬浮的胶体粒子,后者在电场作用下定向移动,在电极上沉积形成致密均匀的瓷层。

全瓷沉积技术是 EPD 在口腔修复技术领域的应用。将原始代型导电后置于电泳设备的阴/阳极,将 In-Ceram 氧化铝/氧化锆/尖晶石粉浆置于另一极,施加恒定电流实现粉浆颗粒电泳,最终直接在原始代型上形成厚度均匀的底冠。

2. 操作要点

(1) 代型的修整:修整代型使其高度适当,避免浸入粉浆进行电泳沉积时发生折断。代型颈缘下便利型的修整量多于常规金瓷修复体代型的修整量,便于沉积完成后清除颈缘多余的瓷材料。把代型固定在夹持器(holder)上时,后牙代型要与夹持器成一定角度,防止浸入粉浆时牙尖之间有气泡形成;前牙代型要保证固定后夹持器与代型唇、腭(舌)面平行。

(2) 代型的沉积前准备:先用软刷在代型上均匀涂布一层薄粉色间隙蜡,以提供粘接材料的空间,也便于以后从代型上取下底冠。注意应避免在颈缘部分涂布间隙蜡,以免间隙蜡堆积造成修复体边缘薄弱。然后填平所有倒凹,在代型各轴壁涂布间隙蜡直至遮蔽代型原来的颜色,后牙𬌗面和前牙舌面不涂间隙蜡。仔细修整使蜡表面光滑平整以保证内冠组织面形态良好。最后,用软刷在间隙蜡表面涂布一薄层铝粉,降低蜡表面反光,以保证激光扫描能获得精确数据。用红色铅笔标记修复体边缘线。此外,全瓷桥的电泳沉积尚需各种型号可塑形支撑片(chip)作为桥体沉积的支架。

(3) 电泳沉积过程:正确安装夹持器,使用配套软件设置瓷层厚度,启动电泳沉积过程。以下步骤为电脑控制:

1) 数据采集和代型导电处理:激光扫描采集代型的三维数字资料,确定代型浸入粉浆/电解液的深度。代型被浸入特定电解溶液中,在代型表面形成导电层。

2) 电泳沉积:代型被浸入 In-Ceram 氧化铝/氧化锆/尖晶石粉浆中,二者分别位于电源的两极。电泳沉积过程开始,瓷材料均匀沉积到原始代型上。操作时间由电脑根据设定的瓷层厚度自动确定。

(4) 底冠雏形的修整及取下:取下夹持器,在代型上用低速手机去除冠边缘以下多余的材料,用抛光橡皮轮打磨底冠边缘直至红色边缘线出现。全瓷桥还需去除近远中邻面多余的材料并切断支撑片(chip)。吹风机加热代型20秒(全瓷桥约需1分钟),待间隙蜡熔化后,将手指放于修复体轴面近冠方轻轻施力,取下内冠。若不能顺利取下可再次加热代型。

(5) 全瓷修复体完成:常规烧结,玻璃渗透完成全瓷底冠。然后再常规堆塑饰面瓷,完成全瓷修复体。

3. 技术特点

(1) 操作步骤简单、修复体精度高、工作速度快。传统的粉浆涂塑法成型渗透陶瓷底冠步骤较复杂,需要翻制耐火材料模型,粉浆涂塑成型底冠,修整后进行预烧结。瓷沉积技术直接在原始代型上电泳沉积瓷材料,不需要翻制耐火材料模型,避免了翻制模型等过程中可能出现的误差,能够使修复体与基牙完全密合。底冠厚度由电脑精确控制,通过电泳沉积形成,瓷层均匀致密,不会出现气泡,厚度均一。底冠雏形不需要预烧结即可取下,操作更简便;对技工人员的技术要求降低,自动化程度提高。由于操作步骤减少,电泳沉积系统的工作速度又很快(可达到平均每小时制作 10 件冠 / 桥修复体),技工室工作时间大大缩短,材料成本也降低。

此外,全瓷沉积技术与可铸玻璃陶瓷、压铸陶瓷等全瓷修复技术相比也有相似优势。

(2) 适应证广,基牙预备无特殊要求,粘接方法简便。如前所述,电泳沉积系统可用于多种全瓷修复体的制作,尤其是复杂外形修复体(如种植桥)的制作。对基牙预备的要求同其他全瓷修复。粘接简便,可以使用多种全瓷粘接材料。

(3) 修复体美观逼真。其可以使用三种具有不同挠曲强度和透明度的 In-Ceram 底冠材料以及多种饰瓷材料。临床上能够根据不同病例对修复体强度和美观的要求灵活选择。

(4) 修复体与基牙间间隙的控制。全瓷沉积系统将瓷材料直接沉积到原始代型上,内冠间隙可由间隙蜡厚度精确控制。如前述,在涂布间隙蜡过程中不在后牙牙合面和前牙舌面涂间隙蜡,这样在全瓷修复体完全就位后,修复体牙合面(舌面)与基牙紧密接触,中间无粘接材料,牙合力直接传递到基牙上,避免传递到全瓷冠边缘部位,降低了修复体折裂的可能。

全瓷沉积技术作为一种陶瓷材料的电泳沉积技术具有操作简便,速度快,成本低,修复体致密度高、美观逼真等特点,具有临床推广价值。但是对于这项新技术也存在挠曲强度、适合性等若干疑问。

除了 ELC 系统,全瓷沉积系统还有 CeHa WHITE ECS 系统和 PreCeram 系统等,其基本原理相似。

由于传统的渗透陶瓷烧烤时间很长,近年来推出了一种节省时间的 In-Ceram Sprint 系统。该系统不仅可以节省烧烤时间,而且可以采用传统的烤瓷炉来烧烤,但要求传统烤瓷炉必须能在 1 120℃连续烧制 40 分钟。

渗透尖晶石瓷(In-Ceram Spinell)、渗透锆瓷(In-Ceram Zirconia)等采用不同的主晶相材料,具有不同的强度和透光性,但其技工室的操作步骤与渗透铝瓷基本相同。

第二节 热压铸陶瓷修复体制作技术和步骤

热压铸陶瓷可以用于制作铸瓷全冠、铸瓷嵌体、铸瓷贴面等,铸瓷修复体采用失蜡压铸技术成型。虽然在瓷材料的组成成分上有所不同,但铸瓷一代和铸瓷二代的制作工艺基本相同。下面以制作铸瓷贴面的过程来介绍铸瓷的制作技术和步骤:

1. 选择颜色 医师根据比色板选择全瓷修复体颜色,然后详细记录口腔中的情况,交到技工室,以保证制作出满意的修复体。

2. 模型制作 用硬石膏制作可卸代型(图 6-2-1)。有时如果为了确保接触点,也可不做分割代型。

3. 涂间隙漆 一般要求单冠涂两层间隙漆(厚 9~11μm)。三单位桥基牙同样涂两层,但应在靠缺隙侧多涂一层。注意不能涂到肩台处,应距代型边缘约 1mm。

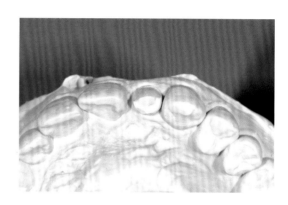

图 6-2-1 工作模型

4. 制作蜡型 用蜡恢复牙体形态,应确保蜡型厚度至少为 0.8mm(图 6-2-2)。如果采用堆塑法堆塑饰面瓷,则在蜡型完成后用硅橡胶翻制蜡型牙位记录,然后回切蜡型以留出足够空间供堆塑饰面瓷用。注意饰面瓷厚度不能超过 2.5mm,如果牙体预备空间较大,则应增加铸瓷底冠厚度,以增加强度。如果制作铸瓷全瓷桥,则要注意全瓷桥连接体的尺寸,一般至少为 16mm²,即 4mm × 4mm,但在前牙桥,当唇舌向不能达到 4mm 厚度时可以增加切龈向的尺寸到 5~6mm。

5. 安插铸道 在适当的位置安插铸道(图 6-2-3)。对于单冠,铸道取决于蜡型的体积大小,在铸瓷流动方向上用直径 2~3mm 的圆形蜡条作为铸道,长度为 3~8mm。对于三单位桥一般以 45°~60° 角将 2~3mm 圆形铸道直接插于基牙蜡型上。对于比较精细的蜡型,最好在桥体蜡型上附加一条辅助铸道。注意铸道连接处必须圆钝,避免锐角。

6. 包埋 用铸瓷专用包埋料包埋。要根据蜡型的重量决定包埋圈和瓷块的大小。可用下列方法确定蜡型重量:用蜡封底座的开口,称包埋底座的重量;把蜡型放在圆底座上,用蜡固定,再次称量;二者之差就是所用蜡型的重量。一般大包埋圈可用大铸瓷块,蜡型重量不超过 1.4g。小包埋圈用小铸瓷块,蜡型重量不超过 0.6g。

　　采用配套软铸圈,将铸圈安置在包埋底座上。根据包埋料说明,按水粉比真空搅拌包埋料,将调拌好的包埋料在振荡器上缓慢倒入包埋圈中,避免气泡产生,小心盖上底盖(图 6-2-4,图 6-2-5)。

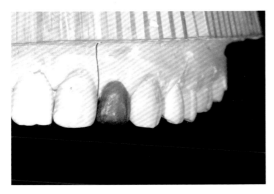

图 6-2-2　制作蜡型

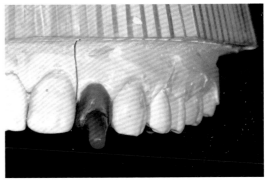

图 6-2-3　安插铸道

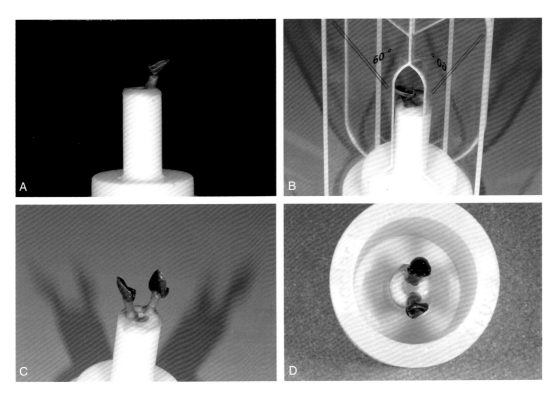

图 6-2-4　蜡型包埋

A.蜡型铸道安插　B.应确保包埋的蜡型便于压铸　C.多个蜡型也应分别便于压铸　D.蜡型应位于包埋圈中部

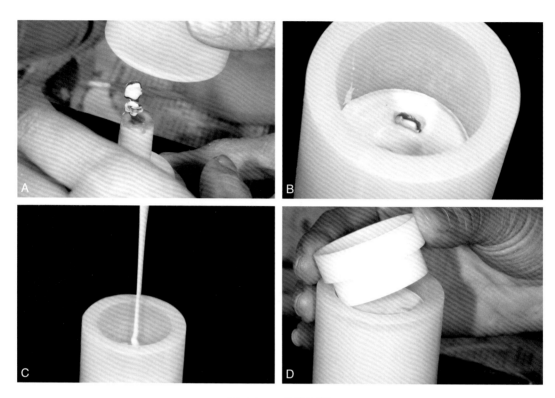

图 6-2-5 蜡型包埋

A.包埋料先小心涂布在蜡型表面　B.蜡型置于包埋圈中　C.在包埋圈中注入包埋料　D.小心盖上底盖

包埋料硬固后,去除表面软圈。去除底座,用雕刀除去表面粗糙点,特别是底部的不平点,以保证铸圈的底部与长轴垂直(图 6-2-6)。注意:包埋材料不能进入铸道,如进入需将其吹出铸道。

7. 预热　先将铸瓷块和压瓷棒放入预热盘中置入冷的预热炉内加热,当预热炉达到设定温度时再将包埋圈放入预热(图 6-2-7)。注意不要与其他铸造物(如

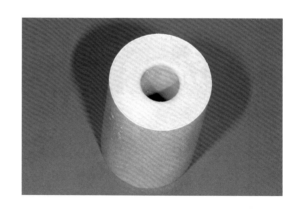

图 6-2-6　硬固后的铸圈

金属铸造圈等)一起预热,否则氧化物会沉淀于铸瓷块上。铸圈在预热炉中铸道口必须朝下。铸圈放入时动作应稍快,以防炉温骤降。尽量将铸圈放在炉膛后部,以便均匀加热。

8. 压铸　从预热炉中取出包埋圈,在圈中放入相应的已预热的铸瓷块。然后放入压瓷棒,将带有铸瓷块和压瓷棒的包埋圈放入铸瓷炉中,关闭炉门,启动铸造程序(图 6-2-8)。

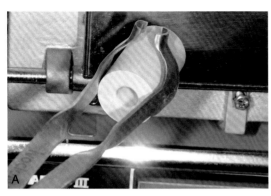
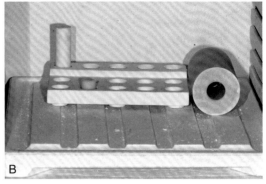

图 6-2-7　预热
A. 铸圈预热　　B. 预热处理铸瓷块、压瓷棒、铸圈

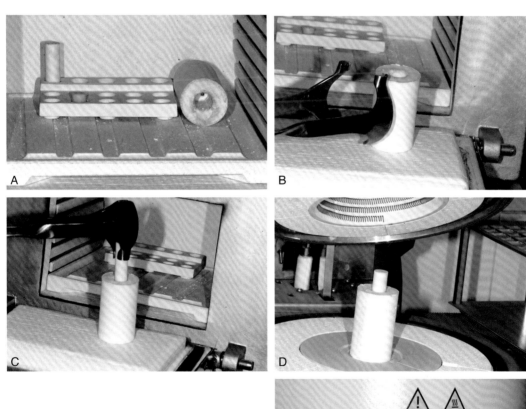

图 6-2-8　铸造
A. 预热处理好的铸瓷块、压瓷棒、铸圈　　B. 夹出预热处理好的铸圈　　C. 将预热处理的铸瓷块放入铸瓷炉内，放入压瓷杆　　D. 放置好的压瓷杆E. 关闭烤瓷炉，按要求进行热处理

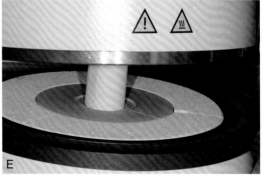

在程序完成后立即从铸瓷炉内取出包埋圈并关闭炉门。把包埋圈放在高台铁网上使之冷却至室温。高台铁网能保证包埋圈快速均匀冷却,防止不应有的热量积累。

9. 去包埋　在铸造完成约 60 分钟,包埋圈冷却至室温后可见包埋圈有裂纹出现,此为铸瓷材料、包埋材料、压瓷棒等不同材料的热膨胀系数不同的结果。用切片分离包埋圈,使压瓷棒或铸瓷材料完全分离。在 0.4MPa(细部用 0.2MPa)压力下用 50~100μm 的玻璃料喷砂(不用氧化铝,否则易磨损铸瓷修复体),完整取出铸瓷修复体(图 6-2-9)。

10. 切割铸道　用细金刚石切片分割铸道(图 6-2-10)。切割时应用水冷却,避免过热出现微裂纹,影响铸瓷稳定性。

11. 试戴　将铸瓷贴面在主模型上试戴就位(图 6-2-11)。如有早接触点,可用金刚砂车针仔细调整。

12. 为了使切端具有更好的半透明效果,一般需在切端重新堆塑切端瓷。方法:唇侧制备硅橡胶记录模,然后打磨回切切端瓷层,打磨出的切端空间堆塑切端瓷,染色,完成修复体。

13. 制作完成修复体(图 6-2-12)。

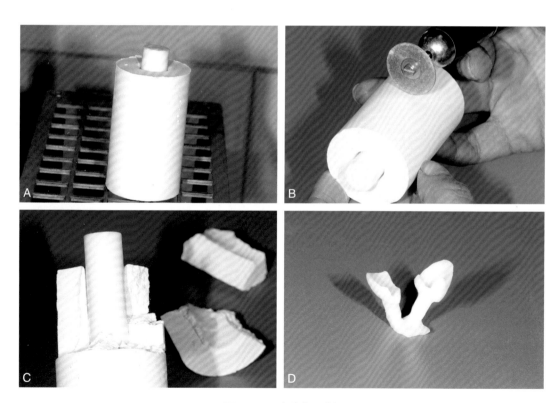

图 6-2-9　去除包埋料

A. 压铸完成的铸圈随炉冷却　B. 冷却后用切片分割包埋料　C. 小心去除包埋料　D. 取出压铸完成的铸瓷修复体

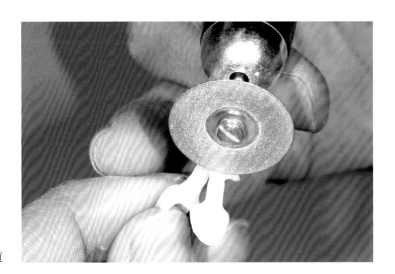

图 6-2-10　切割铸道

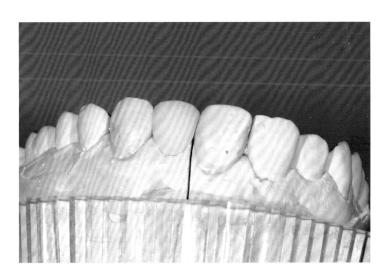

图 6-2-11　试戴

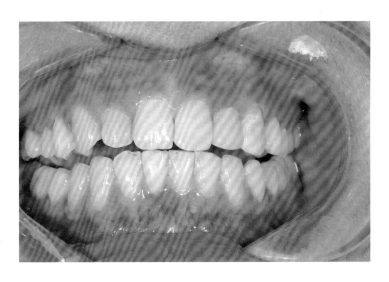

图 6-2-12　制作完成
的铸瓷贴面

第三节　瓷嵌体耐火代型制作技术和步骤

瓷嵌体除了可以采用铸瓷压铸制作外,还可以采用耐火代型技术制作,基本过程如下:

1. 主模型的制作　用专用液处理印模表面以降低印模与石膏间的表面张力,并减少灌注模型时产生气泡的可能性。采用超硬石膏灌注主模型,30分钟后石膏硬固将其从印模中取出待用。

2. 涂代型间隙漆　制作耐火代型前,可于主模型基牙唇面仔细涂布一层间隙漆,为贴面粘固时提供树脂粘固剂的间隙。应注意不能涂布于牙体预备边缘处。

3. 耐火代型的制作　耐火代型材料的热膨胀系数应与贴面烤瓷材料的热膨胀系数一致,否则瓷嵌体在制作时可能会出现折裂。采用局部托盘,用硅橡胶或藻酸盐印模材料翻制工作区局部印模,然后用耐火代型材料灌制耐火代型。待模型硬固后打磨修整模型。

4. 耐火代型的除气　为避免堆塑瓷嵌体时气体从耐火代型材料中溢出,残留于瓷贴面与代型表面之间,从而影响瓷嵌体的适合性,必须在上瓷前将耐火材料内的气体去除。除气程序应参考耐火代型材料生产厂家的说明。

5. 封闭剂的使用　为防止耐火代型从瓷粉浆中吸收水分,应在上瓷区域涂布专用的耐火模型封闭剂。也可将耐火代型浸泡于蒸馏水中4~5分钟让代型吸取足够的水分。

6. 堆塑瓷嵌体　在耐火代型表面堆塑瓷粉,缩聚,完成塑型。然后按照瓷粉烧结程序进行烧结。一次烧结后,不足部分可再上瓷,打磨外形,必要时可进行染色、上釉。

7. 瓷嵌体与耐火代型的分离　瓷嵌体上釉并缓慢冷却后,用适合的车针仔细修整,尽量去净瓷嵌体周围的耐火代型材料,然后用 $50\mu m$ 氧化铝颗粒在 0.3MPa 下喷砂完全去除瓷嵌体组织面的耐火代型材料。将瓷嵌体置于清洁剂中超声清洗3分钟左右,然后用橡皮轮轻轻去除菲边,将瓷嵌体放回主模型上试戴调整,完成瓷嵌体的制作。

第四节　全瓷桩核热压铸制作技术和步骤

氧化锆桩常用于美观要求高的患者。应用氧化锆全瓷桩核时,大部分情况均可以采用氧化锆桩表面直接堆塑树脂核的方式,但当牙体缺损面积较大(大于牙冠的70%)时,最好采用铸瓷核代替树脂核,因为树脂核强度较低,可能会从陶瓷桩表面脱落。

热压铸全瓷桩核制作是在预成的氧化锆全瓷桩上制作蜡型,然后包埋、除蜡,将铸瓷材料通过热压铸的方式注入铸模腔,铸接在全瓷桩表面,形成氧化锆全瓷桩-铸瓷核。其基本过程与铸瓷贴面过程一致(图6-4-1,图6-4-2)。

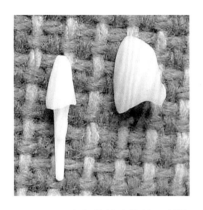

图6-4-1 在氧化锆全瓷桩上制作完成的热压铸全瓷核及全瓷冠

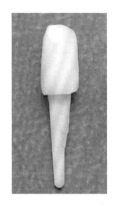

图6-4-2 制作完成的热压铸全瓷桩核

第五节 泽康全瓷冠、桥制作技术和步骤

2002年,泽康氧化锆陶瓷全瓷修复系统(Cercon smart ceramics)推出。实际上泽康系统的前身是1998年由Ludwig Gauckler博士领衔研制的DCM(direct ceramic machining)系统,其采用预烧结的多孔四方多晶氧化锆坯体,通过扫描底层蜡型,计算机精密放大切削坯体,然后在1 350℃下烧结致密,得到适合性良好的氧化锆陶瓷修复体。氧化锆陶瓷的透光性稍差,故仅用于制作全瓷底层,表面仍用透光性良好的饰面瓷堆塑完成修复体。

泽康全瓷修复体的制作过程如下:

1. 模型修整 填补模型上的倒凹,将切缘或殆缘填厚,保证切削加工时车针可以加工。如果是固定桥,则应在模型观测仪上观测基牙是否有共同就位道。确定好共同就位道后,如果基牙有倒凹,则需将倒凹填平(图6-5-1)。

2. 模型表面涂强化剂(图6-5-2)。

说明:接下来的制作蜡型、试戴底冠、蜡型定位等步骤是现在的CAD/CAM系统所没有的,现在已经是完全数字化了,不需要这些步骤了。本书只保留早期氧化锆切削加工当初的状况,大家可以窥见数字技术进展之快。

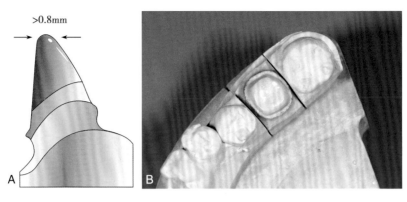

图 6-5-1　模型修整

A. 前牙切缘应有足够厚度　B. 后牙殆缘应圆钝

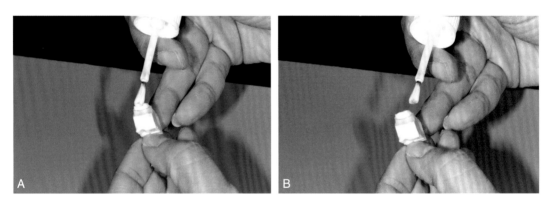

图 6-5-2　涂强化剂

A. 在牙预备体表面涂布强化剂　B. 在牙预备体表面均匀涂布一层强化剂

3. 制作蜡型　蜡型的厚度应满足泽康底层最低厚度要求(一般要求最低厚度为0.2mm),同时应考虑饰面瓷厚度,可以采用回切的办法确认饰面瓷的厚度(图 6-5-3)。

4. 试蜡型底冠　由于氧化锆瓷块成本较高,为避免浪费材料,建议在口内试戴确保蜡型的准确度后再进行机加工。可以使用蜡型在口内试戴,但由于蜡底层很薄,在试戴、扫描等操作容易变形,故建议将蜡型包埋、铸造后制成金属底冠,然后在口内试戴金属底冠。金属底冠不仅在试戴时不变形,而且在扫描等操作时也不变形,可以很好地确保制作的泽康全瓷底冠的精度。本病例即采用金属"蜡型"试戴(图 6-5-4)。

5. 蜡型定位　将蜡型粘接定位在定位圈中(图 6-5-5)。

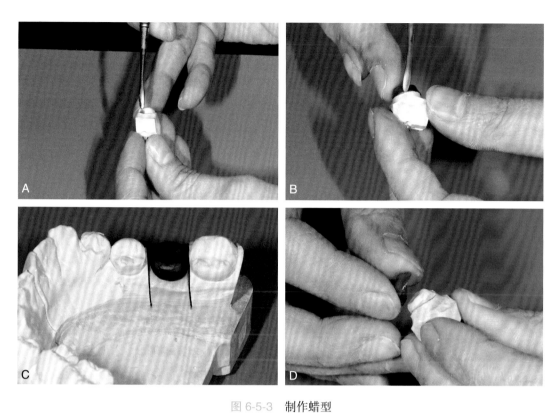

图 6-5-3　制作蜡型

A. 用滴蜡法制作蜡型　B. 注意颈部边缘的完整性　C. 在代型上制作完成的蜡型　D. 从代型上取下制作完成的蜡型

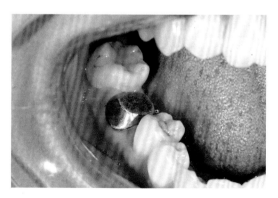

图 6-5-4　试戴金属"蜡型"底冠

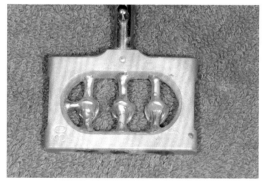

图 6-5-5　蜡型定位

6. 扫描切削（图 6-5-6）。

7. 烧结　将切削好的放大的瓷修复体置入烧结炉内，在 1 350 摄氏度下烧结 6 小时，炉内冷却（图 6-5-7）。

8. 打磨修整底冠　烧结后的底冠可以使用涡轮机金刚砂车针喷水打磨调整，也可用金刚砂打磨工具打磨修整。

9. 堆塑烧结饰面瓷（图 6-5-8）。

10. 完成泽康全瓷修复体（图 6-5-9）。

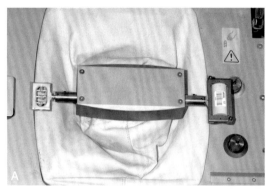
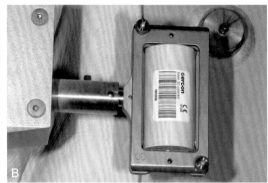
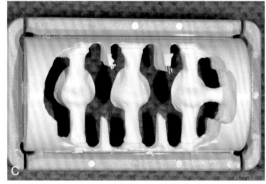
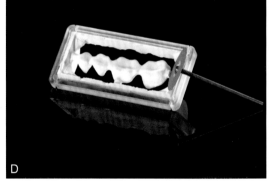
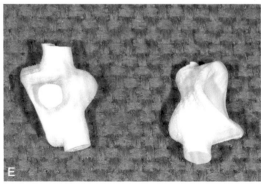

图 6-5-6　扫描切削

A. 蜡型与氧化锆瓷块分别就位　B. 氧化锆瓷块　C. 初步切削完成的氧化锆单冠底冠　D. 初步切削完成的氧化锆桥体底冠　E. 从瓷块上切割取下的氧化锆底冠素坯

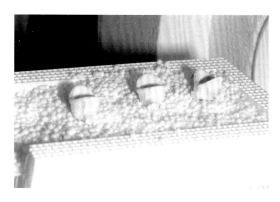

图 6-5-7 烧结

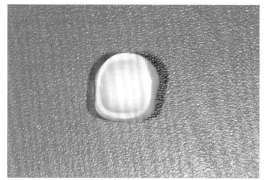

图 6-5-8 堆塑饰面瓷

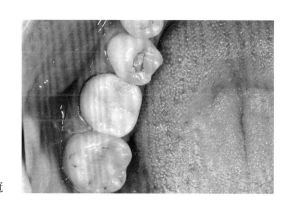

图 6-5-9 完成的泽康全瓷冠

第六节 数字化全瓷修复体制作步骤与工艺

随着电子技术、信息技术及先进制造技术在口腔医学领域中的应用,数字化诊断、数字化设计以及数字化制作已成为口腔美学修复领域发展的必然趋势。制作一个数字化全瓷修复体包括口腔数字化模型的制取和加工中心全瓷修复体的设计、制作两部分。

一、口腔数字化模型

根据采集数据的方式,口腔数字化模型制取方式分为口内扫描技术和口外扫描技术(扫描仓扫描)。

口外扫描技术需要医师先对口腔进行常规制取印模获取牙齿的石膏模型,加工中心再以三维扫描设备扫描石膏模型,以获取相应的三维数字模型。

口内扫描技术通过将口内扫描仪的扫描头直接伸入患者口腔,针对口腔进行全面扫描,能够快速获取牙齿的三维数字模型,操作简单,测量速度较快,有效节省医师的操作时间,同时不需进行手工印模,减少了印模、制模以及翻模过程中引起的一些误差,具有较高的精确度和准确性。并且,口内扫描仪的扫描头相对较小,无须触及软腭等易引起患者恶心不适等问题的区域,因而避免了传统托盘取模时出现的恶心、反胃,托盘刺激引起的口角炎等症状。现阶段口内扫描技术用于口腔修复取得了良好的应用效果,具有较为广阔的临床应用前景。

在进行口内数字化印模数据采集时应该注意以下几方面:①在牙体预备完成后,必须采用排龈技术完整、清晰地暴露牙预备体边缘;②对牙预备体及整个口腔进行冲洗并吹干;③如在扫描前需要喷雾,则需采用专用喷雾器在牙预备体及邻牙表面均匀喷涂一层稀薄的粉末,应避免涂层过厚影响今后修复体的密合度;④在患者牙尖交错𬌗的状态下从颊侧方向进行局部牙弓的扫描以记录咬合关系。

现阶段市面上通常使用的口内扫描系统包括 CEREC AC、Lava COS、Trios、iTero 等。其中,Trios 口内扫描仪以是一种技术较为先进的口内数字印模系统。它运用超快光学切片(ultrafast optical sectioning)技术进行扫描,快速获取口内牙列和软组织的各项信息,每秒能获取 3 000 余幅二维图像,在实际应用过程中,不需进行喷粉,不用吹干工序,方便临床应用。Trios 系统通过采集图像组合构建的方式最终形成立体三维图形,即数字化口腔印模。

数字化印模技术可应用于数字化嵌体修复、数字化固定义齿修复、数字化可摘局部义齿及全口义齿修复、数字化种植义齿修复等。以下采用 Trios 系统对前牙单冠数字化全瓷冠的操作步骤进行描述。

1. 口内扫描技术

(1) 检查、连接仪器:按要求连接扫描仪,打开软件,选择用户(图 6-6-1)。

(2) 扫描仪校准

1) 点击打开"配置"。

2) 点击"扫描",可见"扫描仪校准"。

3) 连接好校准专用仪器后即可开始校准工作(一般一天只需校准一次,无须在每一次扫描前都进行校准工作)(图 6-6-2)。

(3) 扫描:扫描顺序为新建订单;口内扫描(下颌牙列、上颌牙列、咬合关系、预备体);模型编辑;发送订单,完成。

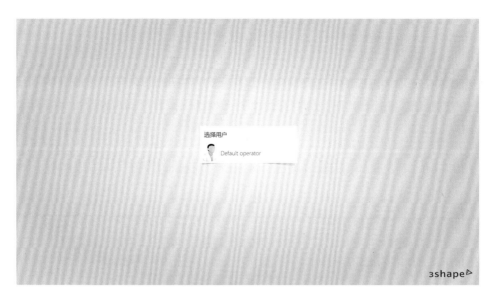

图 6-6-1　选择用户

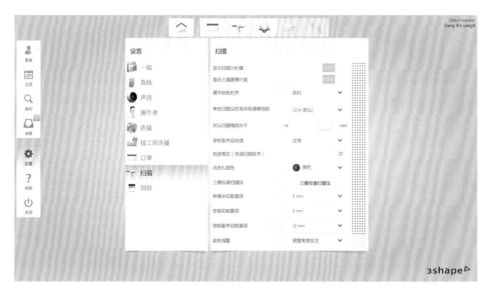

图 6-6-2　扫描仪校准

1）新建订单：扫描仪经过校准之后点击页面左侧"患者"，开始创建订单。点击"添加患者"，在出现的页面上输入就诊者的基本信息即可（图 6-6-3，图 6-6-4）。

选择所需要修复的牙位、修复体的种类、系统、材料等信息后即可开始扫描牙列（图 6-6-5）。

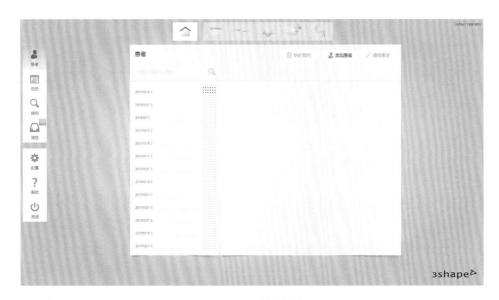

图 6-6-3　选择患者

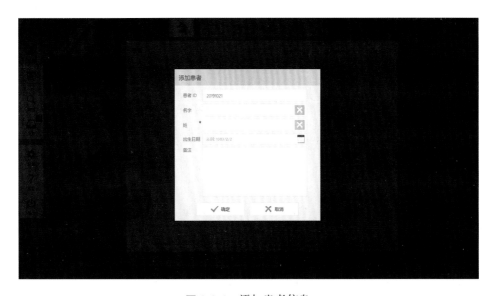

图 6-6-4　添加患者信息

2）口内扫描：一般扫描步骤如下。

对颌牙弓扫描：①从对颌牙的最后一颗牙开始扫描，先从𬌗面开始，一直到前牙；②从前牙的舌侧迂回扫描，注意和𬌗面相接；③从舌侧扫描完毕后缓慢转入唇颊侧，一直扫描到前牙；④最后检查有没有需要补充扫描的区域。

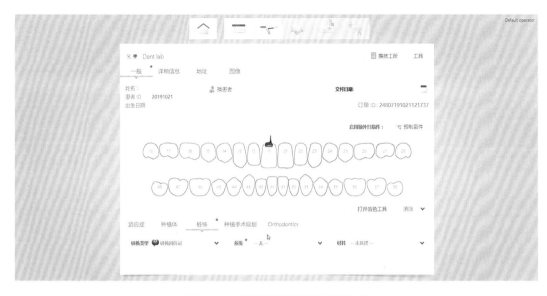

图 6-6-5　选择牙位等信息开始扫描

工作侧牙弓扫描：①围绕基牙扫描一遍，边缘清晰可见；②转移到基牙后方，扫描𬌗面；③慢慢转移到颊侧进行扫描；④扫描基牙舌侧；⑤转移口内扫描仪到基牙前端的前牙切端；⑥环绕前牙扫描唇侧和舌侧直至扫描完成。

扫描下颌牙列（对颌牙列）：①完成订单的建立后，点击上方的扫描仪图标开始扫描；②在弹出的页面出现"扫描仪正在加热"的提示，待加热至100%后开始扫描（保持牙面清洁并去除过多的唾液有助于扫描）(图 6-6-6，图 6-6-7)；③下颌牙列扫描完成(图 6-6-8)。

扫描上颌牙列（工作牙列）：①下颌牙列扫描初步完成后，检查是否需要补扫，若需要则将扫描头对准相应的区域再次扫描即可；②扫描仪器准备完成之后即可开始扫描；③扫描完成上颌牙列后，按照提示标记好需要修复的牙位(图 6-6-9，图 6-6-10)。

咬合关系扫描：①左右两侧分别扫描咬合关系；②扫描右侧后显示对齐失败，此时选择手动对齐（在扫描的咬合关系上选择一个点，点击已经扫描完成的牙列上相应的位置，对颌亦是如此）(图 6-6-11)；③完成右侧扫描后开始扫描左侧的咬合关系，同样为手动对齐(图 6-6-12)；④完成对齐(图 6-6-13)。

牙预备体的扫描：①软件自动对标记的牙位进行预备，若妨碍扫描，可手动将其修整到合适的程度(图 6-6-14)；②仪器准备好后即可进行该处的扫描，扫描完成后即可进行下一步——模型编辑(图 6-6-15)。

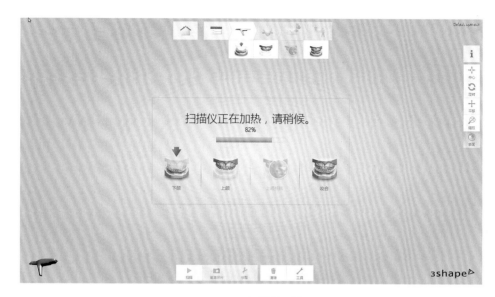

图 6-6-6　扫描仪预热

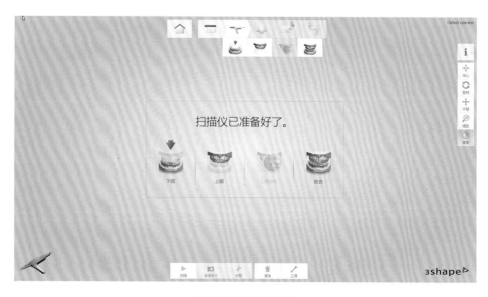

图 6-6-7　准备就绪

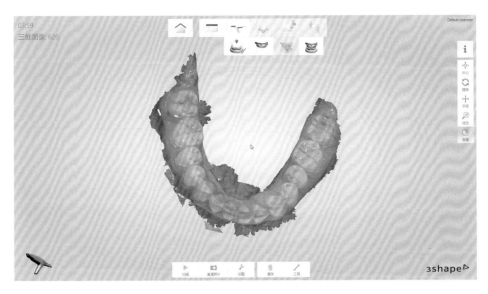

图 6-6-8　扫描下颌牙列

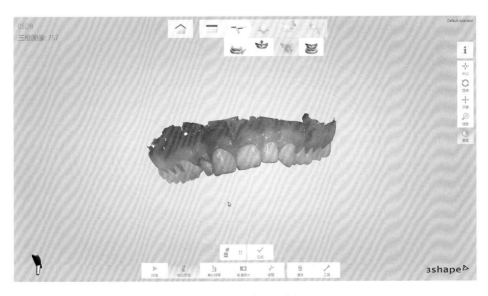

图 6-6-9　扫描上颌

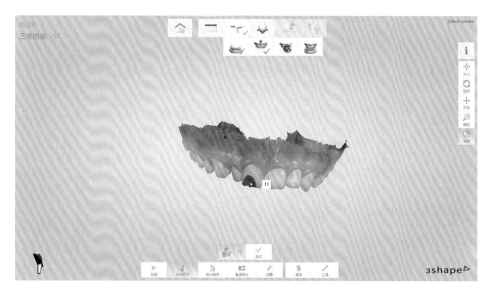

图 6-6-10 扫描上颌，标记修复牙位

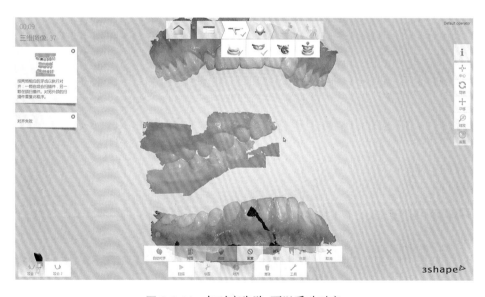

图 6-6-11 如对齐失败，可以手动对齐

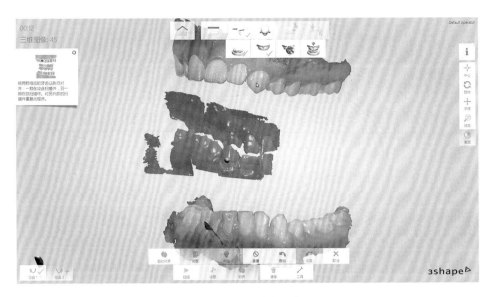

图 6-6-12　手动对齐

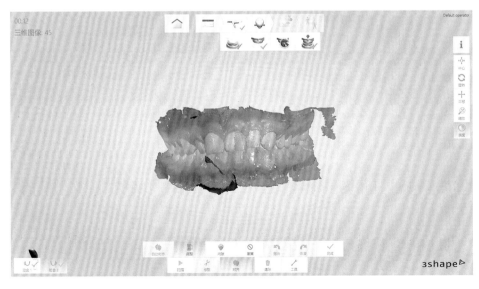

图 6-6-13　完成对齐

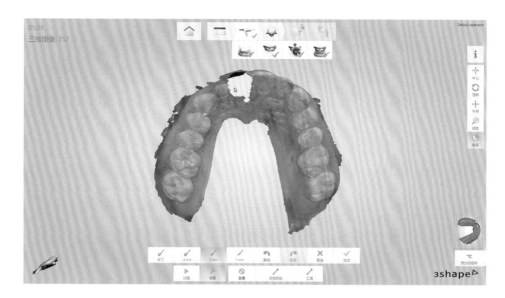

图 6-6-14 软件自动对标记的牙位进行预备

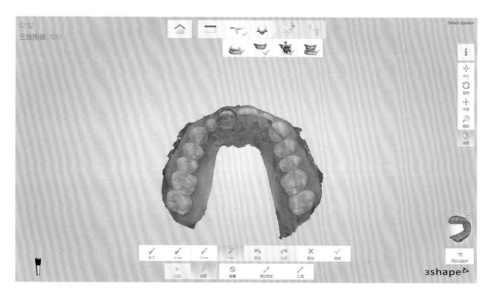

图 6-6-15 仪器准备好后即可进行该处的扫描

　　模型编辑：主要包括方向、边缘线以及间隙等要素（其中通过"方向"可以观察和检测备牙是否存在倒凹等；"边缘线"可以使医师检测预备体是否有清晰的边缘；"间隙"可检查咬合空间是否足够；另外，也可在"注释"处具体说明）（图 6-6-16，图 6-6-17）。

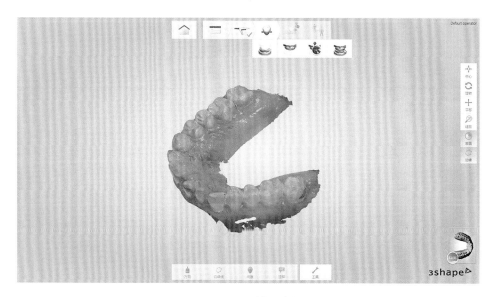

图 6-6-16　模型编辑

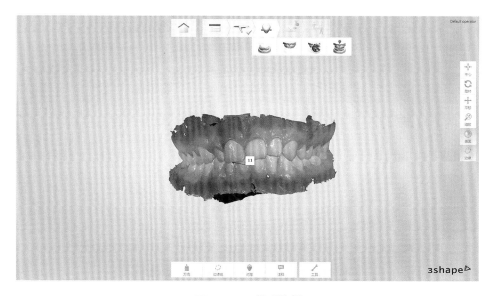

图 6-6-17　模型编辑

发送订单:①检查完毕后,即可发送订单到相应的技工室(图6-6-18);②显示"发送订单 - 完成"表明整个扫描过程已经完成(扫描所得数据会自动保存)(图6-6-19)。

2. 模型仓扫描　模型仓扫描是指在义齿生产中,将模型(一般是修整过的代型)按扫描软件指示依次放入扫描仪内进行扫描的过程。在此病例中,我们采用的扫描顺序为:①工作模型;②对颌模型;③咬合状态;④预备体;⑤完成扫描,保存数据。

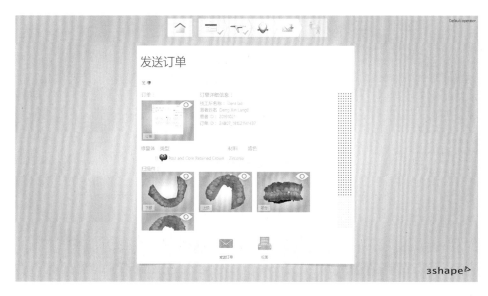

图 6-6-18　检查完毕发送订单

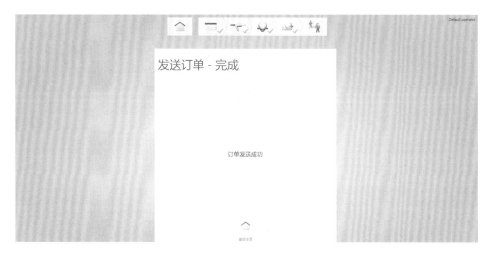

图 6-6-19　发送订单完成

（1）建立扫描订单：①输入订单号；②选择需要设计修复体的牙位；③选择需要设计的修复体种类，如解剖冠、内冠等；④点击"确定"即可开始扫描（图 6-6-20）。

（2）扫描工作模型：①将工作模型固定于专用底板上，放入扫描仓，点击"下一步"开始扫描；②初步扫描完成后选择需要的部位（一般是全牙弓）进行二次精细扫描；③工作模型扫描完成后点击下一步即可准备扫描对颌（图 6-6-21）。

（3）扫描咬合关系：①将上下颌之间正确的正中咬合关系固定下来。②将其置于专用底板上，放置于扫描仓内开始扫描。扫描完成后点击"对齐结果"。若不能对齐，则需要手动对齐，分别对齐上颌和下颌。③再次点击"对齐结果"完成对齐（图 6-6-22）。

（4）预备体扫描：①将 11 代型取下，插入盘中固定，放入扫描仓内；②点击"下一步"即可开始扫描；③扫描完成，保存数据以方便进行设计（此时上边一排标志均显示绿色的√）（图 6-6-23）。

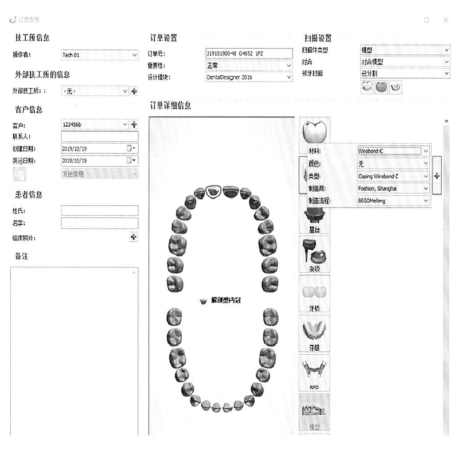

图 6-6-20　建立扫描订单开始扫描

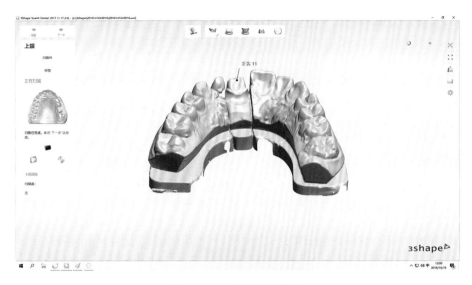

图 6-6-21　扫描工作模型

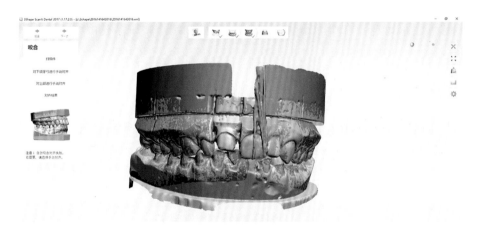

图 6-6-22　扫描咬合关系

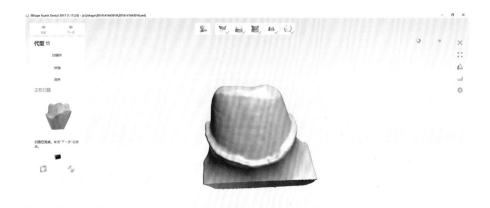

图 6-6-23　预备体扫描

二、修复体设计

基本过程：①找到扫描数据，打开即可开始设计；②咬合对齐，将给定的板整合到模型上，修整多余的部分；③根据提示标记牙位；④确定插入方向，选择合适的方向，消除倒凹；⑤标记边缘线（即肩台边缘），并设置相应参数；⑥点击"下一步"自动生成冠，调整冠的形态、功能等；⑦进行回切，生成底冠，点击"下一步"完成设计。

1. 打开扫描数据　找到扫描完成的订单数据，点击"设计"即可（图 6-6-24）。

2. 咬合对齐，修整模型

（1）"咬合对齐"使系统给出的一个牙弓平面与模型的咬合平面对齐，便于上𬌗架（图 6-6-25）。

（2）"修整模型"为去掉模型颊舌侧多余的部分，以免影响视觉效果，影响修复体的设计。

3. 标记牙位

（1）标记出预备体牙位即可（图 6-6-26）。

（2）需要注意的是：如需标记多颗牙，需要按照软件的提示依次标记。

4. 选择插入方向　选择就位道以消除倒凹（以多单位桥修复来说，找到一个良好的就位道尤其重要，但是找到良好就位道的前提条件仍然是医师的备牙条件）（图 6-6-27）。

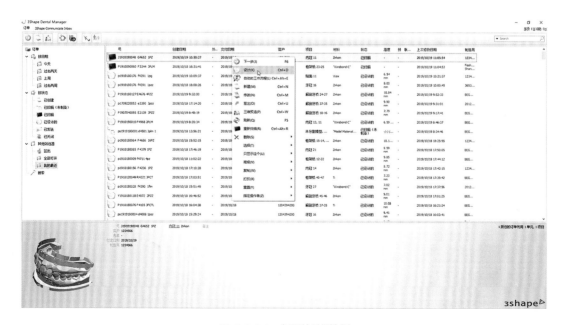

图 6-6-24　打开扫描数据

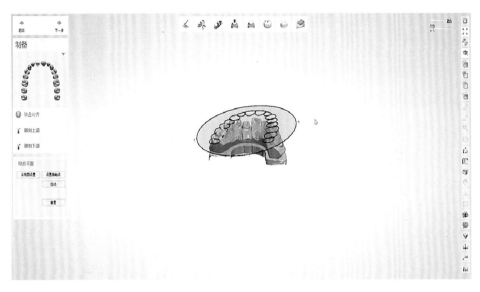

图 6-6-25　咬合对齐

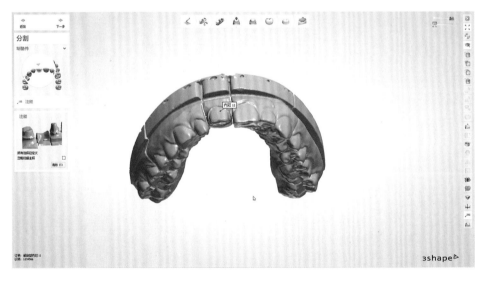

图 6-6-26　标记牙位

5. 标记边缘线　通过仔细调整边缘位置获得正确的修复体边缘,对于后期达到临床上修复体边缘的正确有重要意义(图 6-6-28)。

设置参数的意义在于,加工过程中的各种因素可能导致修复体边缘破坏,设置合适的参数可以保护边缘。

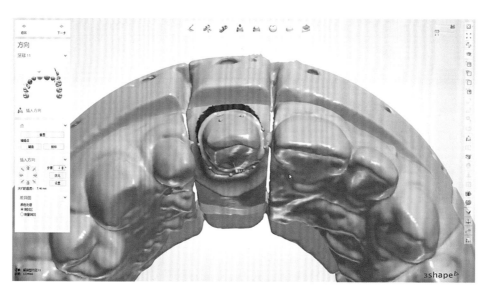

图 6-6-27　选择就位道

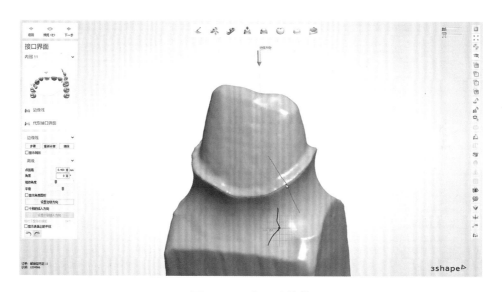

图 6-6-28　标记边缘线

6. 生成冠,进行细致调整

(1) 边缘线标记完成后点击"下一步"即可自动生成冠(图 6-6-29)。

(2) 通过各种工具对生成的冠进行调整,使其符合功能和美观的基本要求。

7. 回切冠,完成设计　此病例做了唇侧回切,预留上瓷的空间,以达到更好的美学效果(图 6-6-30)。最后点击"下一步"自动保存设计完成的数据。

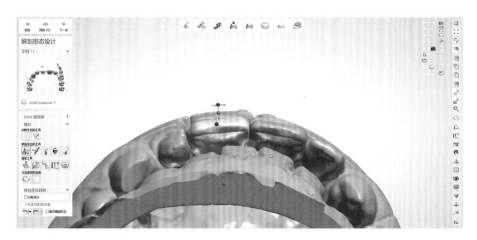

图 6-6-29　自动生成冠

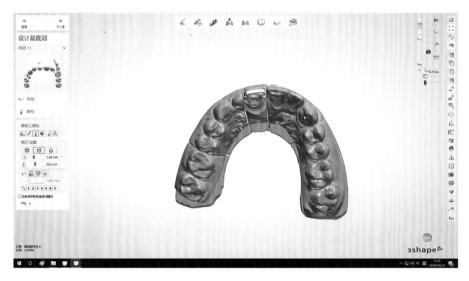

图 6-6-30　回切

三、修复体上瓷、打磨和抛光

制作流程:①切削、烧结,将设计完成的修复体进行切削。由于氧化锆的特性,需要在切削后进行烧结,获得用于上瓷的底冠。②上瓷、烧结,在获得的底冠上堆塑瓷粉,包括遮色瓷、体瓷、切端瓷、透明瓷等,然后进行烧结即可。③打磨,由于堆瓷过程中很难直接获得理想的形态及功能,需要进行打磨操作以获得良好和谐的形态与咬合功能。④上釉、抛光、完成,打磨完成后,于修复体表面涂上釉液,于大气下烧结,然后抛光,修复体可获得良好的光泽,最后完成全瓷修复体制作。

1. 切削、烧结　由于目前所切削的氧化锆材料大多是仅仅进行了预烧结(预烧结后氧化锆颗粒轻度烧结在一起,强度较低,便于进行切削加工),所以切削后需要进行致密化烧结才能获得氧化锆优良的力学性能(图 6-6-31)。

2. 上瓷、烧结　由于目前氧化锆瓷块难以获得令人满意的美学效果,所以特别是对于前牙来说,有必要在切削出来的氧化锆底冠上堆塑瓷粉,以获得良好的光学性能。

堆塑的瓷粉基本包括:遮色瓷、体瓷、切端瓷、透明瓷等。除此之外,还有一些为了美学效果开发出来的特殊效果瓷(图 6-6-32)。

3. 打磨　堆塑瓷粉过程会放大一定的比例,以弥补烧结带来的收缩,但是由于人为的堆塑过程难以精确控制,烧结后的修复体很难获得完美的形态和功能,所以需要进行打磨操作以弥补此缺陷(图 6-6-33)。打磨操作在目前来说是实现形态、功能协调的不可或缺的一步。

4. 上釉、抛光　打磨完成后,修复体表面变得粗糙,为了获得与天然牙相似的光泽,需要进行上釉及抛光步骤(图 6-6-34,图 6-6-35)。光洁的表面能够提升美学效果,同时能减少细菌黏附,保护软硬组织的健康。

5. 完成制作　修复体完成制作之后,进行常规消毒即可进行临床戴牙的工作。另外,若患者对修复体的颜色不满意,可通过外染法进行一定程度的修改(图 6-6-36)。

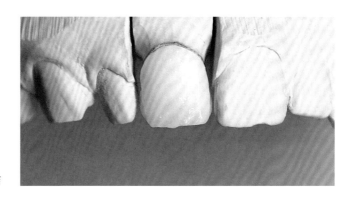

图 6-6-31　切削烧结

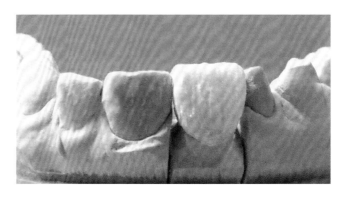

图 6-6-32　堆塑饰面瓷

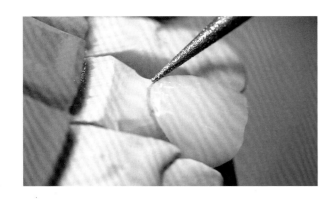

图 6-6-33　打磨外形

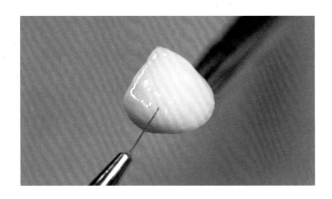

图 6-6-34　上釉

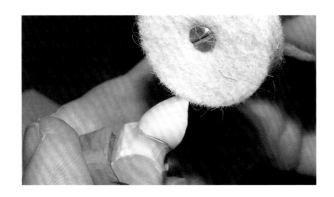

图 6-6-35　抛光

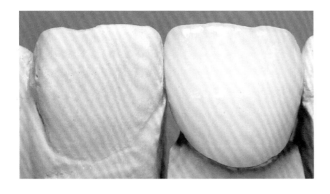

图 6-6-36　制作完成

四、病例照片展示

1. 术前照片及比色照片　11 变色，需要行冠修复。术前比色(图 6-6-37~ 图 6-6-39)。

2. 术中照片　常规备牙后排龈，扫描数字印模，送加工中心制作修复体(图 6-6-40~ 图 6-6-42)。

3. 修复体完成照片(图 6-6-43,图 6-6-44)。

4. 修复体戴入后照片(图 6-6-45,图 6-6-46)。

数字化制作的全瓷修复体边缘密合性、咬合与邻接关系、固位性和稳定性均明显优于传统印模法制作的修复体。传统印模通过印模材料与石膏制作修复体，相较于数字化印模通过虚拟信息制作修复体会产生更多的资源浪费与医疗废物。在如今倡导节约能源、减少污染的大趋势下，口内扫描取模数字化模型已然成为口腔修复发展的必然趋势。随着软件种类的增多以及 CAM 技术的发展，数字化制作修复体的应用范围迅速扩展，基于该技术实现了越来越多的功能，用以辅助修复、制作出质量越来越精良的全瓷修复体。

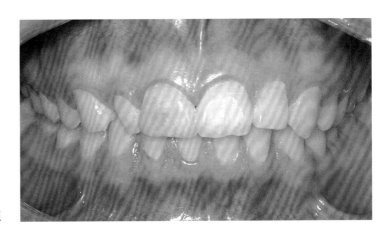

图 6-6-37　术前全口照

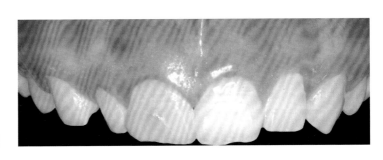

图 6-6-38　术前上颌牙照

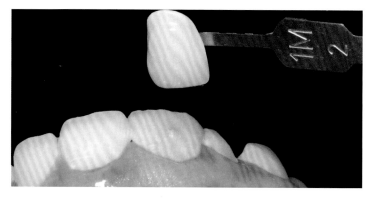

图 6-6-39 术前比色

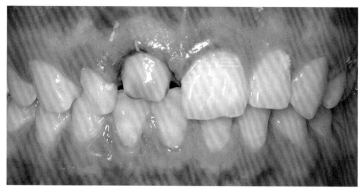

图 6-6-40 术中备牙

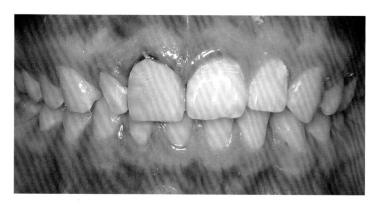

图 6-6-41 术中暂冠

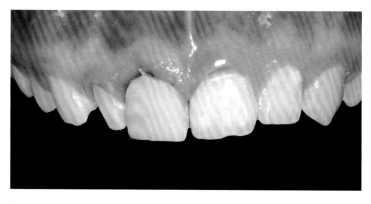

图 6-6-42 术中暂冠

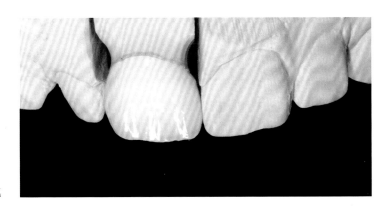

图 6-6-43 修复体完成

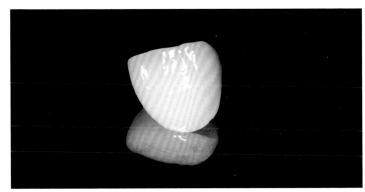

图 6-6-44 修复体完成

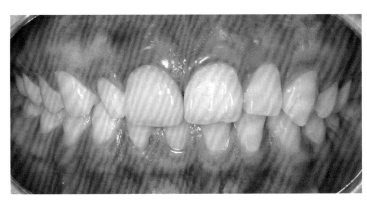

图 6-6-45 修复体戴入
全口照

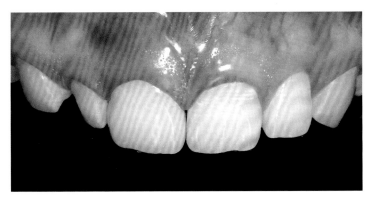

图 6-6-46 修复体戴入
上颌牙照

（罗　锋　游　伦　万乾炳）

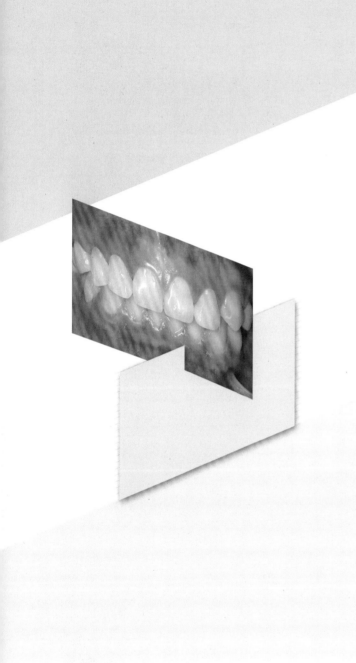

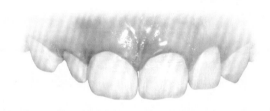

第七章

全瓷修复体的粘接

粘接修复技术及现代牙科陶瓷的发展为美学修复提供了更大的发展空间,随着粘接修复技术的发展,树脂粘接修复体的临床成功率极大提升。长期稳定的树脂粘接为全瓷修复体提供了良好的固位力,提高了修复体边缘的适合性,防止边缘微渗漏的同时,还增强了牙体与修复休的抗折性能。

第一节　粘接的基本理论

一、粘接的概念

粘接是借助胶粘剂在固体表面所产生的粘合力,将同种或不同种材料牢固地连接在一起的方法。按照粘接界面的类型,可以分为粘接(bonding)与粘固(cementation)两种状态。粘接是两物体有"溶"在一起的状态,有化学成分的相互渗透迁移,或形成化学结合(chemical combination),被粘体主要依赖于有机疏水的树脂粘接剂的强化学键(共价键、离子键)结合(bond/adhesive/luting)。粘固则是两物体"碰"在一起,"搭上去"的状态,连接主要依赖无机亲水的水门汀的微机械锁合(mechanical micro-interlocking),以及弱的分子间力(氢键、范德华力、螯合)作用(图7-1-1)。

与磷酸、聚羧酸、玻璃离子类等相对不透明的亲水性水门汀相比,疏水性的树脂粘接水门汀有以下特点:本身机械强度高;与牙面(特别是牙釉质面)和很多材料都能形成较强的化学粘接力;具有疏水性,不会因为吸水膨胀导致冠外修复体张应力作用下强度下降;

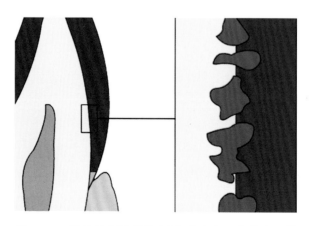

图7-1-1　粘接结合强度的来源:约束力 + 摩擦力 + 微机械锁合 + 分子间作用力 + 化学结合力

成膜薄,透光性好,对修复体颜色改变小;有的水门汀有多种颜色和通透性可供选择,可以保证修复体粘接后的颜色,有时还可以一定程度上矫正修复体的最终颜色。

二、粘接材料的选择

对于主要依靠几何、机械固位的,强度高的烤瓷、氧化铝和氧化锆全冠、固定桥修复体而言,玻璃离子、树脂增强玻璃离子水门汀,都是常用的临床粘接材料。因为操作简便,不需要完全吹干牙面,牙髓刺激性小,玻璃离子(树脂增强玻璃离子)特别适用于不能很好隔湿的情况下,烤瓷和氧化铝、氧化锆全冠、固定桥的粘固,以及这类修复体活髓牙的粘固(图 7-1-2)。但对于具有一定通透性、高强度的氧化铝和氧化锆修复体,使用这类非树脂类水门汀材料时,要注意白色基调和相对不透明的粘接材料对粘接后最终修复体颜色可能的改变。

对于强度相对较低的树脂、氧化硅基陶瓷材料(长石质陶瓷、白榴石/羟基磷灰石玻璃陶瓷、二硅酸锂陶瓷等),本身强度、韧性不高,亲水性粘固剂会削弱冠、桥修复体的强度导致粘接失败。而且,这类材料由于本身的半透明性和美学性,常用于粘接修复体(贴面、贴

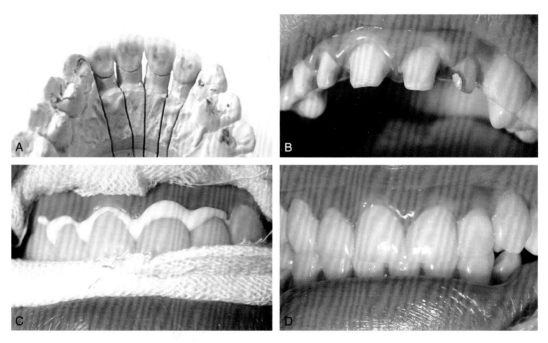

图 7-1-2　强度高的烤瓷、氧化铝和氧化锆全冠,固定桥修复体采用玻璃离子或树脂增强玻璃离子水门汀料进行粘接

A. 氧化锆全瓷修复体在模型上试戴　B. 全冠牙体预备后　C. 玻璃离子粘固　D. 玻璃离子粘固后效果

面冠、嵌体、高嵌体等)的制作,而亲水性粘固材料无法提供足够的化学粘接力,因此只能采用树脂粘接水门汀来进行修复体的粘接。

<h2 style="text-align:center">三、树脂粘接系统</h2>

口腔科树脂粘接系统一般由粘接处理剂、粘接剂和树脂水门汀组成。用不同的粘接处理剂,配合相应的表面处理,能够粘接树脂、瓷以及金属材料,可用于各类修复体(贴面、嵌体、高嵌体、耠贴面、部分冠、全冠、固定桥等)的粘接。

1. 粘接剂　粘接剂含前处理剂(primer)和树脂粘接剂(亲水改性的 adhesive,疏水的 bond)。按照粘接用途分为牙釉质粘接剂[主要是双酚 A- 双甲基丙烯酸缩水甘油酯(Bis-GMA)、Bis-GMA+2- 甲基丙烯酸羟乙酯(HEMA)基质]、牙本质粘接剂(通用粘接剂)(Bis-GMA 基质 + 各种粘接性单体);按照牙面处理的方式分为全酸蚀(total etching)、自酸蚀(self-etching)、自粘接(self-bonding)等。

2. 粘接树脂水门汀　口腔科粘接树脂水门汀主要是 Bis-GMA 基质组分。树脂粘接材料与传统修复树脂材料的组分和特征相似,无机填料包埋在有机基质[Bis-GMA、双甲基丙烯酸二缩三乙二醇酯(TRGDMA)、氨基甲酸酯双甲基丙烯酸酯(UDMA)]中,树脂材料中无机填料增加,粘接强度增强,但流动性降低。

按聚合方式固化可分为化学固化(自固化)(chemical curing/self-curing)、光固化(light curing)和双固化(dual curing)三种。化学固化和双固化水门汀一般是双糊剂包装:固化糊剂 A 是着色剂、胺、光引发剂;固化糊剂 B 是过氧化剂。双剂混合后即可发生固化反应。单纯光固化水门汀多是单糊剂包装,无需混合,光照才能固化。

化学固化和双固化可使用范围相对较广,若树脂或全瓷修复体厚度 >2.5mm,或者修复体遮色性过强,建议使用化学固化或者双固化的粘接树脂。若修复体较薄(厚度 <1.5mm)且透光性好,可采用光固化树脂粘接水门汀,以自由控制操作时间。双固化树脂较化学固化树脂过程缓慢,操作时间较长,为避免因未作用的光引发剂残留而发生树脂颜色可能的改变,建议粘接后还是常规进行光照处理。

树脂水门汀中如果添加具有化学粘接活性的单体,例如常见的磷酸酯单体 10- 甲基丙烯酰氧癸基二氢磷酸酯(MDP)类成分,则粘接活性单体可以发挥酸蚀及与牙面、修复体表面的直接化学粘接作用,在粘接操作时无需进行牙面及修复体表面烦琐的酸蚀、偶联、粘接剂涂布操作,直接混合使用,这就是自粘接树脂水门汀。

树脂水门汀可以有多种黏度[低黏度(low viscosity)、高黏度(high viscosity)]、颜色

［白色、奶白色、黄色、A1、A3、漂白色（bleach）等］和遮色性［透明（clear/transparent）、遮色（opaque/universal opaque）］的材料可供选择。遮色树脂水门汀可以在一定程度上避免变色基牙底色对半透明性修复体颜色的影响。但粘接剂层厚度有限,具有一定通透性的不同颜色粘接水门汀对修复体最终颜色的影响极为有限,应在修复体制作时保证颜色的准确性,不建议依赖粘接水门汀来矫正修复体色差。低黏度树脂水门汀一般用于嵌体、冠等的粘接,高黏度树脂水门汀一般用于贴面粘接。树脂水门汀的颜色和遮色性选择的最好方法是用配套的亲水试色糊剂（try-in paste）来辅助判断。

因为丁香酚类物质是树脂材料的阻聚剂,所以树脂粘接病例应避免使用此类材料。暂时冠须使用无丁香油暂时水门汀（eugenol-free provisional cement）粘固。如果粘接面受到丁香酚污染,应用毛刷混合牙粉进行彻底机械清理,并用酒精清洗去除。

四、树脂粘接界面

修复体的树脂粘接结构见图 7-1-3。其中有修复体 - 树脂以及树脂 - 牙体两个界面。瓷、牙面（牙釉质和牙本质）主要是亲水的表面,包括复合树脂修复材料的无机填料也主要是亲水特性,疏水特性的粘接树脂水门汀不能直接与两个被粘物形成化学结合。因此,必须对两个被粘物表面进行处理,增加一层一端能与亲水的被粘物形成化学结合,另一端能与疏水的树脂水门汀形成化学结合的媒介,即偶联剂。因此,牙 - 树脂水门汀 - 修复体粘接微观结构实际上包含两个界面、五层结构。其中,对于两个被粘体表面的化学改性,以及改性材料（偶联剂）的使用是粘接的关键步骤。

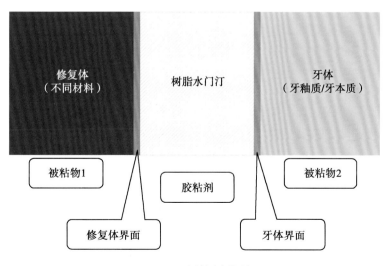

图 7-1-3 口腔科树脂粘接界面

粘接强度除了界面的化学结合性质,结合面的微观特性及实际接触面积也是另一个重要的因素。光滑的表面可以通过机械及化学粗化处理,形成宏观-亚宏观-微观的多级配合的粗糙表面,不仅增大了机械嵌合的力量,还能显著增加化学结合面积,增加粘接强度。当化学结合足够强的时候,两个被粘物就能形成类似一个整体,同时相互强化。这是残冠残根通过粘接修复牙体结构得以增强,也是一些本身强度不高的材料,例如长石质陶瓷、玻璃瓷,能够在粘接修复临床上成功应用的基础。

因此,临床树脂粘接中涉及两方面的问题:首先,进行牙面(牙釉质、牙本质、牙釉质-牙本质混合面)及修复体(复合树脂、不同硅基及非硅基陶瓷)表面粗化处理;其次,针对不同的牙面及修复体表面进行偶联处理,形成能与树脂粘接剂及树脂水门汀化学结合的活性表面。

第二节　牙齿表面的粘接处理

牙面有牙釉质、牙本质以及混合粘接面(牙釉质、牙本质、牙骨质)。牙釉质含重量97% 无机矿物质、1% 有机质和 2% 水,结构上有釉柱和釉柱间质,容易酸蚀形成 10~20μm 的均匀微小间隙。牙本质含重量比 70% 无机质、20% 胶原蛋白有机质和 10% 水,有牙本质小管及管间牙本质,管内有小管液。如果全酸蚀后,玷污层(smear layer)可溶解或部分溶解、脱矿,牙本质胶原网暴露,胶原变性。因为牙釉质和牙本质(牙骨质)的组织结构和理化特性不同,粘接前的表面处理也不完全一样。

一、牙面粗化处理

机械打磨和研磨抛光后,牙齿粘接面能形成一定的粗糙度。牙预备体、树脂封闭的预备体采用口内喷砂的方法也可以获得有利于粘接的粗糙表面。为了进一步增加表面积,形成利于微机械嵌合的表面结构,需要对牙面进行酸蚀处理。

二、牙面酸蚀处理

牙面酸蚀可以分为全酸蚀与自酸蚀两种类型(表 7-2-1)。

1. 牙面的酸蚀处理

(1)牙釉质:32%~37% 的磷酸凝胶,活髓恒牙全酸蚀 30~60 秒,四环素牙及氟斑牙 60~90 秒,乳牙及死髓牙 90~120 秒,彻底冲洗去除。牙釉质的成分和结构决定了牙釉质粘

表 7-2-1　牙面全酸蚀与自酸蚀的比较

全酸蚀	自酸蚀
酸蚀剂为无机中、强酸（32%~37% 磷酸凝胶）	酸蚀剂为有机弱酸 [乙二胺四乙酸（EDTA）、羧酸 / 丙烯酸类、有机酸酐、有机酸酯如磷酸酯等]
需彻底冲洗	不冲洗
去除玷污层，牙本质小管口开放	保留玷污层，牙本质小管部分封闭
界面形成树脂突	界面形成混合层，牙本质小管树脂突
用于牙釉质粘接	用于牙本质粘接

接的强度和可靠性，因此在粘接修复中，保持足够的牙釉质面，以及牙釉质框架的完整性是粘接修复成败的关键。

（2）牙本质：全酸蚀不建议用于活髓牙本质，用 35% 左右的磷酸凝胶进行 5~15 秒短时酸蚀，彻底冲洗去除，保证冲洗时间与酸蚀时间比为 1：2。活髓牙及死髓牙均可使用自酸蚀，牙面不能吹干，润湿的牙本质表面涂布含自酸蚀剂成分的处理液后作用 20 秒。牙本质的成分及牙本质小管的结构，决定了牙本质粘接是在伴有机质、水、含酶体液的湿润环境下进行的操作，不能获得类似牙釉质表面的粘接强度。同时，体液浸泡及渗入作用、金属蛋白酶的消化作用、老化效应等，都会降低粘接界面机械及化学结合作用，导致远期粘接强度下降。

2. 牙本质的自酸蚀　牙本质表面的玷污层是包含了牙本质碎屑的疏松结构层，还包括结合在深层牙本质表面的无序牙本质层，最初认为是一层弱结构界面需要粘接前去除。但研究发现，去除玷污层后牙本质小管完全开放，小管液外渗增加，同时也会增加牙髓刺激和感染的概率。20 世纪 90 年代初以后，玷污层被认为是一层稳定的结构，不仅可以堵塞牙本质小管开口，减小对牙髓的刺激，减少小管液渗出对树脂粘接的不利影响，而且通过适当的改性处理，可以在牙本质表面形成厚 5~15μm，更稳定并有利于与粘接树脂水门汀结合的复合 / 混合层（hybrid layer），即自酸蚀粘接技术。

3. 酸蚀后牙面处理　牙釉质或牙本质表面本质上是亲水的表面，不能与疏水性的树脂水门汀形成化学结合，因此需要对亲水表面进行改性处理，即牙面偶联（coupling）。偶联处理后，再涂布能够与偶联剂形成化学结合的树脂粘接剂。一般操作方法是：酸蚀后的牙本质涂布牙面偶联剂 / 底胶（primer）弱吹 15 秒，然后涂布粘接剂（adhesive）轻吹 3~5 秒吹薄。虽然牙面处理的基本原理需要遵循酸蚀、偶联、粘接三个步骤，但为了简化临床操作，并非所有的粘接系统都采用"三步法"。

4. 牙本质湿粘接（wet bonding） 牙本质湿粘接的目的是达到和保持牙本质表面胶原纤维网的直立蓬松状态。用弱有机酸、有机酸盐（乙二胺四乙酸二钠，EDTA）、有机酸酐/酯类物质等，作为自酸蚀剂对湿润状态的牙本质表面直接混溶酸蚀，或与水反应形成酸，消耗水分的同时进行酸蚀，同时保持胶原纤维不塌陷。水分被置换后，再涂布偶联剂。

偶联剂（底漆）也属于甲基丙烯酸酯类材料，偶联剂能与胶原中的水及有机酸蚀成分混溶，此时吹干残余的水分后，结合了偶联剂的胶原网依旧保持蓬松直立的状态。偶联剂有含水型及有机溶剂型。含水型可以对干燥的牙本质起再润湿作用，并利于深层渗透；有机溶剂型以丙酮/乙醇作溶剂用于湿法粘接，溶剂可以置换水分并起到载体作用协助偶联剂向胶原网格渗透。偶联剂的多余水分吹干或者溶剂挥发后，保持胶原蓬松孔隙状态，留下树脂粘接剂进入结合的空间。

酸蚀、偶联可以独立进行，但更多时候是整合到一起。例如20%甲基丙烯酰氧乙基苯基磷酸酯（phenyl-P）和30% HEMA，简称20P-30H，可以水解形成酸，同时又能渗透入纤维网格，起到偶联剂的作用，因此成为常用的酸蚀偶联剂。

此时再涂布疏水性的粘接剂（bond，主要是 Bis-GMA），或者亲水改性后的疏水粘接剂［adhesive，含 HEMA、丙烯酸磷酸酯、含丙烯酸基团的氨基酸衍生物单体、4-甲基丙烯酰氧乙基偏苯三酸酐（4-META）+甲基丙烯酸甲酯（MMA）+四溴丁烷（TBB）、戊二醛类+HEMA 等改性的 Bis-GMA］，由于粘接剂与偶联剂都是甲基丙烯酸类高分子有机物，互溶作用下渗入偶联剂作用后蓬松直立的胶原纤维网、牙本质小管口浅层、牙本质小管深层内，形成结构紧密的混合层及小管树脂突。这层界面将起到牢固连接牙本质和粘接树脂水门汀的作用。因此，湿法自酸蚀牙本质粘接的基础是混合层和树脂突形成。

新型的有机羧酸酯或有机磷酸酯类材料，如 MDP 在水的作用下可以转变为有机磷酸，发挥酸蚀作用；磷酸端能与牙面的 Ca^{2+} 离子作用形成强的离子键结合，同时渗入胶原网格中，起到偶联剂的作用；不饱和烯键端可以和 Bis-GMA 树脂水门汀发生共聚或者分子长链绞联作用形成化学结合，充当粘接剂的角色。而且，本质上属于酸性的 MDP 还可以和多种本质上属于碱性的金属氧化物（包括 Al^{3+}、Zr^{4+}）形成离子键结合。因此含有这类多功能单体的新型树脂粘接剂体系，甚至可以做到牙面和各种修复体表面处理的一致化，从而极大简化临床粘接操作。

5. 粘接处理步骤 对于不同的粘接系统，自酸蚀液也不完全一样。基本组合有以下三种：①单独的自酸蚀剂、偶联剂、粘接剂三步系统；②独立的酸蚀剂，偶联剂和粘接剂整合形成粘接偶联剂的两步法系统；③自酸蚀剂与偶联剂整合形成酸蚀偶联剂，单独的粘接剂的两步法系统;④酸蚀、偶联和粘接剂整合的一步法系统。因为操作步骤的区别,粘接剂也形成了不同代别的划分。

6. 牙本质粘接剂的发展　树脂粘接剂经历了不断发展的过程,粘接操作的便利性不断提高的同时,粘接整体效果也有提升及变化。总结如下:

第一代:双功能键的 Bis-GMA 及衍生物粘接剂与酸蚀脱矿的牙本质表面钙离子 Ca^{2+} 螯合,粘接强度很弱。

第二代:粘接剂加入了能促进与牙本质表面的 Ca^{2+} 螯合的可聚合磷酸酯复合物,粘接强度弱。

第三代:涂布粘合剂之前使用去除玷污层或玷污层改性的牙本质表面处理剂,粘接强度有所提高。

第四代:开始基于湿粘接理论,采用全酸蚀剂(etchant),去玷污层,涂偶联剂(primer)、粘接剂(adhesive)三步法处理牙本质。

第五代:基于湿粘接理论,简化临床操作,全酸蚀去玷污层后,偶联和粘接合二为一(粘接偶联剂 one-bottle),牙釉质 / 牙本质通用型粘接剂。

第六代:自酸蚀后不同搭配,自酸蚀偶联剂 + 粘接剂 2 瓶两步,或自酸蚀剂 + 粘接偶联剂 2 瓶两步。

第七代:自酸蚀、偶联、粘接诸多功能组合于一步,只在牙体表面涂刷一层材料即完成,最大限度简便操作,因此被学者们称为 "all-in-one" 粘接剂系统。

第八代:牙面、修复体表面,酸蚀 - 偶联 - 粘接,"one bottle 一体化解决方案",但实际上目前还没有能够完全真正达到一体化解决的粘接产品(图 7-2-1)。

目前临床上的粘接产品,从第四代到第八代粘接剂均有应用,高代产品的操作便利性越来越好,但研究结果并没有提示高代产品的临床粘接效果比低代产品更好,因此临床都可以选用。虽然牙面处理的基本原理都是基于酸蚀、偶联、粘接的基本机制,但商品化的树脂粘接体系在组分、粘接操作步骤上存在很大差异,为保证粘接的效果,建议严格按照特定产品的说明进行临床粘接操作。

三、即刻牙本质封闭和双重粘接

牙体预备完成后,立即对牙体预备所暴露的牙本质、龈下菲薄的牙釉质边缘,用湿粘接处理的办法进行牙本质酸蚀(自酸蚀,死髓也可进行 10~20 秒的全酸蚀),偶联,粘接剂涂布处理,并光照固化,然后再进行后续的诸如牙釉质边缘抛光、印模、暂时修复体制作等

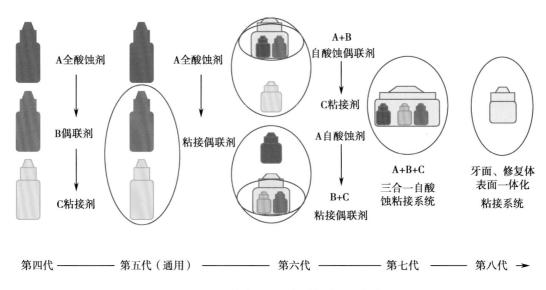

图 7-2-1   目前应用的牙本质粘接剂的划代

操作。即刻牙本质封闭（immediate dentin sealing，IDS）的基本原理是，新鲜暴露的牙本质最有利于粘接，即刻封闭后可以减少或避免后续污染，降低活髓牙敏感及牙髓刺激，后续永久修复体粘接操作时可对已有粘接剂层进行口内喷砂粗化，使活髓牙敏感度降低，且能增加粘接强度。

有研究表明，采用双重粘接技术，相对于常规粘接形成的粘接界面更紧密，树脂-牙本质粘接强度更高。这是因为常规粘接时，虽然采用湿粘接，酸蚀、偶联、涂布粘接剂后保持了牙本质表面胶原纤维的蓬松直立，但在修复体就位时，树脂水门汀的挤压作用导致胶原变形倒伏，降低了粘接强度。如果修复体就位前对涂了粘接剂的牙面进行强吹后光固化，又会导致胶原倒伏。如不吹薄，光固化后修复体可能无法完全就位，粘接剂层变厚，修复体适合性下降，粘接强度降低。双重粘接技术可以发挥湿粘接的优点，防止污染的同时降低活髓牙敏感度，粘接剂固化后再制取印模制作修复体，不会影响修复体的适合性，又保证了后期粘接的效果。

为保证封闭效果，IDS一般采用三步法或者两步法自酸蚀或者全酸蚀（死髓牙）粘接系统进行。因为在后续操作前已经进行了粘接剂处理，因此利于洞衬及窝洞优化操作，永久粘接时牙本质敏感度也会降低。但口内直接法制作树脂暂时修复体时，必须涂覆凡士林或液体石蜡等分离剂，否则无法取下。永久粘接前，建议进行口内喷砂粗化处理，再进行第二次粘接操作，以保证粘接效果。

第三节　修复体表面的粘接处理

修复材料包括瓷、树脂、树脂-瓷混合物、金属四大类,修复材料的粘接面本质上也是亲水的表面,不能与疏水性的树脂水门汀形成化学结合。因此在进行树脂粘接时,与牙面类似,需要对修复体表面进行粗化(研磨喷砂、酸蚀)及改性(偶联)处理,才能与疏水树脂(树脂水门汀)粘接。

全瓷材料根据其材料组成分为氧化硅基陶瓷(silica-based ceramic)和非氧化硅基陶瓷(non-silica-based ceramic)两大类。全瓷修复由于其生物安全性、良好的美学效果及远期修复效果现广泛使用于口腔临床,其中粘接是保证其远期修复成功率的重要因素之一。

氧化硅基陶瓷又称可酸蚀陶瓷,主要包括长石质陶瓷、白榴石和二硅酸锂增韧的玻璃陶瓷。其中二硅酸锂增韧的玻璃陶瓷弯曲强度可达到 400MPa,可用于前牙贴面、嵌体、高嵌体,单冠及前牙三单位桥制作,主要包括 Empress 2 和 e.max 材料。

非氧化硅基陶瓷又称不可酸蚀陶瓷,代表材料包括玻璃渗透氧化物(尖晶石、氧化铝、氧化锆)瓷系列、致密烧结纯氧化铝陶瓷、致密烧结的氧化钇部分稳定的四方氧化锆多晶陶瓷等。目前传统氧化硅基陶瓷的树脂粘接修复成功率已有大量文献证实,非氧化硅基陶瓷材料的粘接仍在研究中,已有文献提示多种技术有望能够获得较高的粘接力。

一、氧化硅基陶瓷的粘接处理

1. 机械处理　机械处理是指通过机械方法粗化表面增加粘接面积。合理的表面处理方法可增强全瓷材料表面的粗糙度以增加微机械嵌合力,增加树脂粘接剂与全瓷材料的化学粘接。主要的表面处理方法有酸蚀、喷砂、表面切削打磨或几种方法联合应用。

口腔科常用的酸蚀剂为氢氟酸(HF)、酸性磷酸氟(APF)和氟化氢胺,一般 2.5%~5%HF作用 2~3 分钟即可得到粗糙表面并显著提高粘接强度。全瓷材料的微观结构是影响树脂瓷粘接层抗折强度的重要因素。酸蚀去除玻璃基质,暴露晶体结构,白榴石晶体的数量、尺寸和分布均会影响酸蚀后表面的微孔结构。对于 Empress,9% HF 凝胶酸蚀 60 秒即可。二硅酸锂增韧的 Empress 2 和 e.max 晶体含量较多,表面处理 40 秒后较 Empress 获得较高的粘接强度。

HF 对软组织毒性极强且易挥发,现在一些学者用酸性较弱较安全的 1.23% APF 作为酸蚀剂,研究证实 APF 酸蚀 7~10 分钟与 9.6% HF 酸蚀获得的粘接强度无显著差异,但

10% HF 酸蚀 1 分钟的表面较 1.23% APF 酸蚀 5 分钟形成的表面形貌粗糙度更明显,微孔较深,因此目前临床上使用较多的仍是 7%~10%HF 凝胶。

常用的机械处理方法是喷砂,一般喷砂时采用 50~250μm 粒度的 Al_2O_3 粉,压力为0.3~0.4MPa(30psi 左右),它对玻璃质陶瓷、氧化铝瓷和氧化锆陶瓷均有增加表面粗糙度的增强粘接强度的功能。另外,采用金刚砂、SiC 或 Al_2O_3 的砂针打磨均可增加表面的粗糙度。喷砂和表面打磨的方法简便,但有研究表明处理后瓷修复体表面会出现微裂纹,从而降低其适合性和抗折强度。

2. 硅烷偶联剂 含硅氧基的全瓷材料表面和粘接树脂可通过硅烷偶联剂形成共价键和氢键,产生稳定的化学粘接,这是含硅氧基陶瓷粘接力的主要来源。典型的硅烷偶联剂是一种杂合的有机 - 无机双官能团分子,一端为烷氧基,另一端为有机的不饱和烯键。硅烷偶联剂的烷氧基在弱酸性环境下水解形成硅醇,可与含硅氧基的玻璃陶瓷发生化学反应形成稳定的硅氧(-Si-O-Si-)键。而另一端不饱和烯键可与粘接树脂的有机单体发生聚合反应,最终通过硅烷偶联剂在疏水的粘接树脂和亲水的瓷材料表面形成化学粘接。此外,硅烷偶联剂还可降低表面张力,起到润湿和增加表面能的作用,可促进有效粘接。

口腔科常用的硅烷偶联剂是 γ- 甲基丙烯酰氧基丙基三甲氧基硅烷(γ-MPS),有三种组合方式:单纯的偶联剂;偶联剂与酸的混合液体(醋酸);双组分或三组分的偶联剂与酸性单体,使用时再混合可防止硅烷偶联剂水解。单瓶的硅烷偶联剂有一定的保质期,溶剂易挥发,硅烷水解失效,若发现液体浑浊应弃用。使用硅烷偶联剂实现化学结合是硅基陶瓷粘接成功的重要保证,研究已证实 HF 酸蚀联合硅烷偶联剂可获得稳定而有效的高强度粘接。

树脂类材料(composite resin)、树脂 - 瓷混合类材料(hybrid material),结构中有 Bis-GMA 树脂相和经过表面处理的无机填料相。其中的无机填料主要成分是二氧化硅、硅基玻璃(陶瓷),因此其表面处理的基本过程与硅基陶瓷类似,也是 HF 酸蚀、硅烷偶联,只是喷砂压力减低为 0.2MPa(15psi 左右),HF 酸蚀的时间酌减(一般 20 秒左右),其他操作可以参照硅基陶瓷进行。

树脂、混合材料、玻璃基陶瓷材料的透光度好,美学性能卓越,但除二硅酸锂陶瓷外,强度相对偏低。所以此类材料制作的修复体临床只能采用树脂水门汀粘接,以利用树脂粘接剂与修复材料及牙面的化学结合发挥整体增强效应而不发生破损,因此也被统称为粘接修复材料。强度愈低的瓷材料,愈要严格遵循酸蚀、偶联、粘接的基本粘接原理。

二、非氧化硅基陶瓷的粘接

1. 机械处理　因该类材料中不含硅氧基,故不能与 HF 反应形成粗糙的表面,因此氧化铝及氧化锆陶瓷的有效表面处理一直是研究及临床工作的难点。随着口腔材料的发展及技术的进步,现在虽然有新型的处理方法被研究证实具有潜在的应用价值,但目前最常用的仍是传统的 Al_2O_3 粉喷砂(压力 0.8~0.9MPa,或 60psi)及不同磨料车针切磨等。

实验研究发现,表面涂布熔融的玻璃微粒,选择性酸蚀及热化学溶液处理均可增加非硅基陶瓷表面的粗糙度,提高粘接性能。在氧化锆表面涂布一层低熔的玻璃微粒然后在炉中烧结(720℃)1 分钟,形成的涂层可增加表面粗糙度,含硅氧基的玻璃微粒为化学粘接提供了基础。选择性酸蚀技术通过热诱导成熟技术压缩晶界,加热至 750℃保持 2 分钟,冷却至 650℃保温 1 分钟,再次加热至 750℃保持 1 分钟,氧化锆晶界会出现增宽,将熔融的玻璃陶瓷选择性渗透到晶粒间的空隙中形成新的三维结构,渗入的玻璃可与氧化锆形成稳定的结合。全瓷材料表面再通过选择性酸蚀形成三维网络结构,增加微机械嵌合,同时可对其进行硅烷化增强化学结合力。热化学溶液(甲醇 800mL,37% 盐酸 200mL,氯化铁 2g)在 100℃下分别处理氧化锆瓷表面 10 分钟、30 分钟和 60 分钟可得到明显粗糙的表面,可为机械结合提供基础并促进化学结合。

2. 氧化锆(氧化铝)偶联剂　不含氧化硅的陶瓷化学性能稳定,不能被 HF 酸蚀形成微嵌合表面结构,也不能与硅烷偶联剂反应形成硅氧键,这是导致氧化铝及氧化锆陶瓷粘接性能较差的主要原因。但通过热化学涂层(PyrosilPen)法、摩擦化学涂层(frictional sandblast)法、化学气象沉积法(chemical vapour deposition,CVD)等技术可以使氧化锆表面包被二氧化硅。最常用的方法是摩擦化学涂层法,用 SiO_2 包被的 Al_2O_3 粉在高压条件下轰击氧化铝和氧化锆陶瓷表面,冲击能从轰击颗粒转移到陶瓷表面,即可在全瓷材料表面形成 SiO_2 涂层。涂层可增加全瓷材料表面与树脂粘接剂之间的机械结合,同时可行表面硅烷化处理增加化学结合。实验发现,硅涂层氧化锆表面结合硅烷偶联剂(3- 甲基丙烯酰氧基丙基三甲氧基硅烷及 3- 丙烯酰氧基三甲基硅烷)处理可增加树脂粘接性能。研究也发现选择性酸蚀技术联合硅烷处理可显著提高粘接性能。

另外一个途径是使用氧化锆 / 氧化铝偶联剂,如 Z-primer Plus、AZ Primer 等。这类偶联剂主要是以 MDP、联苯二甲基丙烯酸酯(BPDM)、4-META、6- 甲基丙烯酰氧基己基磷酰基乙酸酯(6-MHPA)等为组分。常用的是 MDP,其磷酸酯键可与氧化锆形成 Zr-O 键,喷砂联合 MDP 偶联剂,或单独使用含 MDP 的粘接树脂均可显著提高氧化锆材料的粘接强度。

3. 粘接树脂水门汀的选择　传统的粘接树脂水门汀对非硅氧基的陶瓷粘接力较差，研究发现喷砂后用 Bis-GMA 树脂粘接失败。目前已对粘接树脂水门汀进行了改进，在粘接树脂中加入磷酸酯单体，如 Panavia 21EX 和 RelyX Unicem，引入 4-META 和 2-羟基乙基甲基丙烯酸酯（HEMA）的粘接树脂如 Superbond C & B，均可显著提高粘接树脂水门汀与氧化锆材料的粘接强度，而且研究发现这两类树脂粘接剂与氧化锆全瓷材料的粘接力无显著差异。

虽然非硅基陶瓷可以用不同技术进行粗化增加粘接面积和微机械缩合，也可以采用专用的表面偶联剂增加化学结合，但由于不能被 HF 酸蚀，表面微结构的形成远不如硅基陶瓷有效，因此这类材料的化学粘接依旧是个难题。这也限制了非硅基陶瓷在粘接修复中的应用，其临床适用范围目前依旧主要依赖几何固位形的冠、桥、嵌体类修复治疗，且临床上也具有较高的粘接失败率。因此这类材料在考虑固位设计时，首要的是保证几何固位形和修复体适合性。在此前提下，采用聚羧酸锌、玻璃离子、树脂增强玻璃离子水门汀，或是简单的自粘接树脂水门汀，都可以获得良好的粘接效果（图 7-3-1）。

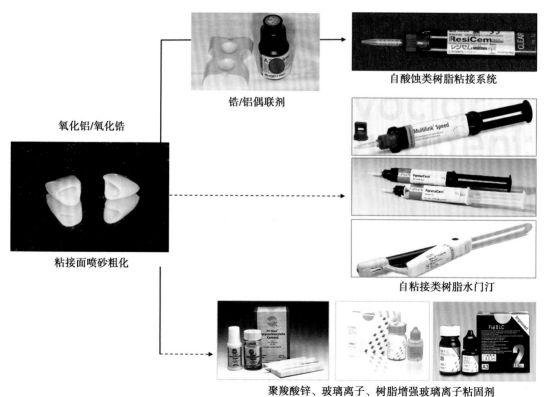

图 7-3-1　非硅基氧化铝（氧化锆）冠桥修复体的粘接方法

第四节 临 床 病 例

一、铸瓷贴面全酸蚀粘接修复

女性患者,48 岁。上颌侧切牙过小,有牙间隙要求改善美观。按照美学设计的要求与患者沟通分析,最后行 12、22 e.max 铸瓷贴面修复。该病例采用 Choice 2 树脂粘接套装粘接。

1. 比色、牙体预备、排龈、取模　病例采用 II 型唇邻面覆盖型贴面设计。术前比对修复体目标色,牙体预备后,比对基牙颜色。对于牙本质暴露的区域,进行牙本质即刻封闭处理,光照固化。排龈处理后,用聚醚硅橡胶取印模(图 7-4-1~ 图 7-4-6)。

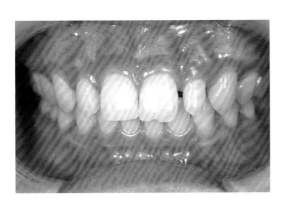

图 7-4-1　修复前 12、22 过小牙

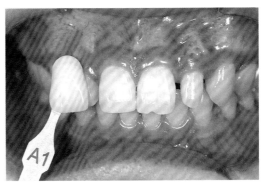

图 7-4-2　牙体预备前比色

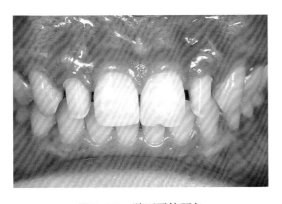

图 7-4-3　贴面牙体预备

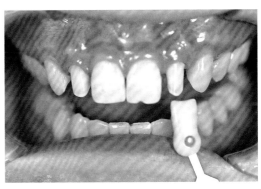

图 7-4-4　基牙颜色比对选色

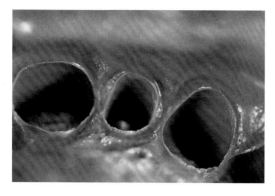

图 7-4-5　硅橡胶印模

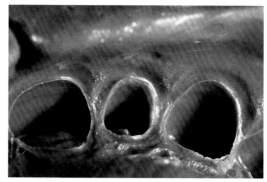

图 7-4-6　硅橡胶印模

2. 暂时贴面修复　在诊断蜡型上制备硅橡胶导模,牙体预备后在导模内注入树脂暂时冠材料,采用印模法制作临时贴面。如果有牙本质即刻封闭区域,制作暂时贴面前涂敷凡士林或者液体石蜡分离剂。暂时贴面固化后,取下,修整,调磨,抛光。

在牙齿唇面正中(或者外加切缘正中)用 37% 磷酸凝胶以直径 2mm 左右点酸蚀 30 秒,冲洗吹干,按照贴面粘接剂操作说明,在酸蚀点范围内进行粘接处理。注意粘接液仅润湿酸蚀点范围,切勿过量,否则贴面就位后粘接剂扩展形成大面积粘接效果,导致暂时贴面去除困难。

暂时贴面粘接面涂布粘接剂吹薄,光照固化,装载粘接树脂水门汀,就位、固化、清理。永久贴面试戴前,用探针/刮治器去除临时贴面。如果点粘接区残余树脂材料,可抛磨去除(图 7-4-7,图 7-4-8)。

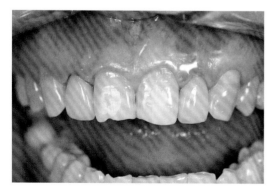

图 7-4-7　直接口内印模法暂时树脂贴面点粘接后

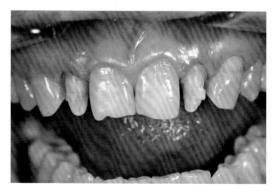

图 7-4-8　去除暂时贴面后

3. 粘接前准备 清理牙面,去除暂时贴面残余粘接树脂,上橡皮障(图7-4-9,图7-4-10)。可以进行基牙粘接面口内喷砂处理。需要的话用试色糊剂试色,并冲洗干净。

4. 铸瓷贴面粘接面处理 对贴面粘接面技工室可进行预喷砂。然后,试戴,检查就位情况、边缘密合度、颜色及咬合。为方便操作可以在贴面切缘或唇侧连接粘接棒方便操作。用7.5%~9.5% HF凝胶酸蚀组织面40秒,彻底冲洗干净(图7-4-11,图7-4-12)。可以采用超声波清洗仪加酒精清洗酸蚀后的贴面1~2分钟。

粘接面彻底干燥后,会形成白垩色哑光表面。涂布硅烷偶联剂(图7-4-13),在空气中自然干燥1~2分钟,用三用喷枪或者电吹风热风吹干。按照所选粘接剂操作说明,涂布或者不涂粘接剂,吹薄,光照或不光照(按所选系统的说明进行操作)。贴面组织面及肩台对应的内边缘均要涂布,但避免修复体光滑面沾染偶联剂和粘接剂,否则会导致固化后多余树脂水门汀去除困难。

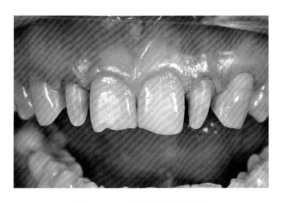

图 7-4-9 基牙粘接面清理

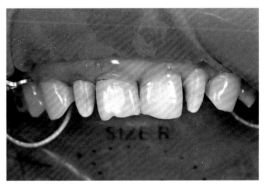

图 7-4-10 橡皮障隔离

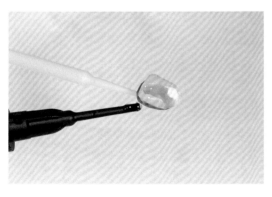

图 7-4-11 铸瓷贴面用 9.5% HF 凝胶酸蚀 40 秒

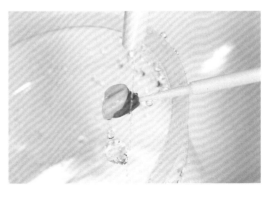

图 7-4-12 酸蚀剂彻底冲洗干净并中和废液

HF 是一种毒性极强的酸,可用商品化的中和粉配制水溶液来中和 HF 废液。也可用碱性的小苏打片按 1 单位修复体 2~4 片的比例配制水溶液来处理。

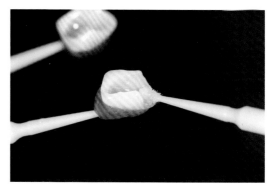

图 7-4-13　粘接面硅烷化处理,涂布瓷面粘接剂

5. 基牙釉面粘接处理　邻牙用聚四氟乙烯薄膜隔离(图 7-4-14),酸蚀时可以保护邻牙,同时防止邻面粘接剂外溢。

牙釉质表面,包括即刻封闭的牙本质表面,用 32%~37% 磷酸凝胶酸蚀 30 秒,彻底冲洗吹干(图 7-4-15~ 图 7-4-17)。如果未行暴露牙本质的即刻封闭,则选择性酸蚀牙釉质 30 秒,牙本质不做全酸蚀,或仅进行 10 秒左右的瞬时全酸蚀,彻底冲洗 30 秒去除酸蚀凝胶。按照所选粘接体系的说明进行偶联粘接处理,吹薄,光照固化(图 7-4-18,图 7-4-19)。

6. 树脂水门汀粘接　装载合适颜色、透性的树脂水门汀,轻力颤动就位修复体,用分步固化的方法去除多余水门汀。先在唇面正中光照 5 秒左右,材料初固化后,用探针去除邻面及边缘溢出的过多粘接材料。然后在边缘完成线处注射涂敷隔氧凝胶(liquid strip),在各个方向光照 20 秒,充分固化。去障、去除隔离膜。用探针、手术刀、牙线、金刚砂条去除边缘及邻面的残余树脂水门汀。检查并调改正中、非正中咬合,抛光边缘及咬合调磨区域(图 7-4-20~ 图 7-4-25)。

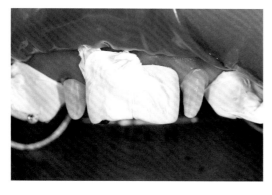

图 7-4-14　聚四氟乙烯薄膜隔离保护邻牙

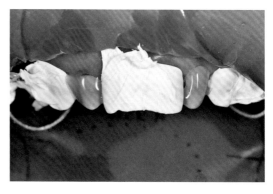

图 7-4-15　磷酸酸蚀

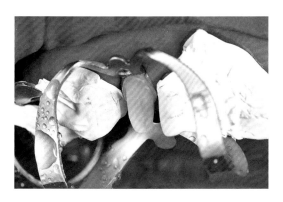

图 7-4-16　酸蚀冲洗吹干后的基牙粘接面呈白垩色

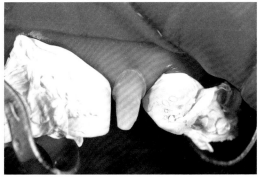

图 7-4-17　酸蚀冲洗吹干后的基牙粘接面呈白垩色

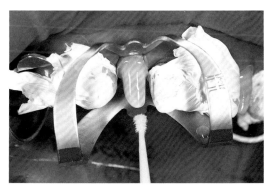

图 7-4-18　本病例采用的两瓶混合一步法第七代粘接剂,自酸偶联粘接一步完成

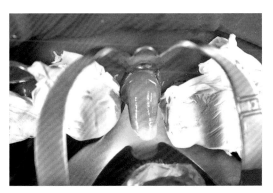

图 7-4-19　吹薄光照固化

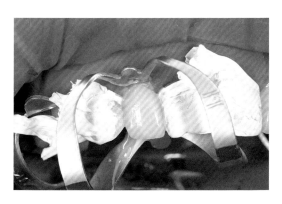

图 7-4-20　树脂水门汀粘接

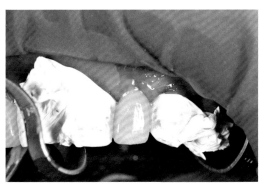

图 7-4-21　树脂水门汀粘接

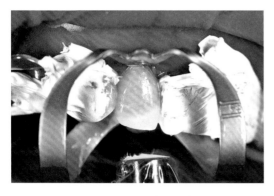

图 7-4-22 分步固化清理残余粘接剂

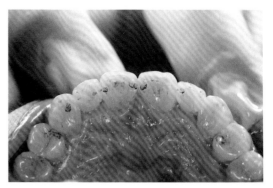

图 7-4-23 检查调改咬合,抛光

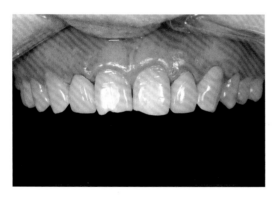

图 7-4-24 修复完成后即刻效果

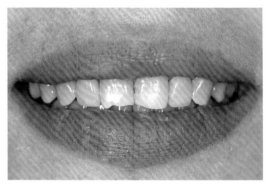

图 7-4-25 修复完成后即刻效果

二、全冠自酸蚀粘接修复

女性患者,36岁。右侧上颌中切牙外伤牙折1个月要求冠修复。与患者沟通后行11 e.max 铸瓷全瓷冠修复,粘接过程如下。

1. 修复体粘接面处理 试戴,检查触点、适合性及咬合并行必要的调改,抛光。全冠由技工室进行组织面喷砂处理。临床用9.5% HF酸蚀40秒(图7-4-26),彻底冲洗、吹干。该病例粘接采用第六代 OptiBond Versa 自酸蚀通用树脂粘接系统,以及 NX3 通用粘接树脂水门汀。

该系统涂布硅烷偶联剂后干燥,无需涂敷粘接剂(adhesive)(图7-4-27)。如果是氧化铝(氧化锆)表面,因硅烷化无效,选择粘接面直接涂敷多功能粘接剂(adhesive),吹薄。如果采用该品牌的 NX3 光固化树脂水门汀粘接,冠组织面涂布粘接剂后强吹5秒,光照10秒预固化。如采用化学及双固化树脂水门汀,则粘接剂涂刷后无需光固化。

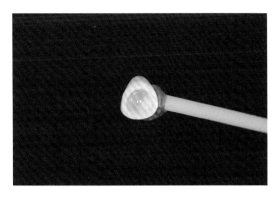

图 7-4-26　铸瓷全冠 9.5% HF 酸蚀 40 秒

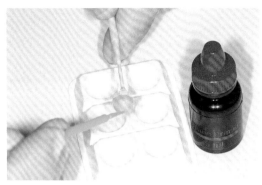

图 7-4-27　铸瓷全冠粘接面硅烷化后无需涂刷粘
接剂

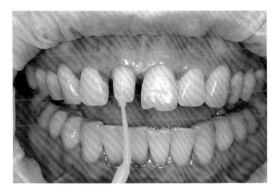

图 7-4-28　依次涂擦酸蚀偶联剂（primer）中压吹薄

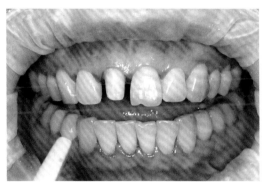

图 7-4-29　强力吹匀粘接剂，光照 10 秒

2. 牙体表面处理　去除暂时修复的全冠预备体表面，先用刷轮蘸牙粉清洁，冲洗。如果之前做过牙本质即刻封闭，可进行口内喷砂处理预备体，冲洗。

保持牙本质面湿润状态，涂布酸蚀偶联剂（primer），涂擦保留 20 秒，用气枪以中等压力 15 秒吹薄，完成自酸蚀及偶联（图 7-4-28）。然后涂刷粘接剂（adhesive），保留 15 秒，先中等压力吹匀然后强吹 5 秒吹薄，光照固化 10 秒（图 7-4-29）。

3. 树脂水门汀粘接　装载合适颜色、透性的树脂水门汀，轻力颤摇（rolling force）就位修复体，用分步固化的方法去除多余水门汀：先从唇面、舌面正中光照 5 秒左右，材料初固化后，用探针去除邻面及边缘溢出的过多水门汀；然后在边缘完成线处注射涂敷隔氧凝胶，再各向光照 20 秒，充分固化。清除边缘及邻面的残余树脂水门汀，再次检查正中、非正中咬合，抛光边缘（图 7-4-30~ 图 7-4-35）。

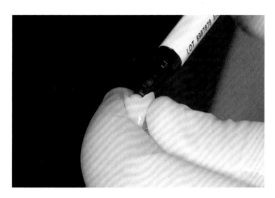

图 7-4-30　光固化树脂水门汀装载

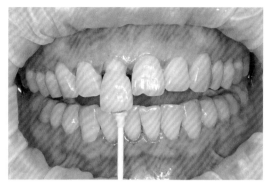

图 7-4-31　光固化树脂水门汀就位

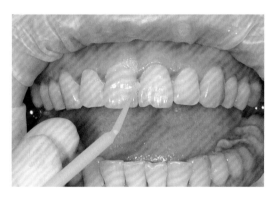

图 7-4-32　分步光固化,清理残余树脂水门汀

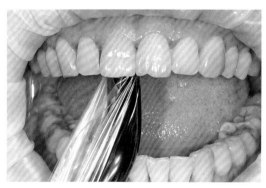

图 7-4-33　分步光固化,清理残余树脂水门汀

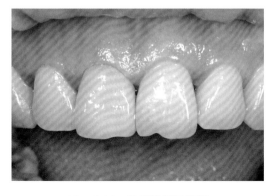

图 7-4-34　粘接修复后即刻

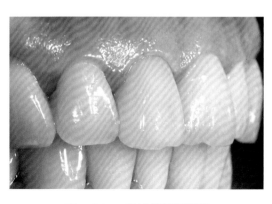

图 7-4-35　粘接修复后即刻

三、氧化锆全瓷冠自粘接树脂水门汀

女性患者,38 岁。上颌前牙根管治疗后 4 年变色要求修复。检查:12—22 邻面龋坏,12、21 根管治疗后变色。与患者沟通后决定直接行 12—22 氧化锆全瓷冠修复(图 7-4-36~图 7-4-43)。

该病例采用自粘接树脂水门汀粘固,基牙预备后牙本质面可以进行牙本质即刻封闭,之后排龈制取硅橡胶印模,涂布凡士林或液体石蜡,印模法口内制作树脂暂冠,无丁香油暂时水门汀粘固。粘接前基牙表面清洁,可行口内喷砂处理;氧化锆全瓷冠组织面仅在技工室喷砂处理,清洗吹干。

装载自粘接树脂水门汀,直接进行粘接。可以光照修复体唇侧或舌侧 5 秒,边缘材料初固化后将其去除,然后涂覆隔氧凝胶,等待化学固化,或各向光照 20 秒光固化。

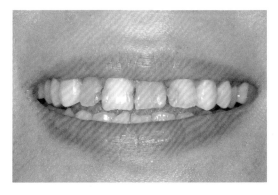

图 7-4-36　上颌前牙龋坏穿髓根管治疗后变色

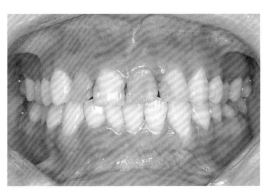

图 7-4-37　上颌前牙龋坏穿髓根管治疗后变色

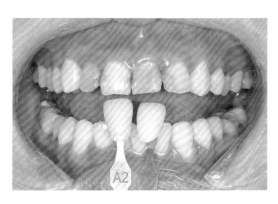

图 7-4-38　术前比色

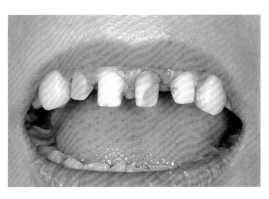

图 7-4-39　12、21 纤维桩核,全冠牙体预备后

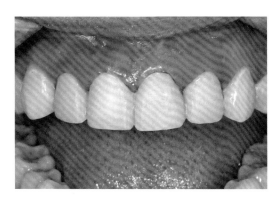

图 7-4-40　暂时修复体制作

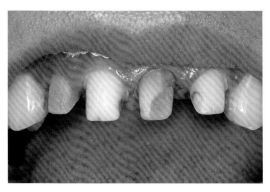

图 7-4-41　基牙清洁消毒后吹干准备粘接

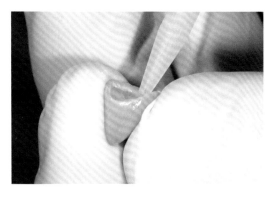

图 7-4-42　采用自粘接树脂水门汀直接粘接

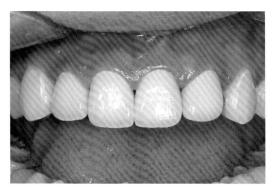

图 7-4-43　粘接完成即刻

对于几何固位形较好的全瓷冠，也可以简单地应用自粘接树脂水门汀进行粘接。硅基陶瓷修复体粘接面除喷砂粗化处理外，无需进行预处理及偶联剂粘接剂涂覆。非硅基陶瓷材料的高强度氧化铝、氧化锆全瓷冠，如果不考虑粘接层对颜色的影响，也可以用聚羧酸锌、玻璃离子、树脂增强玻璃离子粘固，也能获得良好的临床效果。

四、铸瓷高嵌体选择性全酸蚀粘接修复

如果没有强的修复体 - 牙体结合界面，嵌体就会削弱残余牙体结构的强度，楔力会增加牙折发生的可能性。牙齿破坏严重或者死髓牙可以采用覆盖咬合面的高嵌体，恢复缺损，同时保护薄弱的牙体组织。为了避免金属显露，利用化学粘接提高牙体及修复体强度，目前同样采用氧化硅基全瓷、树脂 - 瓷混合材料或者树脂来制作。

男性患者，42 岁，右上颌第一磨牙根管治疗后 2 周要求修复。经沟通后选择 e.max 铸瓷高嵌体修复（图 7-4-44~ 图 7-4-52）。

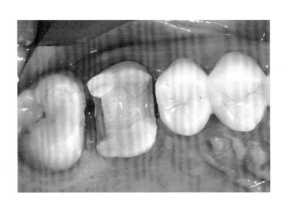

图 7-4-44　26 近中 -𬌗 面 - 远中（MOD）高嵌体制备，IDS，窝洞优化

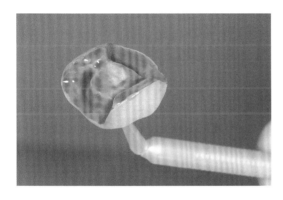

图 7-4-45　粘接面用 HF 凝胶酸蚀 40 秒

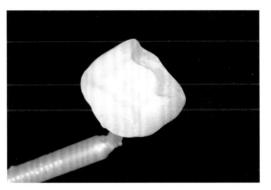

图 7-4-46　冲洗、超声波清洗吹干

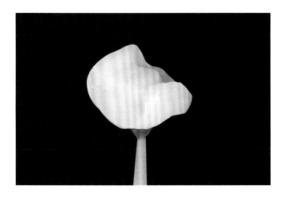

图 7-4-47　硅烷 Monobond 处理

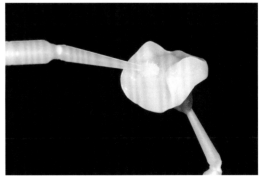

图 7-4-48　涂布疏水粘接剂 Helibond

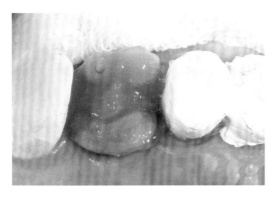

图 7-4-49　隔离邻牙,磷酸选择性分段全酸蚀

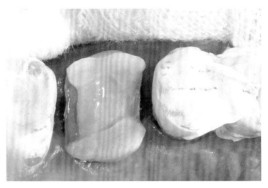

图 7-4-50　自酸蚀偶联剂、亲水、疏水粘接剂涂布

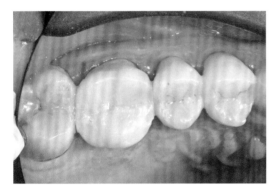

图 7-4-51　粘接完成后即刻

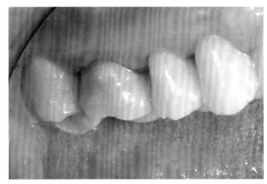

图 7-4-52　粘接完成后即刻

1. 嵌体粘接面处理　技工室喷砂处理,临床试戴检查触点及就位情况,调改咬合,抛光。7.5%~9.5% 的 HF 凝胶酸蚀组织面 40 秒,彻底冲洗干净。可以采用超声波清洗仪加酒精清洗 1~2 分钟。粘接面彻底干燥后,会形成白垩色表面。

该病例用 Variolink N 粘接套装粘接。涂布硅烷偶联剂,在空气中自然干燥或三用喷枪吹干。按照所选粘接剂操作说明,涂布疏水粘接剂(Helibond),吹薄。

2. 牙体粘接面处理　去除临时嵌体,用毛刷蘸牙粉彻底机械清理。上橡皮障,死髓牙和做过牙本质即刻封闭的牙齿可行口内喷砂,冲洗,用聚四氟乙烯隔离膜隔离邻牙。

嵌体(高嵌体)属于牙本质 - 牙釉质混合粘接界面。粘接前采用选择性酸蚀技术。对于牙釉质,可常规用 32%~37% 磷酸凝胶,酸蚀牙釉质 30 秒。对于牙本质,如果之前做过牙本质即刻封闭,可以与牙釉质同步酸蚀。如果之前未行牙本质即刻封闭,则选择性酸蚀牙釉质 30 秒,牙本质不做全酸蚀(特别是活髓牙),死髓牙可做 10 秒左右的短时全酸蚀,并冲洗 20~30 秒彻底冲洗去除酸蚀凝胶。

按照所选粘接体系说明,湿法进行自酸蚀偶联剂涂擦,保留 20 秒,强吹 20 秒;涂布亲水改性粘接剂,保留 10 秒,弱吹 15 秒;再涂布疏水粘接剂,轻吹 3~5 秒吹薄吹匀。

3. 树脂水门汀粘接　嵌体和冠桥宜选用低黏度(low viscocity)树脂水门汀进行粘固。修复体厚度较大,透光性低的情况下,建议选用双固化类水门汀,通透性高的修复体可以选择光固化水门汀。分阶段光照固化,先在咬合面光照 5 秒,去除多余水门汀;涂覆隔氧凝胶,再各向照射 20 秒,彻底清理,抛光完成。

全瓷修复体与牙体之间形成稳定、持久的结合力是保证临床效果长期稳定的重要因素。树脂粘接材料的使用拓展了全瓷材料的应用范围,粘接修复技术应运而生,并蓬勃发展。但非氧化硅基陶瓷及金属材料的粘接仍需进一步研究。

第五节　常见粘接材料使用汇总表

目前临床可使用的全瓷修复用粘接材料较多,有不同品牌、不同代别的粘接材料,往往导致临床医师的困惑。

本书为大家汇总了临床常见的全瓷修复用粘接材料,包括牙面的处理、粘接剂的选择、全瓷材料粘接面的处理等,不同的全瓷修复体选用不同的粘接材料才能达到完美的粘接效果,同时又经济实惠。需要指出的是,也可以选用表格外其他品牌的粘接材料,并且表格中的材料可能随着材料的更新换代会有所调整,建议及时与材料厂家联系,确保使用最新、最可靠的粘接材料(表 7-5-1~ 表 7-5-4)。

表 7-5-1 义获嘉粘接材料的选择、粘接步骤

修复体	材料	试戴	基牙处理	修复体处理		树脂水门汀粘接		
				方案一	方案二	方案一	方案二	方案三
贴面	玻璃陶瓷	试色试戴	方案一：1. N-Etch 37%磷酸酸蚀（牙釉质30秒/牙本质15秒）→彻底冲洗→吹干 2. Tetric N-Bond Universal 通用型树脂粘接剂（反复涂布20秒,吹匀,光照10秒）	1. 5%氢氟酸 IPS Ceramic Etching Gel 酸蚀（白榴石玻璃陶瓷60秒/二矽酸锂玻璃陶瓷20秒→彻底冲洗→吹干） 2. Monobond N 能处理剂（涂布60秒→吹干）		Variolink N，根据试色情况选择基质	Variolink Esthetic LC（光固化型,根据试色情况选择粘接剂）	Variolink Esthetic DC（双固化型,根据试色情况选择粘接剂）
			方案二：1. N-Etch 37%磷酸酸蚀（牙釉质30秒/牙本质15秒）→彻底冲洗→吹干 2. Syntac Primer（15秒）→吹干 3. Syntac Adhesive（10秒）→吹干 4. Heliobond（吹至薄薄一层）					
嵌体	玻璃陶瓷	试色试戴（可选）	方案一：Multilink N Primer A + Primer B（必须1:1混合后反复涂擦,牙釉质30秒/牙本质15秒）吹匀		Monobond Etch & Prime 自酸蚀玻璃陶瓷处理剂（反复涂擦20秒→反应40秒→强风冲洗→吹干）	Variolink N 四支基质选择一支,催化剂一支,以1:1调和	Multilink N（必须搭配 Multilink Primer A + Primer B 使用）	Variolink Esthetic DC（双固化型）
			方案二：搭配 Multilink N 1. N-Etch 37%磷酸酸蚀（牙釉质30秒/牙本质15秒）→彻底冲洗→吹干 2. Tetric N-Bond Universal 通用型树脂粘接剂（反复涂布20秒,吹匀,光照10秒）					
			方案三：Multilink N Primer A + Primer B（必须1:1混合后反复涂擦,牙釉质30秒/牙本质15秒）吹匀					
全冠/固定桥	氧化锆陶瓷 固位型差	无需试色试戴	方案一：1. N-Etch 37%磷酸酸蚀（牙釉质30秒/牙本质15秒）→彻底冲洗→吹干 2. Tetric N-Bond Universal 通用型树脂粘接剂（反复涂布20秒,吹匀,光照10秒）	1. 小于 0.1MPa 压力氧化铝颗粒喷砂→清洗→吹干 2. Ivoclean 通用型修复体内表面清洁糊剂（涂布→反应20秒→冲洗→吹干）		Multilink Speed		Variolink Esthetic DC（双固化型）或 Multilink Speed
	固位型好		消毒,吹干					

表 7-5-2　BISCO 粘接材料选择和粘接步骤

修复体	基牙处理		修复体处理		树脂水门汀粘接	
	材料名称	操作步骤	材料名称	操作步骤	材料名称	操作步骤
瓷贴面（玻璃陶瓷）	32% Uni-Etch w/BAC 磷酸酸蚀剂	Uni-Etch 磷酸酸蚀剂酸蚀 15 秒,冲洗吹干	9.5% 氢氟酸	9.5% Porcelain Etch 氢氟酸酸蚀 30 秒,冲洗吹干	CHOICE 2 光固化水门汀,透明色,奶白色,亮白色,A2 色等	1. 选择适当颜色的 CHOICE 2 水门汀涂抹于瓷贴面组织面,就位,轻施压力 2. 就位后点位光照 2~3 秒,用小毛刷去除多余的水门汀 3. 舌侧、颊侧各光照 40 秒,最终固化
	All-Bond 3 第五代全酸蚀粘接剂	All-Bond 3 A 液和 B 液相同滴数,混合 5 秒,涂 1~2 层,气枪位于 5cm 处轻轻吹 5 秒,直到该材料不流动。然后彻底吹 10 秒,可见粘接表面有光泽,光固化 10 秒	Bis-Silane 硅烷偶联剂双组分	1 : 1 调和 Bis-Silane 硅烷偶联剂 A 液 & B 液,涂 1~2 层,等待 30 秒,吹干,静置 5 分钟		
嵌体冠（玻璃陶瓷）	35% Uni-Etch w/BAC 磷酸酸蚀剂	Uni-Etch 磷酸酸蚀剂酸蚀牙釉质部分 15 秒,冲洗吹干	9.5% 氢氟酸	9.5% Porcelain Etch 氢氟酸酸蚀 30 秒,冲洗吹干	Duo-Link Universal 双固化水门汀	1. 将 Duo-Link Universal 水门汀注入修复体组织面,立即在口腔内就位(注:工作时间同为 2 分钟)
	All-Bond Universal 第八代自酸蚀粘接剂	涂 1~2 层 All-Bond Universal 第八代自酸蚀粘接剂,注意搅动涂抹,充分吹干,表面光洁,光固化 10 秒	PORCELAIN PRIMER 处理剂	在组织面涂一层 PORCELAIN PRIMER 瓷处理剂,等待 30 秒,用气枪吹干,静置 5 分钟;如需试戴,酒精清洁或水冲洗吹干		2. 光固化修复体的边缘 3~5 秒,然后去除多余的水门汀,再次光固化 40 秒。然后让患者咬紧,保持 3 分钟后,粘接完成

续表

修复体	基牙处理		修复体处理		树脂水门汀粘接	
	材料名称	操作步骤	材料名称	操作步骤	材料名称	操作步骤
非固位型氧化锆冠	35% Uni-Etch w/BAC 磷酸酸蚀剂 All-Bond Universal 第八代自酸蚀粘接剂	Uni-Etch 磷酸酸蚀剂酸蚀牙釉质部分15秒,冲洗吹干 涂1~2层 All-Bond Universal 第八代自酸蚀粘接剂,注意搅动涂抹,充分吹干,表面光洁,光固化10秒	Z-Prime Plus 全能涂底剂(氧化锆,金属,氧化铝)	组织面涂抹1~2层 Z-Prime Plus 全能涂底剂,轻吹,静置5分钟或热风吹30秒 试戴,酒精擦拭或水冲洗清洁吹干	Duo-Link Universal 双固化水门汀	1. 将 DUO-LINK Universal 水门汀注入修复体组织面后,立即在口腔内就位施以压力(注:工作时间为2分钟) 2. 光固化修复体的边缘3~5秒。然后去除多余的水门汀,再次光固化40秒。然后让患者咬紧,保持3分钟,粘接完成
非固位型氧化锆种植冠	Z-Prime Plus 全能涂底剂(氧化锆,金属,氧化铝)	清洁冲洗种植基台 在金属基台上涂抹1~2层 Z-Prime Plus 全能涂底剂,轻吹	Z-Prime Plus 全能涂底剂(氧化锆,金属,氧化铝)	组织面涂抹1~2层 Z-Prime Plus 全能涂底剂,轻吹,静置5分钟或热风吹30秒 试戴,酒精擦拭或水冲洗清洁吹干	Duo-Link Universal 双固化水门汀	1. 将 DUO-LINK Universal 水门汀注入修复体组织面后,立即在口腔内就位施以压力(注:工作时间为2分钟) 2. 光固化修复体3~5秒,去除多余的水门汀,再次光固化40秒。然后让患者咬紧,保持3分钟,粘接完成
固位型氧化锆冠	消毒,吹干			喷砂,消毒	TheraCem 自粘接水门汀	1. 将 TheraCem 自粘接水门汀注入修复体组织面后,立即在口腔内就位施以压力(注:工作时间为2分钟) 2. 光固化修复体的边缘3~5秒,去除多余的水门汀,再次光固化40秒。然后让患者咬紧,保持3分钟,粘接完成

表 7-5-3　Kerr 粘接材料选择和粘接步骤

修复体	基牙处理		修复体处理		树脂水门汀粘接	
	材料名称	操作步骤	材料名称	操作步骤	材料名称	操作步骤
瓷贴面（玻璃陶瓷）	通用型粘接剂 OptiBond Versa	1. 将 OptiBond Versa 1 液在牙齿表面上涂抹 20 秒，中等风吹 5 秒 2. 将 Optibod Versa 2 液在牙面涂抹 15 秒，小到最强风吹 15 秒（不需要光照）	氢氟酸 通用型粘接剂 OptiBond Versa	（玻璃陶瓷 / 铸瓷）氢氟酸蚀 60~90 秒，用碱性溶液冲洗干净，超声振荡冲洗 180 秒，气枪吹干（Kerr 无自己的氢氟酸，建议另购） 将 OptiBond Versa 2 液涂抹在修复体内表面，不需要光照，避光备用	通用型美学树脂水门汀 NX3，光固化规格	1. 试戴（修复体和牙面处理前）　使用 NX3 试色糊剂进行试戴，确认颜色并用试色糊剂对应颜色后用流水冲洗，吹干 2. 最终粘接　使用与颜色对应颜色的 NX3 光固化水门汀，将 NX3 涂于贴面内表面，使用小毛刷涂抹均匀 3. 就位　贴面完全就位，中心点固化 2 秒，去除周围多余溢出的水门汀 4. 光固化　对所有表面进行 20 秒光固化 5. 调殆及抛光
嵌体、冠（玻璃陶瓷）	通用型粘接剂 OptiBond Versa	1. 将 OptiBond Versa 1 液在牙齿表面上涂抹 20 秒，中等风吹 5 秒 2. 将 Optibod Versa 2 液在牙面涂抹 15 秒，小到最强风吹 15 秒（不需要光照）	氢氟酸 通用型粘接剂 OptiBond Versa	（玻璃陶瓷 / 铸瓷）氢氟酸酸蚀 60~90 秒，碱性溶液冲洗干净，超声振荡冲洗 180 秒，气枪吹干（Kerr 无自己的氢氟酸，建议另购） 将 OptiBond Versa 2 液涂抹在修复体内表面，不需要光照，避光备用	通用型美学树脂水门汀 NX3，双固化规格	1. 试戴（修复体和牙面处理前）　使用 NX3 试色糊剂进行试戴，确认颜色并用流水冲洗，吹干 2. 最终粘接　NX3 双固化水门汀，将 NX3 涂于嵌体内表面，使用小毛刷涂抹均匀 3. 就位　嵌体完全就位，多条溢出的水门汀光固化 2 秒，或等待 1 分 30 秒可大块去除 4. 光固化　对所有表面进行 20 秒光固化 5. 调殆及抛光

续表

修复体	基牙处理		修复体处理		树脂水门汀粘接	
	材料名称	操作步骤	材料名称	操作步骤	材料名称	操作步骤
非固位型氧化锆冠	通用型粘接剂 OptiBond Versa	1. 将 OptiBond Versa 1 液在牙齿表面上涂抹 20 秒，中等风吹 5 秒 2. 将 Optibod Versa 2 液在牙面涂抹 15 秒，小到最强风吹 15 秒（不需要光照）	通用型粘接剂 OptiBond Versa	将 OptiBond Versa 2 液均匀涂抹在修复体内表面，不需要光照，避光备用	通用型美学树脂水门汀，NX3 双固化规格	1. 试戴（修复体和牙面处理前） 使用 NX3 试色糊剂进行试戴，确认颜色后试色后用流水冲洗，吹干 2. 最终粘接 NX3 双固化水门汀，将 NX3 涂于嵌体内表面，使用小毛刷涂抹均匀 3. 就位 嵌体完全就位，对多余溢出水门汀光固化 2 秒，或等待 1 分 30 秒，可大块去除 4. 光固化 对所有表面进行 20 秒光固化 5. 调殆及抛光
固位型氧化锆冠	无需特殊处理		通用型粘接剂 OptiBond Versa	将 OptiBond Versa 2 液均匀涂抹在修复体内表面，不需要光照，避光备用	自酸蚀自粘接树脂水门汀 Maxcem Elite 系列	1. 将 Maxcem Elite 系列产品通过混合头注射到修复体内表面 2. 将修复体完全就位 3. 光固化多余溢出水门汀 2 秒或等待 1 分 30 秒（如果使用 Maxcem Elite Chroma，只需要等待水门汀粉色褪去） 4. 光固化所有表面 10 秒或等待 4 分，使双固化材料充分固化 5. 调殆及抛光

表 7-5-4　3M 粘接材料选择和粘接步骤

修复体	基牙处理		修复体处理		树脂水门汀粘接	
	材料名称	操作步骤	材料名称	操作步骤	材料名称	操作步骤
瓷贴面（玻璃陶瓷）	3M Singlebond Universal 酸蚀剂；3M Singlebond Universal 通用粘接剂	1. 磷酸凝胶酸蚀牙面 15 秒 2. 大量清水冲洗，至少冲洗 10 秒 3. 轻轻吹干牙面，或用棉球拭干 4. 取新鲜滴用的通用粘接剂，反复涂擦牙面 20 秒 5. 用气枪轻吹牙面 5 秒，直至溶剂完全挥发，表面无波纹感为止 6. 此时不要对通用粘接剂进行光照固化	Singlebond Universal 通用粘接剂	7. 贴面内表面均匀涂布通用粘接剂（注意：贴面如果为玻璃陶瓷类材料，需要在这步之前用氢氟酸进行处理；如果为树脂类材料或氧化锆类材料，需要在这步之前用 Al₂O₃ 颗粒喷砂粗化） 8. 用气枪轻吹直至溶剂完全挥发到表面无波纹感为止 9. 此时不要对通用粘接剂进行光照固化（注意：通用粘接剂含有硅烷偶联剂成分，无需额外使用硅烷偶联剂）	3M RelyX Veneer 贴面水门汀	10. 贴面内表面放置选定颜色的贴面水门汀 11. 贴面就位后，用小直径的光导棒对准贴面中心，光固化 20 秒，贴面获得初步稳定后，清理多余水门汀，边缘室内油甘油隔氧等隔氧剂（注意：如诊室内无小直径光导棒，使用常规光固化灯照射 10 秒左右） 12. 水门汀彻底固化后抛光光边缘
嵌体、冠（玻璃陶瓷）	3M Singlebond Universal 酸蚀剂；3M Singlebond Universal 通用粘接剂	1. 磷酸凝胶酸蚀牙面 15 秒（可选择性酸蚀） 2. 大量清水冲洗，至少冲洗 10 秒 3. 轻轻吹干牙面，或用棉球拭干 4. 取新鲜滴用的通用粘接剂，反复涂擦牙面 20 秒 5. 用气枪轻吹牙面 5 秒，直至溶剂完全挥发，表面无波纹感为止 6. 此时不要对通用粘接剂光照固化（可选）	Singlebond Universal 通用粘接剂	7. 嵌体/冠内表面均匀涂布通用粘接剂（注意：嵌体/冠如果为玻璃陶瓷类材料，需要在这步之前用氢氟酸进行处理；如果为树脂类或氧化锆类材料，需要在这步之前用 Al₂O₃ 颗粒喷砂粗化） 8. 用气枪轻吹直至溶剂完全挥发，表面无波纹感为止 9. 此时不要对通用粘接剂进行光照固化（注意：通用粘接剂含有硅烷偶联剂/MDP 成分，无需额外使用硅烷偶联剂/MDP 处理）	3M RelyX ultimate 水门汀	10. 水门汀前端安装混合头，使用时将混合头前端混合不均匀的少量水门汀挤出弃用 11. 将水门汀放置在嵌体/冠内表面或直接注入牙体粘接面（配有直接注入口内的混合头） 12. 将修复体按压就位 13. 点固化 1~2 秒，使多余水门汀初步硬固，便于除去 14. 使用探针或洁治器去除多余固定修复体，防止移位 15. 每个面各照射 20 秒或等待 6 分钟（从混配牙开始计时），使水门汀完全固化。如需要，固化后进行打磨抛光
非固位型氧化锆冠	3M Singlebond Universal 通用粘接剂	1. 磷酸凝胶酸蚀牙面 15 秒 2. 大量清水冲洗，至少冲洗 10 秒 3. 轻轻吹干牙面，或用棉球拭干 4. 取新鲜滴用的通用粘接剂，反复涂擦牙面 20 秒 5. 用气枪轻吹牙面 5 秒，直至溶剂完全挥发，表面无波纹感为止 6. 此时不要对通用粘接剂光照固化	Singlebond Universal 通用粘接剂	7. 嵌体/冠内表面均匀涂布通用粘接剂（注意：嵌体/冠如果为玻璃陶瓷类材料，需要在这步之前用氢氟酸进行处理；如果为树脂类或氧化锆类材料，需要在这步之前用 Al₂O₃ 颗粒喷砂粗化） 8. 用气枪轻吹直至溶剂完全挥发，表面无波纹感为止 9. 此时不要对通用粘接剂进行光照固化（注意：通用粘接剂含有硅烷偶联剂/MDP 成分，无需额外使用硅烷偶联剂/MDP 处理）		

续表

修复体	基牙处理		修复体处理		树脂水门汀粘接	
	材料名称	操作步骤	材料名称	操作步骤	材料名称	操作步骤
固位型氧化锆冠		1. 去除临时修复体,采用机械方法清洁牙齿表面(如浮石膏)。注意:彻底清洁牙面,去除临时水门汀、脱敏剂、止血剂、消毒剂等成分,不要使用 H_2O_2、EDTA 或 Na_2CO_3 2. 冲洗,轻吹,保持牙面适度湿润。不要过度干燥,否则可能出现术后敏感		3. 试戴后,冠修复体内表面采用 Al_2O_3 颗粒喷砂(最大压力 0.2MPa,Al_2O_3 粒径小于 50μm) 4. 用酒精清洁消毒修复体,并使用无油气体吹干	3M RelyX U200 自粘接树脂水门汀	5. U200 手调型 / 自动混配型,弃用混合头前端混合不彻底的少量材料,直到材料混合均匀 6. U200 手调型 / 自动混配型,将水门汀直接注射到冠内 7. 将修复体按压就位 8. 点固化 2 秒,使多余的水门汀初步硬固 9. 使用探针或刮治器去除多余水门汀,去除过程中注意固定修复体,防止移位。注意:不要超过推荐的点固化时间,否则多余的水门汀可能不易去除 10. 每个面各照射 20 秒或等待 6 分钟(从混配开始计算),使水门汀完全固化。如需要,固化后可进行打磨抛光

(孟玉坤　万乾炳)

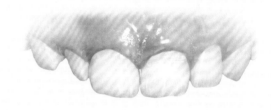

第八章

全瓷修复常见并发症的预防及临床处理

第一节 基牙疼痛

一、过敏性疼痛

1. 全瓷修复体在戴入和粘固过程中出现疼痛 活髓牙磨切后牙本质暴露,修复体试戴时的机械摩擦,粘固时消毒药物刺激,冷热刺激,粘固剂中游离酸刺激等引起过敏性疼痛。此种疼痛一般待粘固剂凝固后便可自行消失。

2. 全瓷修复体粘固后近期内遇冷热刺激痛 此种疼痛多系牙体组织切割过多接近牙髓,或因基牙预备后未及时戴入暂时修复体所致。可先将全瓷修复体进行暂时性粘固(注意使用不含丁香油的暂时粘固剂),观察一段时间,待症状消失后,再行永久性粘固。如果症状加重,转化为牙髓炎,则需进行牙髓治疗后再行处理。

3. 全瓷修复体使用一段时间后出现冷热刺激痛 可能由于继发龋、牙周创伤或牙龈退缩、适合性差、固位不良、修复体松动、粘固剂质量差或粘固剂溶解等原因导致。因粘固剂溶解造成的边缘缝隙,可以使用粘接剂重新粘固后加以封闭。牙龈退缩引起的牙本质过敏现象可以使用脱敏剂脱敏处理。除以上两种情况,在无损修复体的情况下摘除重新粘固外,一般都需要拆除全瓷修复体,治疗患牙后重新制作。

二、咬合痛

全瓷修复体粘固后短期内出现咬合痛,多为早接触引起的创伤性牙周膜炎,经过调𬌗处理后,疼痛一般会很快消失。若未及时调𬌗,则可能因创伤而引起急性牙周膜炎,疼痛加剧,必要时需在局麻下拆除全瓷修复体,待痊愈后重做。

全瓷修复体粘接后使用一段时间会出现咬合痛,应检查牙松动度并参考 X 线片,确定是否由创伤性牙周炎或根尖周炎等原因造成。可进行调𬌗,牙周治疗,在修复体上钻孔或拆除全瓷修复体行根管治疗等治疗方法,甚至拔除患牙,重新设计修复。如为桩核冠修复,则要考虑是否是牙体预备时根管侧穿引起的牙周炎症,是否有牙根折裂,以及原根管治疗是否完善等情况。

三、自发性疼痛

全瓷修复体粘固后若出现自发性疼痛,应根据疼痛特征、口腔检查并结合 X 线片,确诊是否由于牙髓炎、根尖周炎、牙周炎等引起,然后对症处理。若自发性疼痛出现于修复较长时间后,多与修复体质量有关。如因继发龋形成而发展为牙髓炎,或由于原有龋病未经过完善治疗而发展为牙髓炎,以及修复体松动造成继发龋,或由于修复前根管治疗不完善,产生根尖周炎等。如为桩核冠修复,则要考虑是否是牙体预备时根管侧穿引起的牙周炎症,是否有牙根折裂。

牙髓炎引起的自发性疼痛,常由于有修复体覆盖而不易检查与定位,此时不要轻易拆除修复体,而应仔细检查修复体是否松动,边缘有无裂隙,有无殆障碍,再做温度试验与牙髓活力试验。如有牙周症状,应进行叩诊与 X 线检查,以便确定牙周组织有无病变与有无根管壁侧穿。应明确诊断后再处理,以免误诊。如为牙髓炎症引起的自发性疼痛,应先行牙髓治疗,以后再根据具体情况进行修复。如为牙周炎症引起者,应根据临床与牙周破坏程度、患牙松动度、X 线片等决定患牙能否保留。对能保留的患牙要进行牙周治疗。由创伤殆引起的自发性疼痛,应仔细调殆并进行必要的牙周治疗。

第二节　继发龋及预防

继发龋是全瓷修复体长期使用后最常见的并发症之一,它是影响全瓷修复体使用寿命的重要因素,也是全瓷修复体维护的重要内容。全瓷修复体的边缘是继发龋的好发部位。

一、原　　因

1. 修复体与牙体不密合,修复体边缘存在悬突,造成粘接剂被唾液溶解而产生微渗漏。

2. 因修复体固位不良,发生松动,破坏了边缘封闭。

3. 由于食物嵌塞,口腔卫生状况差,自洁作用不好的原因,致使菌斑聚集不易清洁,细菌生长繁殖,以及基牙牙体预备后缺乏牙釉质保护而引起基牙继发龋。

4. 患者的患龋指数高,属于龋病易感人群。

5. 患者的口腔卫生保健状况差。

二、预　　防

由于这种继发龋发生在有修复体覆盖的基牙上,并有牙龈覆盖,早期龋坏无明显症状,患者很难察觉,因此保证修复体制作精良,使其与基牙紧密贴合,选择和应用抗溶解性和粘接封闭性能好的树脂类粘固剂,教会患者正确的口腔保健方法等尤为重要。对于患龋指数高的患者,尤其是以往在修复体周围发生过龋坏的患者,应对其进行充分的口腔卫生宣教,在注意保持口腔卫生的同时,可使用一些氟化物如含氟牙膏、漱口水、凝胶等预防性措施。

三、处　理

原发龋应彻底治疗,并嘱患者定期随访,有利于早发现、早处理、早中止继发龋。在随访检查时,用探针对牙面及全瓷修复体的边缘进行探诊。拍X线片辅助诊断,要特别注意邻面龋。若患者出现对甜食及温度刺激敏感,或持续出现口腔异味,则应仔细检查修复体是否有微渗漏或轻微松动,可嘱患者做咬合运动,如有微渗漏可见修复体边缘有液体渗出或出现气泡。

如修复体出现松动现象,必须拆除,并进一步检查以明确基牙是否发生继发龋及龋病的严重程度。若修复体拆除时未受损坏,牙体也未发生龋坏,则可能是粘固方法有误造成的失败。此时应认真分析固位体松动的原因,必要时修改设计。如果修复体拆除后发现预备牙形态不佳,缺乏足够的固位力,颈缘不密合等应重新进行牙体预备,重新制作修复体,边缘设计时应跨过充填物。

口腔医师应正确掌握全瓷修复的适应证,合理设计全瓷修复体,并在修复后嘱患者定期复诊,做好口腔卫生维护,以使全瓷修复后的基牙继发龋发生率降到最低水平。另外,修复体的邻面接触区应正确恢复,以保证口腔的自洁作用,避免食物嵌塞,造成邻牙的邻面龋。

第三节　牙髓损伤的预防及处理

全瓷冠修复体的牙体预备切割量大,易造成髓室壁过薄甚至穿髓。活髓牙在牙体预备切割后,由于牙本质暴露,受到刺激时会出现过敏现象。随着粘固剂的固化,过敏、疼痛症状一般可消失,因粘固剂为温度和电流的不良导体,可起保护作用。如过敏症状在粘固后未消失,反而加重且出现持续性疼痛甚至出现根尖周症状,则说明牙髓已有病变,需行根管治疗。

一、原　　因

1. 切割牙体过多,损伤较大,或术中未进行有效的冷却降温等护髓措施。

2. 化学性损害　有些修复材料(如垫底材料、树脂充填材料、粘接材料)在新鲜牙本质表面对牙髓的刺激性较大。

3. 感染牙本质去除不够彻底。

4. 对活髓牙术后未采取适当保护措施,如暂时冠修复等。

5. 操作医师不熟悉掌握髓腔的解剖形态。

6. 暂时冠制作时操作不当,自凝树脂凝固产热或残留未反应的游离单体,损伤基牙牙髓。

二、预　　防

1. 适当磨除牙体组织,牙体预备应在符合牙体预备机械力学和美学要求的前提下,尽可能保存牙体组织,以减少操作和材料对牙髓的危害。

2. 选择小而锐利的工具,如车针对牙体适当施压(20~60g,0.2~0.6N),采用间歇性切割、喷射水雾以冲走牙本质碎屑,同时可预防牙本质脱水并能冷却降温。

3. 选择对牙髓刺激性小的粘接材料及垫底材料。

4. 尽可能去净感染牙本质。

5. 为避免取模对预备牙的冷刺激,可在取模前对预备牙涂布脱敏剂,吹干后再取模。

6. 修复体边缘位于自洁区,并与牙体组织密合,牙体预备应有一定的固位形和抗力形等合理设计,避免继发龋造成的牙髓损害。

三、处　　理

牙本质和牙髓受损后临床症状比较相似,均为酸痛,故二者应慎重区别,二者的治疗方法及预后均不相同,前者安抚治疗即可,后者则需彻底根管治疗。

1. 对于个别牙严重扭转错位的患者,在牙体预备前应对是否会损伤牙髓有充分的估计和认识,并提前告知患者在牙体预备过程中,由于常需对扭转或长轴倾斜的牙进行大量切削,使修复体恢复正常牙位及形态,故常会损伤牙髓。此时可在局麻下拔髓,并行一次性根充方法来治疗。

2. 若牙体预备时发生意外局部小穿髓,可立即用氢氧化钙行直接盖髓,以使牙髓受到污染的概率降到最低,减少牙髓组织坏死的可能性,并使穿髓处产生继发性牙本质,但其适应证须严格掌握,经观察确认无症状,牙髓未进一步变性坏死后方可进行全瓷修复体永久粘接。

3. 如全瓷修复体永久粘固后出现牙髓症状,可经修复体钻孔、开髓、根扩、消毒等步骤,完成根管治疗后,用复合树脂材料等充填,也可用嵌体封闭开孔。一般情况下,经过妥善处理能避免因拆除修复体造成的修复体破坏。若在全瓷修复体上开孔时,如果出现修复体松动或崩瓷,则需重新制作修复体。

4. 根管治疗过程中,应对残留的牙体组织结构和质量进行评价。牙体不能提供足够支持固位作用时,应通过桩核获得支持和固位,并重新制作修复体。

第四节　牙龈损伤的预防及处理

一、原　因

修复体设计不当、制作不当及临床操作不规范,在义齿修复开始至义齿初戴粘固后都有可能造成牙龈损伤。

1. 牙体预备不当　在备牙过程中操作粗疏,金刚砂车针损伤结合上皮导致结合上皮根方迁移,出现牙龈萎缩。

2. 修复体边缘有悬突,龈边缘不密合,龈缘位置不正确。

3. 修复体外形恢复不正确,修复体与邻牙或修复体与修复体之间无接触,表面粗糙,导致自洁作用差和食物嵌塞,而引起牙龈、牙周损害。

4. 暂时修复体龈缘形态制作粗糙,自凝树脂凝固时产热及残留游离单体刺激牙龈。

5. 粘固时多余粘接剂残留于龈沟及邻间隙内,未予以清除。

6. 修复体边缘位置不当,压迫牙龈。

二、预防及处理

1. 在明确诊断和慎重判断的基础上进行牙体预备　在龈缘预备时,可用专用龈缘预备车针,并在备牙前使用排龈线,在正确排龈后再行牙体预备。龈组织不慎损伤时,用温盐水漱口,并涂布消炎药以利于伤口愈合。若创伤较大,可暂缓取模,牙龈涂布碘甘油,暂时冠粘固后观察几日,待炎症消退后再取模。

2. 正确设计修复体颈部,注意冠边缘与基牙肩台的适合性,冠边缘与龈缘的相对位置及冠边缘的外形形态。

3. 牙体预备不应过于保守,以确保足够的空间正确恢复牙体的解剖外形和生理突度,保证口腔自洁作用和食物按摩作用。

4. 避免制作暂时修复体所用的自凝树脂产生聚合热,残留单体对龈组织等有不良刺激。

5. 防止修复体粘固后形成粘固剂悬突,刺激龈组织。

6. 全瓷桥桥体组织面设计为改良盖嵴式等容易保持清洁的接触方式。

7. 在不影响修复体强度的情况下,连接体不宜过大,以保证留出足够的外展隙以利于食物溢出道通畅和自洁。

8. 保持口腔卫生清洁,保护软硬组织健康。

9. 对已有的不符合要求的修复体,应根据具体情况进行外形调整,或拆除后重新备牙,进行完善的牙周治疗,重新设计和制作修复体。

第五节　崩瓷的预防及处理

全瓷修复的备牙质量及患者殆力大小是全瓷修复临床成败的重要因素,因此要求临床操作医师严格掌握其适应证,牙体预备须足够,并在备牙后有理想的形态。在殆力过大、咬合过紧及磨牙症患者中,全瓷修复体折裂的可能性更大。

一、原　因

1. 全瓷冠颈部边缘与预备牙体的接触常十分紧密,预备后若最大周径不在龈端,就位时修复体边缘就会产生张力,易出现垂直向崩瓷。

2. 肩台设计不当　若颈部边缘采取刃状、浅凹状肩台,则全瓷修复体冠边缘抗力下降,易导致全瓷修复体纵向折裂。

3. 牙体预备未能消除锐利的转角和边缘,导致应力集中而发生纵折,常见于轴面线角或切嵴等处。

4. 经预备后某些上颌过小牙切龈向距离过短,切端瓷层过厚,力臂加长,作用在切端的力使修复体唇(颊)侧移位的可能性增大,引起唇、颊侧颈部瓷崩裂,其特点是多呈半圆形。

5. 牙体预备不足,瓷层厚度有限,达不到应有强度,如舌侧预备量不足,小于 1mm 时,易造成舌侧瓷折裂。

6. 瓷层厚度虽足够,但患者𬌗力过大,亦可造成舌侧瓷裂,紧咬合和磨牙症患者的失败率更高。

二、预　　防

1. 牙预备体切龈向长度应为全瓷冠修复体长度的 2/3~3/4。

2. 牙体预备要为全瓷修复体留出足够的空间　前牙切端在下颌前伸及侧向运动时与对颌牙应有 1.5~2.0mm 的间隙,以保证瓷的强度和美观性能。后牙所有牙尖与对颌牙均应有 2.0mm 的间隙,且牙体预备形态应符合设计标准要求。

3. 颈部应采用肩台边缘设计,以保证肩台瓷层厚度,一般应设计为 90º 肩台。

4. 对紧咬合及磨牙症患者应避免使用全瓷冠修复。

5. 牙体预备后应将边缘线角等磨圆钝,特别是 CAD/CAM 制作全瓷修复体时切缘应保证有一定的厚度,不能呈菲边状。

三、处　　理

全瓷修复体崩瓷后尚无理想的修复方法,一般需拆除重新制作修复体,也可尝试使用树脂材料行暂时性修复。制作新修复体前应仔细分析失败原因,以避免再次治疗失败,必要时可改变修复设计。

(丁　林　万乾炳)

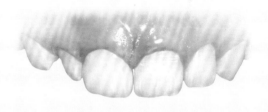

第九章

全瓷材料的透射性能及临床应用

天然牙由牙釉质、牙本质、牙骨质三种矿化不同的硬组织构成,由于牙体组织的组成及矿化程度不同,对光的反射、折射、吸收指数不同,因而表现出不同的半透效果和光泽度。在各种修复材料中,陶瓷是具有与天然牙牙体硬组织接近的折射及散射系数的半透明物质,因此广泛应用于牙体修复。传统的金瓷冠由于金属底层对光的阻射、反射效果及金属色泽的影响,缺乏立体感,色泽欠佳,因此无金属基底的全瓷修复体具有更好的光学性能,部分入射光透射全瓷修复体到达牙体组织或桩核,除部分反射外,还有部分被吸收和透射,产生多层次的视觉效果,使修复体更加美观逼真。曾经全瓷修复体主要以高强度陶瓷材料作为瓷核,并与饰面瓷配合应用,但随着第二代、第三代甚至第四代氧化锆的推出,氧化锆材料的透光性有了很大改善,具有代表性的氧化锆材料全瓷系统有 IPS Empress、In-Ceram、Procera AllCeram、Cercon、Lava 等。近年来对各种全瓷系统透射性能的研究日益增多,了解全瓷修复材料透射性能的重要性、测定方法、影响因素及与天然牙半透明性的匹配等方面的理论,可以为全瓷修复体的临床选择与应用提供参考依据。

第一节　全瓷材料透射性能的重要性

评价修复体的颜色常用色相、明度和彩度这三个指标,其中明度反映对光的反射性能,它对修复体的最终效果影响最大。除上述三个指标,还应该考虑修复体的半透明性和光泽度,只有具有与天然牙接近的半透明性,才能体现牙体组织的层次感,使其具有一定的活力。而且,材料的透射性对明度的影响很大。全瓷材料的半透明性主要取决于材料对光的吸收和散射。如通过全瓷材料的大部分光线被散射或反射,材料表现出不透明性。如果仅有少量光线被散射,大部分能透射,则表现出透明性。全瓷材料的反射、散射、折射系数不同,表现出不同的半透明性,因此全瓷材料的透射性能及与天然牙的匹配是制作全瓷修复体取得满意美学效果的关键。

第二节　全瓷修复材料透射性能的测定方法

按透明程度,材料一般可以分为透明材料、半透明材料、半不透明材料及不透明材料。通过测量穿过材料后光的总量百分比,可判断出材料的半透明状况。表示材料透射性能的指标为透射率(T),常用的测色仪器主要有分光光度仪、色度计、色差计及计算机测色仪等,它们一般都可以进行透射率的测定或计算。其中最常用的是分光光度仪,其原理是使用传感器测定物体表面反射光线各个波长的反射率。此仪器的敏感性较高,根据测色的方法可分为接触式和非接触式。很多非接触式测色仪配有各种规格的光纤探头,可进行口内的活体牙、修复体测色。在进行材料的透射率测量时,要正确调整入射光的角度和观察的角度,口腔内测量需用白色或黑色背景衬托,这样测量的数据才准确。天然牙在切缘及近远中邻面有较厚的牙釉质,光呈线状折射,具有较好的透射效果。对于陶瓷材料半透明性的比较常采用相对半透明性概念,用对照比(constrast ratio,CR)表示,测定方法是在同一光源下测量试件在黑色背景上的反射光强度(Yb)及在白色背景上的反射光强度(Yw),两者之比即为对照比 CR=Yb/Yw,对照比越接近 1,材料透射性越差;对照比越接近 0,材料的半透明性越高。

第三节　影响全瓷修复材料透射性的因素

影响全瓷修复材料透射性的因素很多,如全瓷材料孔隙、晶粒的大小,晶体的种类、含量及折射率,操作工艺,全瓷底层冠,饰面瓷,牙体组织,桩核及粘固剂等。

一、孔隙、晶粒的大小

影响全瓷修复材料透射性的主要原因是陶瓷内存在的气孔。虽然瓷粉晶粒越细,气孔越小,晶粒间的接触面越大,但在光散射作用下透射性反而有所降低,因此控制适当大小的晶粒粒度可调整全瓷材料的透射率。有研究表明,若晶粒直径接近光波波长,则具有较大的散射能力。同时,晶粒的化学组成(导致光吸收的成分)以及晶粒与玻璃基质的相对折射比也影响材料的散射能力,由小晶粒组成的材料(直径约为 $0.1\mu m$)尽管由于晶粒增多,散射增强,但由于反射及吸收较少,当光线透过时仍表现出较高的透射性。大晶粒(直径约为 $10\mu m$)组成的材料含晶粒数减少,散射能力差,但大晶粒将造成表面较大的反射和吸收,因而透射性差。目前常用的氧化锆陶瓷的晶粒粒度大于光波波长,且折射系数与玻璃基质差异大,散射性增大,透射性降低,因而含氧化锆的全瓷材料往往半透明性差。全瓷体系材料的晶粒粒度一般为 $0.5\sim5.0\mu m$,此粒度对材料透射性的影响较小。

二、晶体的种类、含量及折射率的影响

各种不同的晶体影响光透过的量,铸造玻璃陶瓷和热压铸陶瓷因为具有与牙釉质类似的有序晶体结构,折射75%的可见光,透射率较高。有研究测量不同陶瓷试件的对照比,

在全瓷核材料中含硅酸盐的陶瓷半透明性相对高,饰面瓷中 Ceramco 的半透明性较高,并指出全瓷材料的对照比与材料厚度成线性关系。

全瓷材料晶体含量越少,折射率越接近玻璃基质,可减少光的散射,提高材料的透射性。Empress 和 Empress 2 的晶体含量低于 In-Ceram、Procera,且白榴石(分散强化 Empress)和硅酸锂(分散强化 Empress 2)的折射率分别为 1.51 与 1.55,与玻璃基质的折射率 1.50 接近,因此其半透明性高。氧化锆、氧化铝和尖晶石折射率分别为 2.20、1.76 和 1.72,因而 In-Ceram Spinell 的半透明性相对较高,In-Ceram Zirconia 半透明性最低。

三、瓷层的厚度及着色剂的浓度

陶瓷试件厚度(l)与透光率(E)的关系用朗伯定律表示:$E=e^{-\mu l}$,其中 μ 为材料的吸收系数,透光率随厚度增加呈指数关系递减。材料的吸收系数与着色剂浓度有关,陶瓷颜色饱和度及明度增加,透射率降低。在玻璃陶瓷加工中一般通过不影响结晶化的着色剂来调节材料的色相和饱和度。

四、操作工艺的影响

1. 瓷粉/液比的影响　为减少体积收缩及气孔的形成,在上瓷过程中应尽量振荡除去水分。相关研究表明,不同瓷粉的孔隙率与瓷粉/液比有关,但瓷粉/液比并不影响材料的透射性,透射性与瓷粉的品种有关。

2. 上釉及反复烧结　一般上釉后瓷修复体的半透明性增加,与打磨抛光相比,上釉后表面的散射明显降低。

底层瓷核材料的组成受反复烧结影响,反复烧结将提高白榴石晶体的含量,半透明性降低。也有研究发现,在真空中反复烧烤陶瓷试件超过 5 次,明度下降,透射率增加,这是反复烧结致使瓷层内残留气泡减少所致。

3. 烧结温度及时间　正确的烧结温度可保证陶瓷颗粒达到最佳的熔融状态和结合强度,产生晶化使瓷粉获得微晶结构的棱镜效应,从而获得与天然牙接近的半透明性和光泽度,并且确保均衡一致的物理性能。对于渗透陶瓷,渗透温度升高、时间过度延长可致玻璃相挥发,玻璃基质的折射率下降,从而导致半透明性下降。

五、全瓷底层冠的影响因素

全瓷底层核瓷的半透明性是修复体整体颜色再现的关键,也是选择材料应考虑的主要因素之一。全瓷核材料应具有较高的强度,一般通过提高晶体含量的方法来获得较高的强度,但会导致半透明性降低。

底层瓷的厚度会影响其强度和光学性能,为确保其强度,厂家推荐了全瓷底层冠最小厚度,Empress 为 0.8mm,In-Ceram 为 0.5mm,它可弥补因晶体与基质的折射率差异较大所造成的半透明性偏低。Heffernan 等的研究表明,在全瓷底层材料中,In-Ceram Spinell 的半透明性最高;其次是 Empress、Procera、Empress 2,属半透明材料;In-Ceram Alumina 的半透明性相对较低,属半不透明材料;In-Ceram Zirconia 的对照比为 1.00,与金属底层相同,为不透明材料。因此使用 In-Ceram Zirconia 来代替金属底层是否能够获得良好的美学效果值得怀疑。

六、饰面瓷的影响

底层瓷与饰面瓷复合体的半透明性将影响修复体最终的美学效果。上饰面瓷后半透明性降低,可能的原因是饰面瓷由不同含量的晶体组成,瓷层厚度增加,底层瓷与饰面瓷的界面反射,瓷层中的孔隙以及底层瓷经反复焙烧后组分发生改变等。各全瓷体系半透明性的差异与饰面瓷的厚度不同,光学性能不同及通过烧结程序后,底层 - 饰面瓷的光透射性改变有关。

七、牙体组织、桩核及粘固剂的影响

全瓷修复体常结合桩核修复死髓牙,当光穿透过瓷层后,基牙、桩核及粘固剂的颜色将对修复体的颜色和半透明性产生影响,特别对于半透明性较高的全瓷体系,如 In-Ceram Spinell、Empress 等影响更明显。有研究发现通过在桩核上烧结遮色瓷可取得较好的美学效果。Nakamura 的研究表明金合金桩核对 Empress 全瓷的颜色影响较大,烤瓷合金桩核对其影响较小。Carossa 等的研究发现,全瓷桩核在 Empress 2 及 In-Ceram 全瓷冠下亮度最大,烤瓷的金合金桩核和抛光的金合金桩核亮度次之,不抛光的金合金桩核亮度最差。目前全瓷桩核技术特别是含氧化锆的全瓷桩核的研究和临床应用成为热点,这样制作的修复体更接近天然牙的光学性能。透射性较高的修复体颜色还会受粘接剂的影响,应选择适当颜色的粘接剂以保证粘接前后颜色不改变。Barath 的研究证明,粘接剂将改变全瓷修复体的最终颜色,树脂粘接剂、玻璃离子粘固剂、磷酸锌粘固剂的半透明性依次降低。

第四节　全瓷修复体与天然牙半透明性的匹配

天然牙随个体、性别、年龄、牙位等因素不同而具有不同的半透明性。Kelly 等推荐在比色时应参考余留天然牙的半透明性和明度来选择全瓷材料（表9-4-1）。目前的研究结果表明,具有低明度、高半透明性的天然牙修复最好采用 In-Ceram Spinell、Empress、Empress 2 或 e.max。In-Ceram Spinell、Empress、Empress 2 和 Procera 可用于中等明度和半透明性的牙体修复。半透明性低、明度高的牙体,如变色的牙体或桩核修复的基牙,应用半透明性低的底层核全瓷修复材料,如氧化锆、In-Ceram Alumina 或金瓷冠修复。

综上所述,研究全瓷材料的透射性能是一个很复杂的问题,了解其重要性、测定方法、影响因素及各种全瓷体系与天然牙半透明性的匹配,对于制作更加逼真的全瓷修复体具有重要的意义。

表 9-4-1　根据天然牙的半透明性、明度选择全瓷冠材料

天然牙	渗透尖晶石瓷	铸瓷	铸瓷2	e.max	致密烧结氧化铝	渗透铝瓷	氧化锆瓷	金-瓷修复材料
低明度、半透明性高	√	√	√	√	—	—	—	—
中等明度和半透明性	√	√	√	√	√	—	—	—
不透明、高明度	—	—	—	—	—	√	√	√

（蒋　丽　万乾炳）

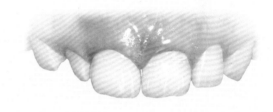

第十章

疲劳的概念与使用寿命在全瓷
修复中的意义

陶瓷材料具有与天然牙相似的色泽和半透明性,还有良好的生物相容性、抗腐蚀性以及耐磨损性。这些优良性能是金属、塑料和树脂材料所无法比拟的。陶瓷材料在口腔修复领域的运用越来越多,目前,临床大部分固定修复体采用陶瓷材料,在烤瓷支架半固定修复和活动修复中也在尝试应用。各种新型陶瓷材料层出不穷,尤其是全瓷材料,从加强型烤瓷、铸造陶瓷、热压铸陶瓷、玻璃渗透陶瓷,发展到致密烧结氧化铝陶瓷、氧化锆陶瓷,氧化锆陶瓷也进一步发展到传统氧化锆、牙本质修复氧化锆和牙釉质修复氧化锆等不同种类(详见第一章相关内容)。

但是,陶瓷材料的脆性和低抗张强度也给口腔修复科医师带来了不少麻烦和顾虑。所谓脆性是指在没有明显变形的情况下,也可以说在没有(肉眼可察觉的)先兆的情况下,修复体突然断裂(即力学失败或失效)。所谓低抗张强度则指陶瓷材料抗压不抗弯的特性,此性质使陶瓷材料受力时容易从弯曲外侧断裂失效。

鉴于此,陶瓷材料学家和口腔医师将研究集中在提高陶瓷强度和韧性方面,经过长期的积累和材料学的发展,出现了不少高强度陶瓷材料,作为美学陶瓷或者结构陶瓷被应用到临床。单从机械强度而言,这些材料均已满足口腔临床的需要,如 Dicor 铸造陶瓷强度达到 112~228MPa,IPS Empress 的三点弯曲强度为 182~260MPa,In-Ceram Alumina 的强度为 236~600MPa,Procera AllCeram Alumina 的强度升至 487~699MPa,而传统氧化锆陶瓷更是将强度推进到 900~1 200MPa。但是全瓷修复体在口腔环境中反复咀嚼的功能状态下,常表现出令人意外的失败率,比如 Dicor 铸造陶瓷全冠在临床使用 2 年后有 2%~4% 的断裂失效,4~5 年后这一比例高达 20%~25%。这种随着使用时间增长而出现的断裂行为就是口腔修复体和修复材料的一种疲劳行为,并且这种疲劳断裂往往是在全瓷修复体受到正常咬合力的情况下发生的。也就是说,修复体在使用一段时间后,在正常使用情况下也会发生断裂。这说明陶瓷在使用一段时间后,抗破坏的能力下降,原来可以抵抗的咬合力现在已经无法对抗,材料已经老化了。从工程的角度来看,口腔修复体可以视为一种特殊的工程结构和部件,强度、刚度和疲劳寿命是保证其正常使用的三个基本要求。通常情况下,材料的强度和刚度决定了该材料能否承受口腔内的咀嚼应力,而材料的疲劳性能则决定了用该材料制作成的修复体能够使用的时间。因此,对陶瓷材料和结构的疲劳研究和认识具有重要的临床意义。

第一节　疲劳的原因与评价

陶瓷疲劳的本质是在使用过程中各种因素使材料表面或者内部产生微裂纹,然后微裂纹在相关推动因素的作用下发展扩大,最终达到一定的尺寸(即临界值),材料或者构件就迅速地完全断开了。在达到临界值以前的裂纹生长叫亚临界裂纹生长。

陶瓷的疲劳现象可以分为三种:静疲劳、动疲劳和循环疲劳。静疲劳是由于环境介质(如水分等)逐渐降低裂纹尖端区域的断裂抗力,从而发生了类似于静载下的应力腐蚀过程从而导致的疲劳失效。动疲劳是在恒定加载速率下表现出来的因裂纹扩展而导致的失效,主要描述的是陶瓷材料的断裂特性和裂纹扩展特性。循环疲劳是指陶瓷材料在循环应力作用下的疲劳破坏和失效,是大多数陶瓷构件失效的主要形式。

材料的疲劳行为主要表现为随着时间的推移,材料在应力反复作用下出现裂纹扩展和性能下降的现象。疲劳寿命是指结构或机械直至破坏所用的循环载荷的次数或时间。材料和构件的寿命是很多人关心的问题之一,而科研工作者研究材料疲劳行为和裂纹扩展规律的重要目的之一就是要运用这些规律进行准确的寿命预测。

确定材料和构件疲劳寿命的方法主要有两类:试验法和试验分析法。试验分析法又称为科学疲劳试验法。试验法完全依赖试验研究,是最传统的方法。它直接通过与实际情况相同或相似的试验来获取所需要的疲劳数据。这种方法虽然可靠,但是对于口腔修复体,其结构复杂,加载方式、加载次数、环境条件等数量太庞大,在这种情况下,无论从人力、物力,还是工作周期上来说,试验法都是有难度的。同时,由于修复体结构、外加载荷和口内环境的差异性,使得试验法获得的结果必须经过临床的证实。因此,试验法多从简化或者标准化模型开始。

确定疲劳寿命的分析法是依据材料的疲劳性能,对照结构所受到的载荷历程,按分析模型来确定材料的疲劳寿命。任何一个疲劳寿命分析方法都包含三部分内容:①材料疲劳行为的描述;②循环载荷下结构的响应;③疲劳累计损伤法则。

传统用来衡量陶瓷材料力学性能的主要指标是强度和韧性,但是作为一种需要承载应力的结构材料,为了保证其能够安全、可靠、有效地承载,必须对其疲劳特性进行深入了解。在过去100多年的疲劳研究过程中,人们对金属疲劳有了深入的了解,并且认为塑性形变是疲劳的前提和基础,而陶瓷材料缺乏塑性形变能力,因此人们普遍认为陶瓷没有疲劳。近年来,由于陶瓷构件的广泛使用,其寿命预测、可靠性分析问题才逐渐引起人们的重视,经过研究,人们才逐渐认识到陶瓷的疲劳问题,陶瓷材料和构件的疲劳特性才逐渐成为力学性能研究的热点。

总的来说,对材料进行疲劳性能研究的作用主要有:①精确估算或者预测力学构件的疲劳寿命;②优选材料、优化工艺和构件结构设计,延长构件寿命;③用简单的力学性能参数,估算材料的疲劳性能,简化甚至取代疲劳试验。研究材料疲劳性能的实验分析方法主要有:①通过实验描绘材料的 S-N 曲线(应力-寿命曲线);②研究材料的疲劳裂纹扩展,找出疲劳裂纹扩展速率或亚临界裂纹生长参数,用于预测寿命。对口腔科陶瓷材料来说,疲劳性能研究的主要目的在于估算修复体寿命、优选新型口腔科陶瓷材料、优化制作工艺和修复体结构设计。

全瓷修复体的疲劳研究对象主要针对冠和桥,其他瓷修复体如嵌体、贴面和粘接桥等可以借鉴冠桥和粘接的研究方法和结果。冠桥在早期采用同一种材料制作,属于单层结构。后来为了提高整体强度,就像金属烤瓷修复体一样,采用强度较高而美观性较差的底层瓷与美观但强度不高的饰面烤瓷结合的双层结构。在研究过程中,为了更好模拟临床使用时的受力状态,还要加入粘接剂层、牙本质层、核型、牙齿动度等条件。

无论如何模拟,瓷修复体在口内使用过程中发生破坏失效是一个很复杂的问题。修复体处于口腔复杂的应力和化学腐蚀环境中,很多因素参与了修复体破坏的过程。通过临床观察和实验室研究以及两者的结合,发现全瓷修复体破坏的特点主要有以下几个方面:

1. 临床固定瓷修复体口内使用的寿命离散度很大,主要是因为修复体在口内的破坏受到很多因素的控制和影响,因此,要准确预测修复体寿命是很困难的。

2. 临床固定瓷修复体口内破坏失效的原因非常复杂,但总的来说,其口内破坏失效是一个在咀嚼循环应力作用下,由唾液等腐蚀性因素参与的疲劳破坏的过程。

3. 系列临床观察和理论分析表明,临床固定修复体的破坏主要起源于应力集中和缺陷存在的区域。

与材料疲劳断裂相关的因素有:

临床固定修复体破坏是在咀嚼应力作用下,在应力集中部位的瓷层中缺陷和杂质处产生裂纹,裂纹在循环应力的反复作用下不断慢速扩展,达到临界长度后迅速失稳扩展导致修复体失效破坏。因此,修复体瓷层内存在的裂纹和缺陷是引起破坏的最主要因素。这些裂纹可能来自瓷聚合、熔解、烧结过程,底层瓷和饰面瓷热膨胀性能的差异也会导致裂纹发生。此外,在功能状态下修复体表面磨损造成的裂纹也可能成为破坏源。

与瓷修复体疲劳有关的因素有咀嚼频率、咬合接触时间、咬合力和咀嚼力(大小、方向、作用点与食物性状,患者性别、年龄,牙位,咬合关系等有关)。平均咬合力约 200N,紧咬牙等状况的极限咬合力可以达到 600~800N 或者更高。前牙比后牙受力小。口腔唾液的浸泡以及其他一些腐蚀性的环境因素使得修复体瓷强度下降。修复体表面的裂纹在唾液侵蚀的作用下,会出现应力腐蚀,使得裂纹扩展临界值降低,裂纹更易扩展。修复体长期处于口腔湿润环境中,陶瓷会产生静态疲劳和腐蚀性裂纹扩展,从而导致失效。在功能状态下,唾液的侵蚀以及循环咀嚼应力都是引起修复体失效的重要因素。循环应力可能引起裂纹慢速扩展导致失效破坏。外力创伤和进食咀嚼过程中的意外应力也是导致修复体破坏的因素。

瓷修复体受力后的分布除了与咬合有关外,其本身受力后的应力分布还受到以下因素的影响:底层瓷与饰面瓷之间的弹性模量和其他物理性能的差异,厚度和厚度比,粘接剂厚度和弹性模量,冠的外形,其下方支持的牙体组织的弹性模量等。全瓷修复体还可能出现底层冠组织面裂纹和连接体部位破坏而导致失效。这些也与临床牙体预备和修复设计、制作造成的缺陷有关。

第二节　全瓷冠的疲劳特点

美国的一个研究小组运用接触力学理论和 Hertzian 接触理论对口腔科陶瓷全冠的接触破坏进行了计算和实验观察,研究了瓷层、食物或者牙尖的接触半径,全瓷冠的两层、三层复合结构等情况下的接触破坏模式,发现了两种主要的接触破坏模式:①在均质性的陶瓷材料看到了明显的环状裂纹区(脆性破坏模式);②在非均质的材料观察到伴有显微破坏的界限明显的塑性屈服区(半塑性破坏模式)。随着瓷层厚度的增加,试件的破坏模式也会产生变化,从组织面的放射状裂纹变为表面的环状裂纹。随着接触半径的减小,试件的接触破坏极限应力也随之减小。对于临床全瓷修复体系而言,当瓷层厚度低于 1mm 时,底层瓷组织面的放射状裂纹是修复体破坏的主要模式,尤其是在底层瓷弹性模量和粘接剂弹性模量相差很大时,会加剧这种放射状裂纹的形成。在水域环境中,在循环受力的作用下,这种疲劳损伤会逐渐积聚,直至完全破坏。

基于接触式破坏以及其他的相关疲劳研究、有限元力学分析和临床及试验中失败修复体的折断面分析结果,全瓷冠的设计和制作有如下建议:①底层瓷陶瓷的强度要高以抵御放射状裂纹,弹性模量要大以优化应力分布;②饰面瓷有中等适度的断裂韧性以对抗环状裂纹生长,具备高硬度以防产生半塑性的显微结构破坏;③在几何外形上,尽量减少牙尖曲度(即后牙牙尖和前牙切缘不突出)和冠的尺寸;④底层瓷和饰面瓷表面尽量光滑,避免采用粗砂喷砂或者用钻针打磨,尤其是在咬合接触和颈缘部位;⑤底层瓷和饰面瓷之间的热膨胀系数尽量接近以减少由此产生的有害的残余张应力;⑥全瓷冠的粘接层厚度减少,粘接剂和核桩材料弹性模量增加,有助于提高修复体的抗破坏力;⑦后牙冠比前牙冠的力学要求高。

一项对 IPS Empress 1 白榴石增强的热压玻璃陶瓷的试验分析法研究,通过常规方法求得亚裂纹生长参数,并计算出 12 年的强度下降情况,与 12 年的临床瓷嵌体观察出现的边缘崩瓷的概率一致,预示试验分析法在预测某些瓷修复体寿命的准确性。目前相对预测冠的疲劳寿命还少有文献支持,大多是参考长期临床观察的数据。

第三节　全瓷材料和全瓷桥的疲劳研究和使用寿命预测

全瓷固定桥对材料的要求远高于全瓷全冠,这也是为什么全瓷冠在 1970 年就出现,而全瓷桥则足足晚了 20 年。全瓷桥一直等到 1990 年左右才有足够力学性能的口腔科陶瓷的产生。目前几乎所有的全瓷材料均可以用于单冠的修复,但仅有氧化铝、氧化锆等少数几种全瓷材料可用于制作全瓷桥,特别是多单位固定桥。Zimmer 等对 IPS Empress 2 全瓷冠、桥为期 3 年的临床观察显示,单冠成功率为 100%,三单位桥成功率为 72.4%。在所有临床失效的三单位桥里,50% 是由于连接体面积不够造成的,16% 是由于饰面瓷脱落造成的。其他种类的全瓷修复体的临床观察也有类似的结果。故现在很多的疲劳研究都是针对固定桥,而不是冠。对临床破坏修复体进行观察,以及体外模拟试验和修复体受力的计算机有限元分析显示,全瓷固定桥的应力集中部位是在连接体处,大多数固定桥失败发生在连接体,桥体的跨度及其在牙列中的位置以及连接体区域的横截面积(尺寸)、位置、形态和龈方(对于单端固定桥是在咬合方)弧度对修复体破坏和寿命都有很大影响。

由于全瓷固定桥的破坏模式和薄弱环节相对比较单一,可以采用实验分析法充分利用疲劳裂纹扩展速率或者亚临界裂纹生长参数来估算不同情况下修复体的使用寿命。

陶瓷材料的疲劳研究发现,不同材料疲劳强度的下降幅度是有差异的。比如 IPS Empress 2 的饰面瓷有原来的 Empress veneer 和新近推出的 Eris,虽然两者的初始强度和韦伯模数比较接近,但是具有较高亚临界裂纹生长参数的 Eris 在经过 5 年使用的估算疲劳强度将近是前者的 2 倍。尽管如此,在文献中经常发现一个趋势,初始强度高的全瓷材料,其断裂韧性、弹性模量、亚临界裂纹生长参数也高,在相同制作条件下,韦伯模数也有这种走向。不含玻璃的全瓷材料比含有玻璃的初始强度、韦伯模数、断裂韧性、亚临界裂纹生长参数高,含玻璃少的全瓷材料比含玻璃多的初始强度、韦伯模数、断裂韧性、亚临界裂纹生长参数高。含有具有能够相变增韧的氧化锆的底层陶瓷材料相对来说不仅初始强度和断裂韧性很高,而且比含有氧化铝底层陶瓷的抗疲劳性能也好。多数研究显示,陶瓷材料都对水域环境敏感,在水域环境中抗疲劳性能下降。需要指出的是,最新的氧化锆-氧化铝陶瓷的力学性能得到较大提高,不仅初始强度较高,断裂韧性非常突出,而且能够更明显地抵抗裂纹生长。

在目前所能使用的全瓷材料中,还没有一种材料称得上完美,即既能够充分抵抗破坏又能展示满意的颜色和半透明性。幸运的是,临床上前牙修复体对美观的要求高而受到的咬合力相对较低(即对材料的耐用性要求低)。反之,后牙修复体受到的咬合力大,要求耐用性高,而对美观的要求低。因此,临床上可以针对性地进行全瓷材料的选择。一般来讲,玻璃陶瓷类材料具备较好的半透明性和颜色,适合前牙区较高和中等的半透明要求。高透、超透氧化锆等有一定的半透明性,但同时又有一定的遮色性能,适合前牙区中等要求的半透明性。高透氧化锆陶瓷和传统氧化锆陶瓷强度较高但透光性相对较差,适合后牙区的修复。

(王　航)

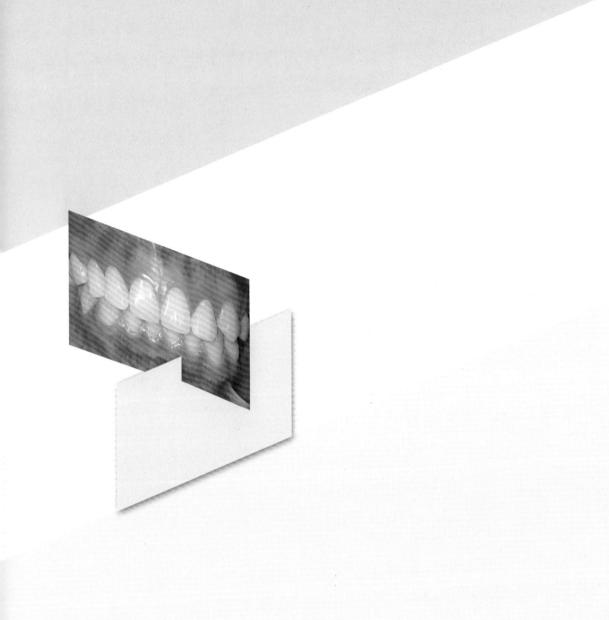

参考文献

1. 姚江武 . 现代口腔色彩学 . 厦门 : 厦门大学出版社, 2000.

2. JOHNSON W M, REIBICK M H. Color and translucency changes during and after cutting of esthetic restorative materials. Dent Mater, 1997, 13(2): 88-97.

3. HEFFEMAN M J, AQUILINO S A, DIAZ-AMOLD A M, et al. Relative translucency of six all-ceramic system. Part I: Core materials. J Prosthet Dent, 2002, 88(1): 10-15.

4. 万乾炳, 杜传诗 . 一种新型的全瓷修复体——In-Ceram. 国外医学 : 口腔医学分册, 1997, 24(1): 3-6.

5. ANTONSON S A, ANUSAVICE K J. Contrast ratio of veneering and core ceramics as a function of thickness. Int J Prosthodont, 2001, 14(4): 316-320.

6. ZHANG Y L, GRIGGS J A, Benham A W. Influence of powder/liquid mixing ratio on porosity and translucency of dental porcelains. J Prosthet Dent, 2004, 91(2): 128-135.

7. 孟玉坤, 巢永烈, 廖运茂 . 反复烧烤对渗透陶瓷 - 面瓷复合体颜色的影响 . 实用口腔医学杂志, 2003, 19(2): 132-135.

8. 吴海树, 丛蕾, 由明德, 等 . 烧结温度对瓷修复体半透性的影响 . 口腔材料器械杂志, 2000, 9(4): 208-209.

9. 孟玉坤,巢永烈,廖运茂.GI-Ⅱ型渗透陶瓷全瓷底层材料透射率的测定.华西口腔医学杂志,2002,20(5):367-369.

10. KELLY J R,NISHIMURA I,CAMPBELL S D. Ceramic in dentistry:historical roots and current perspectives. J Prosthet Dent,1996,75(1):18-32.

11. HOLLOWAY J A,MILLER R B. The effect of core translucency on the aesthetics of all-ceramic restorations. Pract Periodontics Aesthet Dent,1997,9(5):567-574.

12. HEFFEMAN M J,AQUILINO S A,DIAZ-AMOLD A M,et al. Relative translucency of six all-ceramic system. Part Ⅱ:Core and veneer materials. J Prosthet Dent,2002,88(1):10-15.

13. VICH A,FERRARI M,DAVIDSON C L. Influence of ceramic and cement thickness on the masking of various types of opaque post. J Prosthet Dent,2000,83(4):412-417.

14. NAKAMURA T,SAITO O,FUYIKAWA J,et al. Influence of abutement substrate and ceramic thickness on the colour of heat-pressed ceramic crowns. J Oral Rehabi,2002,29(9):805-809.

15. CAROSSA S,LOMBARDO S,PERA P,et al. Influence of posts and cores on light transmission through different all-ceramic crowns:Spectrophotometric and clinical evaluation. Int J Prosthodont,2001,14(1):9-14.

16. LOPES G C,BARATIERI L N,CALDEIRA DE ANDRADA M A,et al. All-ceramic post core and crown:technique and case report. J Esthet Restor Dent,2001,13(5):285-295.

17. AHMAD I. Zirconium oxide post and core system for the restoration of an endodontically treated incisor. Pract Periodontics Aesthet Dent,1999,11(2):197-204.

18. YAMAN P,QAZI S R,DENNISON J B,et al. Effect of adding opaque porcelain on the final color of porcelain laminates. J Prosthet Dent,1997,77(2):136-140.

19. BARATH V S,FABER F J,WESTLAND S,et al. Spectrophotometric analysis of all-ceramic materials and their interaction with luting agents and different backgrounds. Adv Dent Res,2003,17:55-60.

20. SORENSEN J A,CHOI C,FANUSCU M I,et al. A clinical trial of all-ceramic crown restorations:status,fall 1995. Signature,1997,4(3 Suppl):14-19.

21. 陈治清.口腔生物材料学.北京:化学工业出版社,2004.

22. 徐恒昌.口腔材料学.北京:北京大学医学出版社,2005.

23. 徐君伍.口腔修复理论与临床.北京:人民卫生出版社,1999.

24. 张志君.口腔设备学(修订版).成都:四川大学出版社,2001.

25. BILLMEYER F W,SALTZMAN M. Principles of Color Technology. 2nd ed. New York: John Wiley & Sons,1981.

26. DENISSEN H,MANGANO C,Nava V,et al.Atlas of Porcelain Restorations.Padua: PICCIN Nuova libraria S.P.A,1990.

27. AKKAYAN B,GÜLMEZ T.Resistance to fracture of endodontically treated teeth restored with different post systems.J Prosthet Dent,2002,87(4):431-437.

28. BUTZ F,LENNON A M,HEYDECKE G,et al.Survival rate and fracture strength of endodontically treated maxillary incisors with moderate defects restored with different post-and-core systems:an in vitro study.Int J Prosthodont,2001,14(1):58-64.

29. 樊明文.现代临床医学妇儿及五官科进展:口腔分册.北京:科学技术文献出版社, 2006.

30. JEAN-FRANCOIS ROULET.牙体修复学新进展(第一卷)现代临床操作.赵守亮, 译.北京:人民军医出版社,2005.

31. HERBERT T.SHILLINGBURG.固定修复学精要.冯海兰,译.北京:人民军医出版社, 2005.

32. 王光华,彭式韫.牙体修复学.3版.北京:人民卫生出版社,2000.

33. 赵云凤.现代固定修复学.北京:人民军医出版社,2007.

34. 刘峰.口腔美学修复临床实战.北京:人民卫生出版社,2007.

35. 章非敏.牙科全瓷修复技术.南京:凤凰出版传媒集团,江苏科学技术出版社,2007.

36. SHILLINGBURG H T,HOBO S,WHITSETT L D,et al. Fundamentals of fixed prosthodontics. 3rd ed. Illinois:Quintessence Publishing Co. Inc,1997.

37. SHILLINGBURG H T.牙体预备的基本原则(铸造金属和瓷修复体).刘荣森,译.北京: 人民军医出版社,2005.

38. 陈吉华,森修一,永野清司.现代临床金属烤瓷修复学.西安:陕西科学技术出版社, 1998.

39. 巢永烈.口腔修复学.北京:人民卫生出版社,2006.

40. 荆其诚,焦书兰,喻柏林,等.色度学.北京:科学出版社,1979.

41. SIRIMA S, RIIS D N, MORGANO S M. An in vitro study of the fracture resistance and the incidence of vertical root fracture of pulpless teeth restored with six post-and-coresystems. J Prosthet Dent, 1999, 81 (3): 262-269.

42. NICHOLSON J W. Adhesive dental materials and their durability. International Journal of adhesion and adhesives, 2000, 20 (1): 11-16.

43. ALKHIARY Y M, MORGANO S M, GIORDANO R A. Effects of acid hydrolysis and mechanical polishing on surface residual stresses of low-fusing dental ceramics. J Prosthet Dent, 2003, 90 (2): 133-142.

44. ATTAR N, TAM L E, MCCOMB D. Mechanical and physical properties of contemporary dental luting agents. J Prosthet Dent, 2003, 89 (2): 127-134.

45. AYKENT F, USUMEZ A, OZTURK A N, et al. Effect of provisional restorations on the final bond strengths of porcelain laminate veneers. J Oral Rehabil, 2005, 32 (1): 46-50.

46. BEGAZO C C, DE BOER H D, KLEVERLAAN C J, et al. Shear bond strength of different types of luting cements to an aluminum oxide-reinforced glass ceramic core material. Dent Mater, 2004, 20 (10): 901-907.

47. BURKE F J, FLEMING G J P, NATHANSON D, et al. Are adhesive technologies needed to support ceramics? An assessment of the current evidence. J Adhes Dent, 2002, 4 (1): 7-22.

48. BHAMRA G, PALIN W M, FLEMING G J. The effect of surface roughness on the flexure strength of an alumina reinforced all-ceramic crown material. J Dent, 2002, 30(4): 153-160.

49. CHO B H, DICKENS S H.Effects of the acetone content of single Solution dentin bonding agents on the adhasive layer thickness and the microtensile bond strength.Dent Mater, 2004, 20 (2): 107-115.

50. COURSON F, BOUTER D, RUSE N D, et al.Bond strengths of nine current dentine adhesive systems to primary and permanent teeth.J oral Rehabil, 2005, 32 (4): 296-303.

51. DAGOSTIN A, FERRARI M.Effect of resins sealing of dentin on the bond strength of ceramic restorations.Dent Mater, 2002, 18 (4): 304-310.

52. DUMFAHRT H, GÖBEL G.Bonding porcelain laminate veneer provisional restorations: An experimental study.J Prosthet Dent, 1999, 82 (3): 281-285.

53. EL ZOHAIRY A A,DE GEE A J,MOHSEN M M,et al.Effect of conditioning time of self-etching primers on dentin bond strength of three adhesive resin cements.Dent Mater, 2005,21(2):83-93.

54. ELIAS A C,SHEIHAM A.The relationship between satisfaction with mouth and number, position and condition of teeth:studies in Brazilian adults.J Oral Rehabil,1999,26(1): 53-71.

55. EMAMI N,SÖDERHOLM K J.How light irradiance and curing time affect monomer conversion in light-cured resin compositas.Eur J oral sci,2003,111(6):536-542.

56. FERRARI M,CAGIDIACO M C,VICHI A,et al.Bonding of all-porcelain crowns: structural characteristics 0f the substrate.Dent Mater,2001,17(2):156-164.

57. FILHO A M,VIEIRA L C,ARAÚJO E,et al.Effect of different ceramic surface treatments on resin microtensle bond strength.J Prosthodont,2004,13(1):28-35.

58. FRIEDL K H,SCHMALZ G,HILLER K A,et al.Marginal adaption of Class V restorations with and without "softstart-polymerization".Oper Dent,2000,25(1):26-32.

59. FRANKANBERGER R,PERDIGÃO J,ROSA B T,et al. "No-bottle" vs "multi-bottle" dentin adhasives-a microtensile bond strength and morphological study.Dent Mater,2001, 17(5):373-380.

60. FUJITANI M,HARIMA T,SHINTANI H.Does Er:YAG or CO_2 laser ablation of dentin affect the adhesive properties of resin bonding systems? International Congress Series,2003, 1248:161-166.

61. FUENTES V,CEBALLOS L,ONORIO R,et al.Tensile strength and microhardness of treated human dentin.Dent Mater,2004,20(6):522-529.

62. FURUKAWA K,INAI N,TAGAMI J.The effects of 1uting resin bond to dentin on the strength of dentin supported by indirect resin composite.Dent Mater,2002,18(2): 136-142.

63. GRAHAM J D,JOHNSON A,WILDGOOSE D G,et al.The effect of surface treatments on the bond strength of a nonprecious alloy-ceramic interface.Int J Prosthodont,1999,12(4): 330-334.

64. HASHIMOTO M,OHNO H,KAGA M,et al.Over-etching effects on microtensile bond strength and failure patterns for two dentin bonding systems.J Dent,2002,30(2-3):99-105.

65. HIRAISH N,KITASAKO Y,NIKAIDO T,et al. Effect of artificial saliva contamination on pH value change and dentin bond strength.Dent Mater,2003,19(5):429-434.

66. HOOSHMAND T,VAN NOORTR,KESVADH A.Bond durability of the resin-bonded and silame treated ceramic surface.Dent Mater,2002,18(2):179-188.

67. HOFMANN N,PAPSTHART G,HUGO B,et al.Comparison of photo-activation versus chemical or dual-curing of resin-based luting cements regarding flexural strength,modulus and surface hardness.J Oral Rehabil,2001,28(11):1022-1028.

68. JANDA R,ROULET J F,WULF M;et al. A new adhesive technology for all-ceramics. Dent Mater,2003,19(6):567-573.

69. JANDA R,ROULET J F,KAMINSKY M,et al.Color stability of resin matrix restorative materials as a function of the method of light activation. Eur J Oral Sci,2004,112(3):280-285.

70. JEDYNAKIEWICZ N M,MARTIN N.The effect of surface coating on the bond strength of machinable ceramic.Biomaterials,2001,22(7):749-752.

71. JONES S E B.The story of adhesion and developments in dentistry.Int J Adhesion and Adhesives.1995,15(2):109-113.

72. MAUSNER I K,GOLDSTEIN G R,GEORGESCU M.Effect of two dentinal desensitizing agents on retention of complete cast coping using four cements.J Prosthet Dent,1996,75(2):129-134.

73. MIYAZAKI M,ONOSE H,MOORE B K.Analysis of the dentin-resin interface by use of laser Raman spectroscopy.Dent Mater,2002,18(8):576-580.

74. MONLIN P,DEGRANGE M,PICARD B.Influence of surface treatment on adherence energy of alloys used in bonded prosthetics.J Oral Rehabil,1999,26(5):413-421.

75. NAKAMURA S,YOSHIDA K,KAMADA K,et al. Bonding between resin luting cement and glass infiltrated alumina reinforced ceramics with silane coupling agent.J Oral Rehabil,2004,31(8):785-789.

76. NOGAMI T,TANOUE N,ATSUTA M,et al.Effeetiveness of two liquid silane primers on bonding sintered feldspathic porcelain with a dual-cured composite luting agent.J Oral Rehabil,2004,31(8):770-774.

77. PATZER G L.Understanding the causal relationship between physical attractiveness and

self-esteem.J Esthet Dent.1996,8(3):144-147.

78. PEUMANS M,VAN MEERBEEK B,LAMBRECHTS P,et al.Porcelain veneers:a review of the literature.J Dent,2000,28(3):163-177.

79. PIWOWARCZYK A,LAUER H C,SORENSEN J A.Microleakage of various cementing agents for full cast crowns.Dent Mater,2005,21(5):445-453.

80. PIOCH T,STOTZ S,BUFF E,et al. Influence of different etching times on hybrid layer formation and tensile bond strength.Am J Dent,1998,11(5):202-206.

81. KATO H,MATSUMURA H,ATSUTA M.Effect of etching and sandblasting on bond strength to sintered porcelain of unfilled resin.J oral Rehabil,2000,27(2):103-110.

82. KERN M,WEGNER S M.Bonding to zirconia ceramic:adhasion methods and their durability.Dent Mater,1998,14(1):64-71.

83. KOMINE F,TOMIC M,GERDS T,et al. Influence of different adhesive resin cements on the fracture strength of aluminum oxide ceramic posterior crowns.J Prosthet Dent,2004,92(4):359-364.

84. KUMBULOGLU O,LASSILA　L V,USER A,et al.Shear bond strength of composite resin cements to lithium disilicate ceramics.J Oral Rehabil,2005,32(2):128-133.

85. KUMBULOGLU O,USER A,TOKSAVUL S,et al.Intra-oral adhasive systems for ceramic repairs:a comparison.Acta Odontol Scand,2003,61(5):268-272.

86. LÜTHY H,FILSER F,LOEFFEL O,et al.Strength and reliability of four-unit all-ceramic posterior bridges.Dent Mater,2005,21(10):930-937.

87. LU Y C,TSENG H,SHIH Y H,et al.Effects of surface treatments on bond strength of glass-infiltrated ceramic.J Oral Rehabil,2001,28(9):805-813.

88. POSPIECH P.All-ceramic crowns:bonding or cementing？ Clin Oral Investig,2002,6(4):189-197.

89. PRIEST G,PRIEST J.Promoting esthetic procedures in the prosthodontic practice. J Prosthodont,2004,13(2):111-117.

90. RAHIOTIS C,KAKABOURA A,LOUKODIS M,et al.Curing efficiency of various types of light-curing units.Eur J oral Sci,2004,112(1):89-94.

91. SARAÇOĞLU A,CURA C,CÖTERT H S.Effect of various surface treatment methods on the bond strength of the heat-pressed ceramic samples.J Oral Rehabil,2004,31(8):790-

797.

92. SAYGILI G,SAHMALI S.Effect of ceramic surface treatment on the shear bond strengths of two resin luting agents to all ceramic materials.J Oral Rehabil,2003,30(7):758-764.

93. SEGHI R R,SORENSEN J A.Relative flexural strength of six new ceramic materials.Int J Prosthodont,1995,8(3):239-246.

94. SEN D,POYRAZOGLU E,TUNCELLI B,et al.Shear bond strength of resin luting cement to glass-infiltrated porous aluminum oxide cores.J Prosthet Dent,2000,83(2):210-215.

95. SHIMADA Y,YAMAGUCHI S,TAGAINI J.Micro-shear bond strength of dual-cured resin cement to glass ceramics.Dent Mater,2002,18(5):380-388.

96. SHINCHI M J,SOMA K,NAKABAYASH N.The effect of phosphoric acid concentration on resin tag length and bond strength of a photo-cured resin to acid-etched enamel.Dent Mater,2000,16(5):324-329.

97. SOENO K,SUZUKI S,YOKOMICHI R,et al. Evaluation of a novel dentin bonding system compared to commercial bonding system.J Dent,2004,32(4):315-320.

98. SPROULL R C.Color matching in dentistry.Part I:The three-dimensional nature of Color. J Prosthet Dent,1973,29(4):416-424.

99. STAPPERT C F J,STATHOPOULOU N,GERDS T,et al.Survival rate and fracture strength of maxillary incisors,restored with different kinds of full veneers.J oral Rehabil,2005,32(4):266-272.

100. SZEP S,SCHMID C,WEIGL P,et al.effect of the silicone disclosing procedure on the shear bond strength of composite cements to ceramic restorations.J Prosthet Dent,2003,89(1):60-65.

101. USUMEZ A,OZTURK A N,USUMEZ S,et al.The efficiency of different light sources to polymerize resin cement beneath porcelain laminate veneers.J Oral Rehabil,2004,31(2):160-165.

102. WALLS A W G,SSTEELE J G,WASSELL R W.Crowns and other extra-coronal restorations:porcelain laminate veneers.Br Dent J,2002,193(2):73-76,79-82.

103. BLATZ M B,SADAN A,MARTIN J,et al. In vitro evaluation of shear bond strengths of resin to densely-sintered high-purity zirconium-oxide ceramic after long-term storage and

thermal cycling. J Prosthet Dent, 2004, 91 (4): 356-362.

104. BLATZ M B, SADAN A, SOIGNET D, et al. Long-term resin bond to denselv sintered aluminum Oxide ceramic. J Esthet Restor Dent, 2003, 15 (6): 362-369.

105. BRAGA R R, BALLESTER R Y, FERRACANE J L. Factors involved in the development of polymerization shrinkage stress in resin-composites: A systematic review. Dent Mater, 2005, 2l (10): 962-970.

106. BARKMEIER W W, SHAFFER S E, GWINNETT A J. Effects of 15 vs 60 second enamel acid conditioning on adhesion and morphology. Oper Dent, 1986, 11 (3): 111-116.

107. CHANG J C, HART D A, ESTEY A W, et al. Tensile bond strengths of five luting agents to two CAD-CAM restorative materials and enamel. J Prosthet Dent, 2003, 90 (1): 18-23.

108. WATKIN A, KERSTEIN R B. Improving darkened anterior peri-implant tissue color with zirconia custom implant abutments. Compend Contin Educ Dent, 2008 May, 29 (4): 238-240, 242.

109. KNODE H, SORENSEN J A. Fracture strength of ceramic single tooth implant restoration. J Dent Res, 1992, 71 (abstr 1137): 248.

110. YILDIRIM M, FISCHERr H, MARX R, et al. In vivo fracture resistance of implant-supported all-ceramic restorations. J Prosthet Dent, 2003, 90 (4): 325-331.

111. PIWOWARCZYK A, LAUER H C, SORENSEN J A. The shear bond strength between luting cements and zirconia ceramics after two pretreatments. OperDent, 2005, 30 (3): 382-388.

112. BRODBECK U. The ZiReal Post: A new ceramic imp lant abutment. J Esthet RestorDent, 2003, 15 (1): 10-23.

113. ADATIA N D, BAYNE S C, COOPER L F, et al. Fracture resistance of yttria-stabilized zirconia dental implant abutments. J Prosthodont, 2009, 18 (1): 17-22.

114. YÜZÜGÜLLÜ B, AVCI M. The implant-abutment interface of alumina and zirconia abutments. Clin Implant Dent Relat Res, 2008, 10 (2): 113-121.

115. LINKEVICIUS T, APSE P. Influence of abutment material on stability of peri-implant tissues: a systematic review. Int J Oral Maxillofac Implants, 2008, 23 (3): 449-456.

116. BAE K H, HAN J S, SEOL Y J, et al. The biologic stability of alumina-zirconia implant abutments after 1 year of clinical service: a digital subtraction radiographic evaluation. Int J Periodontics Restorative Dent, 2008 Apr, 28 (2): 137-143.

117. CHO H W, DONG J K, JIN T H, et al. A study on the fracture strength of implant-supported restorations using milled ceramic abutments and all-ceramic crowns. Int J Prosthodont, 2002, 15 (1): 9-13.

118. 杨炎忠, 周延民, 田小华, 等. 不同结构氧化锆瓷基台及种植体周骨壁应力的有限元分析. 现代口腔医学杂志, 2008, 22 (6): 624-627.

119. BRODBECK U. The ZiReal Post: A New Ceramic Implant Abutment. J Esthet Restor Dent, 2003, 15 (1): 10-23.

120. GARINE W N, Funkenbusch P D, Ercoli C, et al. Measurement of the rotational misfit and implant-abutment gap of all-ceramic abutments. Int J Oral Maxillofac Implants, 2007, 22 (6): 928-938.

121. BUTZ F, HEYDECKE G, OKUTAN M, et al. Survival rate, fracture strength and failure mode of ceramic implant abutments after chewing simulation. J Oral Rehabil, 2005, 32 (11): 838-843.

122. 陈卓凡, 李宝如, 赵克, 等. 瓷基台在前牙种植修复中的临床应用. 中国口腔种植学杂志, 2005, 10 (3): 132-134.

123. 郭亚娟, 郭晓宇. 牙种植体全瓷基台研究现状. 口腔颌面修复学杂志, 2017, 18 (5): 310-314.

124. NAKAMURA K, KANNO T, MILLEDING P, et al. Zirconia as a dental implant abutment material: a systematic review. Int J Prosthodont, 2010, 23 (4): 299-309.

125. NOTHDURFT F P. All-Ceramic Zirconium Dioxide Implant Abutments for Single-Tooth Replacement in the Posterior Region: A 5-Year Outcome Report. Int J Prosthodont, 2019, 32 (2): 177-181.

126. ASGEIRSSON A G, SAILER I, GAMPER F, et al. Veneered zirconia abutments cemented on non-original titanium bases: 1-year results of a prospective case series. Clin Oral Implants Res, 2019, 30 (8): 735-744.

127. NAVEAU A, RIGNON-BRET C, WULFMAN C. Zirconia abutments in the anterior region: A systematic review of mechanical and esthetic outcomes. J Prosthet Dent, 2019,

121(5):775-781.

128. KLOTZ M W, TAYLOR T D, GOLDBERG A J. Wear at the titanium-zirconia implant-abutment interface: a pilot study. Int J Oral Maxillofac Implants, 2011, 26(5):970-975.

129. CAI H, CHEN J Y, LI C J, et al. Quantitative discoloration assessment of peri-implant soft tissue around zirconia and other abutments with different colours: A systematic review and meta-analysis. J Dent, 2018, 70:110-117.

130. 田冠杰, 张宇, 林野. 氧化锆种植体的开发与应用新进展. 中华口腔医学杂志, 2015, 50(12):757-761.

131. BUSER D, JANNER S F, WITTNEBEN J G, et al. 10-year survival and success rates of 131.511 titanium implants with a sandblasted and acid-etched surface: A retrospective study in 303 partially edentulous patients. Clin Implant Dent Relat Res, 2012, 14(6):839-851.

132. BANKOĞLU GÜNGÖR M, Aydın C, Yılmaz H, et al. An overview of zirconia dental implants: basic properties and clinical application of three cases. J Oral Implantol, 2014, 40(4):485-494.

133. GAHLERT M, BURTSCHER D, GRUNERT I, et al. Failure analysis of fractured dental zirconia implants. Clin Oral Implants Res, 2012, 23(3):287-293.

134. CHEN J Y, CAI H, SUO L, et al. A systematic review of the survival and complication rates of inlay-retained fixed dental prostheses. J Dent, 2017, 59:2-10.

135. 陈俊宇, 万乾炳. 全瓷粘接桥的临床研究进展. 国际口腔医学杂志, 2016, 43(6):690-694.

136. KERN M, SASSE M. Ten-year survival of anterior all-ceramic resin-bonded fixed dental prostheses. J Adhes Dent, 2011, 13(5):407-410.

137. CHEN J Y, CAI H, REN X C, et al. A systematic review of the survival and complication rates of all-ceramic resin-bonded fixed dental prostheses. J Prosthodont, 2018, 27(6):535-543.

138. KERN M, SASSE M. Ten-year survival of anterior all-ceramic resin-bonded fixed dental prostheses. J Adhes Dent, 2011, 13(5):407-410.

139. SASSE M, ESCHBACH S, KERN M. Randomized clinical trial on single retainer all-ceramic resin-bonded fixed partial dentures: influence of the bonding system after up to 55

months. J Dent,2012,40(9):783-786.

140. SAILER I,BONANI T,BRODBECK U,et al. Retrospective clinical study of single-retainer cantilever anterior and posterior glass-ceramic resin-bonded fixed dental prostheses at a mean follow-up of 6 years. Int J Prosthodont,2013,26(5):443-450.

52检